Bewegung tut not

ECON Ratgeber
Gesundheit

Hans A. Bloss

Bewegung tut not

Gesundheitssport für jung und alt

Ein Programm für Sportmuffel

ETB
ECON Taschenbuch Verlag

CIP-Kurztitelaufnahme der Deutschen Bibliothek

Bloss, Hans A.:
Bewegung tut not: e. Programm für Sportmuffel / Hans A. Bloss.
Orig.-Ausg. – Düsseldorf: ECON Taschenbuch Verlag, 1986.
(ETB; 20145: ECON Ratgeber: Gesundheit)
ISBN 3-612-20145-X

Originalausgabe

© ECON Taschenbuch Verlag GmbH, Düsseldorf
März 1986
Umschlagentwurf: Ludwig Kaiser
Titelfoto: Krista Boll, Michael Fiala
Zeichnungen: Brigitte Braun, Bad Schwalbach
Die Ratschläge in diesem Buch sind von Autor und Verlag sorgfältig erwogen und geprüft; dennoch kann eine Garantie nicht übernommen werden. Eine Haftung des Autors bzw. des Verlags und seiner Beauftragten für Personen-, Sach- und Vermögensschäden ist ausgeschlossen.
Satz: Formsatz GmbH, Diepholz
Druck und Bindearbeiten: Ebner Ulm
Printed in Germany
ISBN 3-612-20145-X

Inhaltsverzeichnis

Was jeder Mensch vom Sporttreiben wissen sollte ... 7
Sport und Bewegung im Wandel der Zeiten 13
Gilt »Zurück zur Natur« auch für den Sport? 16
Sportliche Bewegungen und ihre Qualitäten 21
Trainingsgrundsätze für Gesundheitssportler 28
Sport als Jungbrunnen 37
Ausdauerbewegungen mit hohem gesundheitlichen Wert . 49
Kleines Sportbrevier 63
   Aufwärmen 63 · Tages- und Jahresrhythmus 64
   Witterungs- und Klimaeinfluß 64 · Höhenaufenthalt 66
   Schwitzen 69 · Seitenstechen 70 · Muskelkater 71
   Sportverletzungen 72 · Hinweise für Ausdauersport-
   arten 77
Ratschläge für Anfänger im Ausdauersport 78

Ausdauersportarten und Sportprogramme 84
Laufen und Jogging 84
Schwimmen 100
Radfahren 119
Skilanglauf und Skiwandern 130
Wandern und Bergwandern 155
Paddeln und Rudern 166
Gymnastik 185

Literatur 229

Sachregister 230

Was jeder Mensch vom Sporttreiben wissen sollte

Sind Sie ein Sport- oder Bewegungsmuffel? Denken Sie einmal darüber nach, wenn Sie die folgenden Fragen lesen.
- Haben Sie heute nach dem Aufstehen eine Morgengymnastik gemacht?
- Haben Sie sich heute sonst schon sportlich betätigt?
- Planen Sie ernsthaft, heute noch sportlich aktiv zu werden?
- Wie sah es mit Ihrem »Bewegungsleben« an diesem Tag aus? Sind Sie bis jetzt durch intensive Bewegung schon einmal ins Schwitzen gekommen?
- Waren Sie gestern sportlich aktiv? Haben Sie wirklich vor, sich morgen sportlich zu bewegen?
- Üben Sie regelmäßig eine Sportart aus, wobei regelmäßig mindestens zweimal in der Woche bedeutet?

Wenn Sie all diese Fragen mit »Nein« beantworten, sind Sie ein Sport- oder Bewegungsmuffel. Können Sie auch nur eine Frage mit »Ja« beantworten, sind Sie vermutlich keiner. Aber selbst wenn Sie sich mindestens zweimal in der Woche sportlich bewegen und dabei vielleicht auch noch schwitzen, ist die Einstufung nicht einfach.

Was oder wer ist nun ein Bewegungsmuffel oder Sportmuffel? Nach dem obigen Fragenkatalog scheint dies eigentlich ganz leicht beantwortbar zu sein, aber zuvor sind noch ein paar Dinge zu klären.

Sie haben sicherlich bemerkt, daß ich Bewegungsmuffel und Sportmuffel gleichsetze. Dies wird bereits auf der Titelseite des Buches deutlich. Da heißt es einmal »Bewegung tut not«, zum anderen wird von einem Programm für Sportmuffel gesprochen. Sind Sport und Bewegung denn gleichzusetzen?

Bei dem Wort Sport denken viele Leser vermutlich gleich an Leistung und Wettkampf, an Hochleistungs- oder Spitzensport. An einen Sport, wie er zum Beispiel allwöchentlich im Fernsehen zelebriert wird. Um diesen Sport geht es hier nicht, denn er fordert den Normalbürger mit Sicherheit nicht zum Nachmachen auf. Wer es dennoch versucht, stellt schnell fest, daß der Leistungs- und Spitzensport nur etwas für eine kleine Schar von Auserwählten ist, die ein ganz besonderes Talent mitbringen und von Kindesbeinen an hart und arbeitsmäßig trainieren. Boris Becker mußte bereits in seiner Kindheit täglich viele Stunden auf dem Tennisplatz stehen, sonst hätte er es nie so weit gebracht. Aber selbst ein 4- bis 6stündiges Training pro Tag hätte nicht genügt, um in die Weltspitze vorzustoßen. Dazu gehört auch ein außergewöhnliches Talent!

Dieser Sport ist hier also nicht gemeint. Dem Spitzensport mag man vielleicht gerne zusehen, man kann sich auch für ihn begeistern und – um beim Beispiel Tennis zu bleiben – sich an jedem »Ass-Aufschlag« berauschen. Aber bringt Ihnen dieser Sport etwas ein?

Manche Menschen sagen, daß Erfolge in bestimmten Spitzensportarten wie eine Lokomotive wirken und viele motivieren, diese Sportart nun auch auszuüben. Das wird keineswegs bezweifelt! Der Deutsche Tennisbund verspürt bereits im Anschwellen der Mitgliederzahlen den Boris-Becker-Boom. Aber es trifft auch zu, daß viele Spieler nach anfänglicher Begeisterung bald aufgeben, weil es nicht so einfach ist mit dem Tennisspielen. Im Gegenteil, das besonders exzellente Können von Boris Becker führt deutlich vor Augen, wie wenig man selbst kann und demotiviert somit. Das Bemühen, sich von der Tenniskunst eines guten Spielers beflügeln zu lassen und es ihm wenigstens ein wenig gleichzutun, schlägt dann ins Gegenteil um. Enttäuscht gibt man auf! Das ist nicht nur im Tennis so, sondern gilt auch für andere Sportarten. Spitzenleistungen sind meistens schön anzusehen, und man darf sich durchaus ein wenig patriotisch freuen, wenn wieder einmal ein Deutscher in die Weltrangliste vorgestoßen ist. Aber für Sport-Normalverbraucher und ihre körperliche Bewegung ist das nicht wichtig.

Zur Diskussion steht auch nicht der Vereinssport oder der Sport, den man in der Schule über sich ergehen lassen mußte. Ich möchte über den Breiten- oder Freizeitsport reden. *Breitensport*, weil es sich dabei um den Sport der breiten Masse handelt, *Freizeitsport*, weil die meisten Menschen Sport in ihrer Freizeit ausüben. Weil mir aber auch diese Begriffe noch zu ungenau sind und mit Sport fast immer nur Leistung und Wettkampf assoziiert werden, möchte ich einfach von *sportlicher Bewegung* reden.

In letzter Zeit wird die sportliche Bewegung für jedermann oft auch *Gesundheitssport* genannt. Aber auch dieser Begriff trifft den Sachverhalt noch nicht so genau, vor allem, wenn man Gesundheit mit körperlicher Fitneß gleichsetzt. Die bekannte Definition der Weltgesundheitsorganisation (WHO) für Gesundheit kommt der Sache schon näher. Sie faßt Gesundheit nicht nur als Freisein von Krankheiten auf, sondern als körperliches, seelisches und soziales Wohlbefinden.

Die sportliche Bewegung für jeden Menschen hat also eine *umfassende Gesundheit* im Sinne des allgemeinen Wohlbefindens zum Ziel. Im Unterschied zum leistungsorientierten Sport handelt es sich dabei eher um einen *sanften Sport,* um eine angemessene und richtig dosierte sportliche Bewegung, die den ganzen Menschen erfaßt und auf sein gesamtes Dasein einwirkt.

Wenn diese sportliche Bewegung zugrunde gelegt wird, die Körper, Geist und Seele guttut, sind Sie dann ein Sport- oder Bewegungsmuffel? Die Frage gilt nicht den wenigen Berufsgruppen, die sich aufgrund ihrer speziellen Anforderungen tagtäglich viel bewegen müssen, wie etwa Forstleute und Briefträger auf dem Lande.

Auch folgende Argumente zählen nicht:
- Ich benutze lieber die Treppe als den Aufzug.
- Ich führe meinen Hund abends Gassi.
- Ich hole meine Zigaretten nicht mit dem Auto, sondern zu Fuß.
- Ich mache manchmal ein paar gymnastische Übungen.
- Ich kaufe beim Kaufmann um die Ecke zu Fuß ein.
- Ich gehe im Haus täglich treppauf, treppab und lege in der Küche viele Kilometer zurück.
- Ich fordere meinen Partner abends oft zu einem Spaziergang auf.
- Wir fahren am Wochenende oft ins Grüne und laufen ein Stück.

Das sind zwar gute Ansätze, aber diese Bewegungen reichen nicht aus, um ein körperliches und seelisches Wohlbefinden zu erreichen. Nach der Lektüre dieses Buches werden Sie mir darin sicherlich zustimmen.

Als Bewegungs- oder Sportmuffel sind Sie zwar in einer großen,

aber keineswegs in einer guten Gesellschaft. Eine Umfrage des Münchener Instituts für Freizeitwirtschaft, das für 46,9 Millionen Bürger über 15 Jahre in der Bundesrepublik Deutschland repräsentativ ist, hat über deren sportliche Aktivitäten ergeben:
- 30,9 % üben regelmäßig bis häufig Sport aus,
- 32,0 % sind gelegentlich sportlich aktiv,
- 37,1 % bewegen sich in ihrer Freizeit sportlich überhaupt nicht.

Zählt man diejenigen zusammen, die sich nur gelegentlich oder überhaupt nicht bewegen, kommt man auf einen Anteil von 69,1 % der gesamten Bevölkerung. Das sind die Bewegungs- oder Sportmuffel! Es sind über zwei Drittel aller Bundesbürger; vermutlich gehören auch Sie dazu.

Die Zahlen stammen aus dem Jahr 1980. Daß sie sich seither nicht wesentlich verändert haben, auch wenn inzwischen Bernhard Langer im Golf und Boris Becker im Tennis in die Weltspitze vorstießen, zeigt eine Untersuchung aus dem Jahr 1984, die für die gesamte Bevölkerung des Saarlandes repräsentativ ist.

»Häufig« waren danach 32 % sportlich aktiv, »gelegentlich« übten 22 % einen Freizeitsport aus, »selten« betätigten sich 13 % sportlich, und so gut wie »nie« bewegten sich 33 %. Auch nach dieser Erhebung beläuft sich die Zahl der Bewegungs- oder Sportmuffel auf über zwei Drittel der gesamten saarländischen Bevölkerung. Genaugenommen sind das 68 %, denn nur diejenigen, die häufig oder regelmäßig eine sportliche Betätigung ausüben, gehören nicht zu den Sportmuffeln.

Mit anderen Worten: Rund 70 % aller Bundesbürger sind bewegungsunlustig!

»Na und«, werden Sie vielleicht sagen, »ich fühle mich dabei eigentlich ganz wohl!«

Dazu ein paar Fragen, die Ihnen auf keinen Fall Angst einjagen sollen. Denn aus Angst Sport zu treiben, ist kein gutes Motiv. Dieses Buch soll Sie ja dazu anregen, aus Überzeugung sportlich aktiver zu werden, damit sich Ihr körperliches und seelisches Wohlbefinden steigert. Ganz automatisch stellen sich dann auch Spaß und Freude an der Bewegung ein, und bald wird Ihnen ein Leben ohne dieses Mehr an Bewegung nicht mehr schön und lebenswert erscheinen.

Dieser Ratgeber
- setzt nicht auf Ihr schlechtes Gewissen und hält Ihnen permanent Ihren vielleicht miserablen Gesundheitszustand vor;

- zwingt Sie nicht zu Bewegungen, die Ihnen keinen Spaß machen;
- erlegt Ihnen kein mörderisches Pensum auf, das Ihre gesamte Freizeit in den Dienst des Sports stellen würde;
- verlangt von Ihnen nicht das strikte Einhalten eines ausgefeilten Trainings- und Fitneßprogramms;
- will Sie nicht zu einem Gesundheitsfanatiker machen, der sich nur von Müsli ernährt, jeden Genuß meidet, ständig an Kalorien denkt und sich körperlich abschindet.

Ihr Leben soll zwar medizinisch-physiologisch gesünder werden, aber nicht monotoner, asketischer und freudloser. Es soll mehr Spaß und Abwechslung, Genuß und Sinnenfreude, Stabilität und Wohlbefinden, Ausgeglichenheit und Spannkraft haben. Darauf basieren auch die folgenden Fragen, die Sie eventuell aus einem Sportmuffel zu einem Sportsfreund, aus einem Bewegungsmuffel zu einem Bewegungsliebhaber machen.

- Wollen Sie Ihre Fähigkeiten steigern, um dem privaten und beruflichen Streß leichter Paroli bieten zu können?
- Wollen Sie mehr Selbstvertrauen gewinnen und Ihre körperliche und seelische Belastbarkeit erhöhen?
- Wollen Sie mehr emotionale Ausgeglichenheit und ein größeres Maß an innerer Selbständigkeit und Freiheit erreichen?
- Wollen Sie mehr soziale Kontakte knüpfen, Ihre Freizeit aktiver und mit anderen Menschen zusammen verbringen?
- Wollen Sie Ihren Herz-Kreislauf-Problemen abhelfen, etwa dem übermäßigen Herzklopfen und der Atemnot beim Treppensteigen, den Kreislaufregulationsstörungen oder den gelegentlichen Herzbeklemmungen?
- Wollen Sie den typischen Risiken eines Herzinfarkts, den vielleicht erhöhten Blutfett- und Blutzuckerwerten, dem Bluthochdruck und Übergewicht entgegenwirken?
- Wollen Sie Ihre Muskeln, Gelenke und die Wirbelsäule stärken, um Erkrankungen des Bewegungsapparats vorzubeugen?
- Wollen Sie vegetativen Problemen begegnen und nervöse Spannungen, Schlafstörungen, Unausgeglichenheit, unerklärliche Angstgefühle vermeiden?

Wenn Sie dies alles nicht wollen oder nötig haben, sind Sie entweder kein Sportmuffel oder Sie haben eine außergewöhnlich gute seelische und körperliche Kondition. Wahrscheinlicher ist aber, daß Sie das alles wollen, zumindest einiges davon. Dafür gibt es nur einen Rat: Werden Sie ein Anhänger der dosierten und freudebetonten sportlichen Bewegung. Und dabei hilft Ihnen dieses Buch.

Sport und Bewegung im Wandel der Zeiten

Man kann ein Wort von *Schiller* abwandeln und sagen: »Der Mensch ist nur dann ganz Mensch, wenn er sich bewegt«. Die Bewegung ist etwas dem Menschen Eigentümliches. Denn durch Bewegung ergreift er Besitz von seiner Umwelt, nimmt er Beziehungen mit anderen Menschen auf und teilt er sich seinen Mitmenschen mit.
Die körperliche Bewegung steht seit Urzeiten im Mittelpunkt allen menschlichen Denkens und Handelns. Zwar gab es in der Geschichte der Menschheit immer wieder Epochen, in denen körperliche Bewegung geringgeschätzt oder gar völlig mißachtet wurde. In diesen Zeiten galt der Körper lediglich als Instrument oder Werkzeug, um eine dienende Funktion für das Höherwertige, für Geist und Seele auszuüben. Diese dualistischen Strömungen mit einer betont körperfeindlichen Einstellung haben sich glücklicherweise nie lange gehalten. Das Pendel schlug immer wieder zurück, weil sich die Bewegung als natürliche Reaktionsweise des Körpers nie ganz unterdrücken ließ.
In der gesamten uns bekannten Geschichte der Menschheit dominierte vielmehr die Wertschätzung des Körpers und seiner Bewegung. Seit jeher wußte man, daß seine Pflege und sein Training nicht vernachlässigt werden dürfen, ohne einen gesundheitlichen Schaden zu verursachen. Die Gesundheit wurde dabei keinesfalls nur auf das körperliche Befinden reduziert, sondern schloß auch das psychische, mitmenschliche und das soziale Wohlbefinden ein. Das war lange bevor die Weltgesundheitsorganisation diese verschiedenen Aspekte in ihrer klassischen Definition zusammenfaßte.
Daß Bewegungen und Körperübungen für die Gesundheit gut sind und zu einer Lebensverlängerung beitragen können, wurde be-

reits vor etwa 3000 Jahren in China von der taoistischen Philosophie erkannt. Die Mönche des Taoismus pflegten im Rahmen ihrer religiösen Exerzitien auch Leibesübungen und trugen dazu bei, daß diese Art von medizinischer Gymnastik auch im einfachen Volk bekannt wurde. Aus Persien sind aus jener Zeit Zeugnisse über gymnastische Übungen zur Erhaltung und Förderung der Gesundheit bekannt.

Wenn es um die körperliche Bewegung und ihre Bedeutung für den Menschen geht, muß aber vor allem Griechenland genannt werden. In der griechischen Antike hatte die Körper- und Bewegungskultur einen klassischen Höhepunkt, der seitdem nie wieder erreicht wurde. In Griechenland wurden 776 v. Chr. nicht nur die Olympischen Spiele geboren, die Griechen waren auch die Schöpfer des Begriffs »Kalokagathie«, der die harmonische Einheit körperlicher Schönheit und geistiger Vortrefflichkeit widerspiegelt. Bewegung und Leibesübungen dienten im Athen des *Perikles* im 5. Jahrhundert v. Chr. der Einheit von Körper, Seele und Geist.

»Das Schönste von allem ist, gerecht zu sein, – das Beste, ohne Siechtum zu leben«, schrieb der Philosoph *Sophokles* in jener Zeit. Gesundheit wurde von den Griechen als höchstes Geschenk der Götter angesehen. Körperübungen und Bewegung betrachteten sie als die wichtigste Voraussetzung dafür. Das geflügelte Sprichwort für einen Ungebildeten »Er kann weder lesen noch schwimmen!« brachte die hohe Wertschätzung der Leibesübungen prägnant zum Ausdruck.

Auch im alten Rom war man sich der engen Wechselbeziehung von körperlicher Gesundheit und geistiger Leistungsfähigkeit bewußt. Der diesbezügliche Ausspruch des Dichters *Juvenal* »Mens sana in corpore sano« (»Eine gesunde Seele in einem gesunden Körper«) ist nur allzu bekannt. Bewegung, Sport und Spiele waren in Rom schon vor Christi Geburt weit verbreitet. Neben verschiedenen Ballspielen gaben sich die Römer vor allem dem Schwimmen und Baden hin. Bauliche Reste von Thermen, Hallenbädern in Parks und eine große Zahl von Volksbädern zeugen heute noch vom hohen Stand der damaligen Badekultur in allen Volksschichten.

Das Mittelalter war auch in puncto Bewegung eine finstere Zeit, zumindest was die sportliche Bewegung und die Körperkultur anging. Es gab zwar einige volkstümliche Spiele und bäuerliche

Tänze, aber die eigentlichen Leibesübungen waren auf die kleine Schicht der Ritter und Edlen mit ihren Turnierspielen begrenzt.
Mit dem Beginn der industriellen Entwicklung Anfang des 19. Jahrhunderts entstand auch die moderne Sportkultur, wie wir sie heute kennen. Sie ist einerseits das Ergebnis einer industriellen Revolution, andererseits die Reaktion darauf. Die körperliche Bewegung gewann an Bedeutung! Jahrhunderte hindurch war sie in den Daseins- und Arbeitsprozeß integriert, nun kam der Körper unter den Bedingungen der industriellen Produktion und Technisierung des Lebens nicht mehr zu seinem Recht. Der Philosoph *Plessner* hat darauf hingewiesen, daß der menschliche Körper in unserer hochtechnisierten Zeit nur mehr ein »Rädchen« im Getriebe ist, daß die natürlichen Bedürfnisse des Menschen auf Ausgleich, Entspannung und körperliche Bewegung nicht mehr zu ihrem Recht kommen.
Die Reaktion auf diese Entwicklung erfolgte am Beginn unseres Jahrhunderts mit dem »natürlichen Turnen« in Österreich. Leitmotiv der österreichischen Turnpädagogen war eine vom Körper ausgehende Gesamterziehung, wobei das Prinzip einer *natürlichen Bewegung* proklamiert wurde. Natürlichkeit bedeutete dabei vor allem Einfachheit, Körpergemäßheit, Kind- und Entwicklungsstufengemäßheit, umweltfreundliche Bewegungsweisen. Sport und Bewegung unter einfachen Bedingungen in freier Natur war das Motto dieser Strömung. Das »natülliche Turnen« hat heute wieder an Aktualität gewonnen. Die Entwicklung im Bereich der menschlichen Bewegung kann sicherlich nicht mehr zurückgeschraubt werden. Aber in Anbetracht einer immer rasanteren technischen Entwicklung mit immer größeren Bewegungseinschränkungen und einer damit einhergehenden Zerstörung unserer natürlichen Umwelt sollte der Aspekt einer natürlichen Bewegung wieder mehr an Bedeutung gewinnen.

Gilt »Zurück zur Natur« auch für den Sport?

Die Aufforderung von *Jean-Jacques Rousseau* mag an dieser Stelle befremdlich erscheinen, denn sind nicht alle Bewegungen des menschlichen Körpers natürlich? Die Antwort lautet »Nein«.
Es gibt natürliche, unnatürliche und künstliche Bewegungen. Natürlich ist eine Bewegung dann, wenn sie körpergemäß ist, dem Wohlbefinden dient und möglichst in natürlicher Umgebung erfolgt. Die Natürlichkeit bezieht sich also auf die menschliche Bewegung selbst und auf die Umwelt, in der sie ausgeführt wird.
Die Bewegungslehre unterteilt die menschliche Bewegung, wissenschaftlich auch »Motorik« genannt, in 3 Formen: Arbeitsbewegung, Alltagsbewegung, Sportbewegung. Manchmal werden auch noch die Ausdrucksformen Mimik, Gestik, Pantomime und darstellender Tanz ausgegliedert, sie spielen in diesem Buch keine Rolle.
Die **Alltagsbewegung** umfaßt jene Bewegungen, die wir außerhalb des Berufs und Sports den ganzen langen Tag hindurch ausführen. Es sind die alltäglichen Bewegungen, wie Aufstehen, Waschen, Ankleiden, Autowaschen, Einkaufen, Rasenmähen, Herumlaufen, Spazierengehen usw. Putzen und Kochen sind vielleicht aus der Sicht des Mannes Alltagsbewegungen, aber für Frauen ist dies eine berufliche Tätigkeit, somit eine Arbeitsbewegung.
Arbeitsbewegungen sind alle Bewegungen, die im Beruf und bei der Arbeit durchgeführt werden. Kennzeichnend für die allermeisten Arbeitsbewegungen in der heutigen Zeit ist sicherlich, daß der Anteil der körperlichen Anstrengung immer weiter zurückgeht. Die meisten Menschen verrichten entweder Arbeitstätigkeiten mit geringer bzw. einseitiger Belastung oder nahezu ohne körperliche Anstrengung. Im Beruf wie zu Hause sitzen die Menschen immer mehr am Schreibtisch oder vor dem Fernsehschirm. Ganz-

körperliche Beanspruchungen im Beruf werden zunehmend seltener.

Zu den **Sportbewegungen** schließlich zählen all jene Bewegungen, die beim Sporttreiben ausgeübt werden. Sportliche Bewegungen sind eigentlich leicht zu benennen, sie beziehen sich vor allem auf das Ausüben der etwa 60–70 bekannten Sportarten. Manchmal ist es nicht ganz so einfach, um welche Bewegung es sich handelt, auch wenn es auf den ersten Blick ganz leicht zu sein scheint. Ist Holzhacken eine sportliche, Alltags- oder eine Arbeitsbewegung? Für den Waldarbeiter sicherlich eine Arbeitsbewegung, für den Hausbesitzer, der abends schön gemütlich am Kaminfeuer sitzen will und dafür in seiner Freizeit Holz hackt, eher eine alltägliche Bewegung, für den Kraftsportler eine gute Möglichkeit des Trainings. Sie sehen also, es kommt wie bei vielen Dingen des Lebens auf den Sinn und das Ziel an.

In der Regel kann man ziemlich einfach erkennen, um welche Art von Bewegung es sich handelt. Was eine sportliche Bewegung ist, weiß eigentlich schon beinahe jedes Kind: Ballspielen, Rollerskate, Federball, Jogging, Skilanglauf, Hochspringen, Rückenschwimmen, Speerwerfen, Radfahren, Tanzen, Wandern, Geräteturnen, Fußball usw.

Zu den Arbeitsbewegungen zählen alle Bewegungen, die bei der Arbeit oder im Beruf ausgeführt werden, z.B. Arbeitsbewegungen am Fließband, in der Autowerkstatt, im Büro, auf dem Bau, in der Landwirtschaft usw.

Bei den übrigen Bewegungen, die weder im Sport noch im Beruf erfolgen, handelt es sich eben um Alltagsbewegungen, sieht man einmal von den sogenannten Ausdrucksbewegungen als Spezialfall ab.

In diesem Buch geht es vor allem um sportliche Bewegungen, wenngleich auch die Alltags- und Arbeitsbewegungen nicht ganz vergessen werden sollen, weil auch sie für das gesamte Bewegungsleben des Menschen von Bedeutung sind.

Nicht jede Sportbewegung ist natürlich

Die Entwicklung im Sport ist vielmehr dadurch gekennzeichnet, daß immer mehr Technik, Künstlichkeit und Spezialisierung vorherrschen. Der Sport blieb also von der Technisierung bis hin zur

Computerisierung nicht ausgeschlossen. Wir brauchen nur einen Blick auf die Sportgeräteindustrie zu werfen, etwa auf den Computerlaufschuh. Der im Absatz des Läufers eingebaute Computer mißt alle möglichen Werte, so daß dem Läufer etwa die Aufgaben abgenommen werden, Zeitgefühl, Belastung, Wegstrecke usw. selbst zu erfühlen und zu erleben.

Ein gutes Beispiel für die Entwicklung in der Fahrradindustrie sind die Scheibenfahrräder, die anläßlich der Olympischen Spiele in Los Angeles verwendet wurden und angeblich aus der Weltraumforschung stammen. Die Räder werden immer leichter, 3 oder 6 Gänge reichen nicht mehr, es müssen 12 und mehr sein.

Werfen wir noch einen Blick auf die Sportbekleidungsindustrie. Auch hier sind Entwicklungen im Gange, die von immer mehr Technisierung, Industrialisierung und Spezialistentum gekennzeichnet sind. Die einfache Sporthose, das normale Turnhemd, der gewöhnliche Trainingsanzug scheinen nicht mehr auszureichen.

All diese Erscheinungen, die immer weiter weg vom Natürlichen hin zur überzüchteten Künstlichkeit führen, sind vornehmlich im Spitzen- und Hochleistungssport zu Hause. Aber vermutlich werden diese Entwicklungen mit einem gewissen Zeitabstand auch in den Breiten- und Freizeitsport gelangen. Das sollten wir nicht einfach mitmachen: denn wir werden dadurch dem Natürlichen immer weiter entfremdet.

Die Natürlichkeit bezieht sich sowohl auf die Bewegung selbst, auf Kleidung und Gerät, mit denen sie ausgeführt wird, als auch auf die Umgebung, in der sie durchgeführt wird. Natürliche Bewegung bedeutet nicht, daß man sich nicht einen guten Laufschuh kaufen sollte, wenn man auch auf Teer und Asphalt laufen will.

Nur so ausgerüstet, kann man den Bewegungsapparat schonen. Natürlichkeit bedeutet, barfuß im taufrischen Gras zu laufen. Natürlichkeit heißt weiter, daß man sich, wann immer möglich, in der Natur, in einer natürlichen Umgebung bewegt. Um beim Laufen zu bleiben: Sie alle kennen die Jogger in den Straßenschluchten der Großstädte, die auf den Asphaltstraßen große Mengen Autoabgase einatmen. In jeder Stadt gibt es Park- oder Grünanlagen, auf die man ausweichen könnte: es müssen nicht immer Waldwege sein!

Es gibt sportliche Bewegungen bzw. Sportarten, die naturnahe sind, und andere, die völlig ohne Natur ausgeübt werden können. Bei ihnen wären natürliche Elemente, wie Wasser und Wind, eher hinderlich. Ein typisches Beispiel dafür ist die »künstliche« Sportart Squash, das Spiel im Betonkäfig.

Die Sportarten, die in diesem Ratgeber vorgeschlagen werden, erfordern natürliche Bewegungen und können in der Natur ausgeübt werden. Aber ganz zurück zur Natur geht es auch im Sport nicht mehr! Schon die »Erfinder« und prominentesten Vertreter des »natürlichen Turnens«, die Österreicher *Dr. Margarete Streicher* und *Dr. Karl Gaulhofer,* stellen fest: »Ein völliges Zurücktauchen in die Natur oder ein völliges Loslösen von der Natur gibt es nicht mehr«. »Die Bindung an die Natur«, fährt *Margarete Streicher* in ihrer grundlegenden Abhandlung im Jahre 1930 fort, »zeigt sich in dem, was wir an Leibesübungen treiben, und in der Art, wie wir sie treiben«.

Wie natürlich eine sportliche Bewegung ist, wird schon durch die Sportart selbst bestimmt. Es gibt naturverbundene Sportarten im Gelände mit Wind, Wasser und Schnee und die eher künstlichen Sportarten, die nur unter technischen und industriellen Bedingungen und Voraussetzungen in vollklimatisierten Räumen und mit hochtechnisierten Geräten praktizierbar sind.

Zum anderen ist wichtig, auf welche Weise eine Sportart durchgeführt wird. Sportliche Bewegung kann nicht mehr als natürlich bezeichnet werden, wenn sie sich weit von ihrer ursprünglichen Form entfernt hat und nur noch als künstliches Gebilde existiert. Hierzu zählen vor allem akrobatische Bewegungsformen oder Auswüchse bei bestimmten Arten des Leistungssports.

Um kein Mißverständnis aufkommen zu lassen: Klettern, Laufen, Springen, Schwingen, Tragen, Werfen usw. sind durchaus natürlich, auch wenn sie in einer Sporthalle stattfinden. Hier handelt es sich um Bewegungen, die aus dem Leben stammen und nicht gekünstelt sind. Natürliche Bewegung bedeutet also in erster Linie, die Art sich zu bewegen und bezieht sich in zweiter Linie auf Sportarten, die besonders naturverbunden sind. *Natürlich* ist eine Bewegung, wenn sie
- elastisch ist,
- Rhythmus hat,
- fließend verläuft,
- Harmonie aufweist.

Zu den Natursportarten zählen vor allem die im 2. Teil näher beschriebenen Sportarten:
- Laufen und Jogging,
- Schwimmen,
- Radfahren,
- Skilanglauf und Skiwandern,
- Wandern und Bergwandern,
- Paddeln und Rudern,
- Gymnastik.

Sportliche Bewegungen und ihre Qualitäten

Das »Natürliche« in der körperlichen Bewegung ist also vor allem die Art, wie man sich bewegt. Außerdem sind alle Bewegungen um so natürlicher, je naturnäher sie ausgeübt werden. Man spricht von naturverbundenen Sportarten, wie im vorangegangenen Abschnitt bereits erklärt.
Neben diesem Prinzip des Natürlichen gibt es aber noch einige qualitative Merkmale einer Bewegung, die Sportwissenschaftler sprechen von *Bewegungsqualitäten*. Diese sollten Sie beachten, damit Sie sich richtig bewegen.

Elastizität einer Bewegung

Dabei handelt es sich um eine Bewegungseigenschaft, die zur Abfederung von Bewegungen durch dosierten Muskeleinsatz führt. Bewegungselastizität ist insbesondere bei Ganzkörperbewegungen, wie Gehen, Laufen, Hüpfen, Springen, aber auch bei Fallbewegungen von großer Bedeutung. Eine elastische Bewegungsausführung bedeutet ökonomisches Arbeiten für die Muskulatur und schützt gleichzeitig vor Verletzungen des Bewegungsapparates.
Das Kleinkind besitzt noch nicht die Fähigkeit, den starren Widerständen der Umwelt nachzugeben und Bewegungen abzufedern; erst vom 5.–6. Lebensjahr an wird diese Fähigkeit entwickelt. Mit zunehmendem Alter verlieren die Menschen diese Fähigkeit wieder, und zwar um so rascher, je weniger die Elastizität geübt wird.
Die Bewegungselastizität beruht in erster Linie auf dem zweckmäßigen, ökonomischen Einsatz der Bein- und Hüftmuskulatur, die am Auffangen und Zurückfedern des Rumpfes beteiligt sind. Sie erfordert eine fein abgestimmte Zusammenarbeit und Koordina-

tion der entsprechenden Gelenke, die um so mehr in Aktion treten müssen, je stärker die Kräfte des Aufpralls sind.

Damit Ihre Bewegungen elastisch werden, sollten Sie nicht nur bei gymnastischen Übungen, sondern auch beim Gehen, Laufen, Springen, Hüpfen, Niederspringen, Tanzen, Schwingen darauf achten, daß die Bewegungsausführung federnd, elastisch-weich und mit dosierter Kraft erfolgt. Weiche Niedersprünge, relativ leises Gehen und Laufen, federndes Auftreten zeigen an, daß Sie sich elastisch bewegen. Achten Sie auch im Alltag darauf, denn auf den harten Straßen und Treppen, beim Gehen und Steigen ist diese natürliche Bewegungseigenschaft sehr wichtig.

Rhythmus einer Bewegung

Der Bewegungsrhythmus betrifft den Wechsel von Spannung und Entspannung; die Bewegungsforscher nennen dies die dynamisch-zeitliche Struktur einer Bewegung. Der Bewegungsrhythmus ist nicht nur ein biologisches Merkmal, sondern zugleich ein umfassendes Lebensprinzip, das den gesamten Menschen und seine Umwelt bestimmt.

Eine rhythmische Bewegung weist fließende Übergänge auf und umfaßt Intervalle von Bewegungsbeschleunigung und -verlangsamung. Intensität und Dauer der Kraftimpulse sind zu einem abgestimmten Bewegungsvorgang strukturiert.

Ob eine Bewegung rhythmisch ist, kann man optisch, akustisch und kinästhetisch, d. h. durch Mitvollziehen der Bewegung, erfassen. Die Bedeutung des Bewegungsrhythmus liegt in der Gewährleistung einer ökonomischen Arbeitsweise des Nervensystems und der Muskulatur. Der rhythmische Wechsel von Anstrengung und Erholung wirkt sich positiv auf die Gesundheit, das Lebensgefühl und die Leistungssteigerung aus. Außerdem hat der Bewegungsrhythmus eine mitreißende Wirkung und regt zum Mitvollziehen an. In der Gruppe, etwa bei der Gymnastik mit Musik, führt das rhythmische Mittun zu einer subjektiv erlebten Erleichterung, zu einer Steigerung der Ausdruckskraft und des Leistungsvermögens. Musik und Rhythmus sind eng miteinander verwandt, dementsprechend sind rhythmische Bewegungen vor allem in der Gymnastik mit Musik, im Tanz oder bei musikalisch begleiteten Gruppenübungen üblich.

Der Rhythmus hat aber inzwischen auch bei anderen sportlichen Bewegungen, etwa beim Laufen, Springen, Werfen, im Schwimmen, beim Turnen und auch bei den Alltagsbewegungen, hohe Bedeutung erlangt.

Heute weiß man, daß nicht nur die menschliche Bewegung, sondern das ganze menschliche Leben vom Rhythmus beeinflußt wird. Jede gut koordinierte Bewegung ist charakteristisch gegliedert und hat einen eigenen dynamischen Verlauf, das heißt, der gegliederte und doch fließende Bewegungsablauf ist durch einen wechselnden Krafteinsatz bestimmt. Dieser periodische Wechsel von Spannung und Entspannung ist eben der Rhythmus einer Bewegung.

Wenn man eine bestimmte sportliche Bewegung lange nicht mehr ausgeübt hat und neu beginnt, klappt die dynamische Abstimmung der Bewegungen nicht, alles sieht unrhythmisch und verkrampft aus.

Die Fähigkeit, eine Bewegung rhythmisch ausführen zu können, ist nicht angeboren, sondern wird vor allem in der Auseinandersetzung des Menschen mit seiner Umwelt erlernt. Grundlage dafür sind die vielen biologischen Rhythmen, die in jedem Menschen bereits angelegt sind, z. B. der Herzrhythmus, der Atemrhythmus und der Schlafrhythmus.

Daß ein guter Bewegungsrhythmus der sportlichen und der alltäglichen Bewegungen nicht von Anfang an da ist, sondern mit der Zeit erworben wird, zeigen auch die diffusen und unrhythmischen Greif- und Gehbewegungen von Kleinkindern und Säuglingen. Der rhythmische Wechsel von Spannung und Entspannung der Muskulatur fehlt bei ihnen noch.

Weil Gruppenbewegungen und musikalischer Rhythmus eine so ansteckende Wirkung haben, findet man leichter zu einer rhythmischen Bewegung, wenn man bestimmte Übungen in einer Gruppe mitvollzieht. Auch das Vormachen durch einen Übungsleiter, vielleicht von Musik oder einem Tamburin begleitet, ist sehr hilfreich. Solche Gruppenrhythmen sind aus dem Alltag und dem Sport bekannt, das »Hau-ruck« körperlich schwer arbeitender Arbeitskolonnen, tauziehender Gruppen oder trainierender Rudermannschaften. Insbesondere bei gut eingespielten Rudermannschaften ist schön zu beobachten, wie die Einzelrhythmen zu einem Gruppenrhythmus verschmelzen, der selbst die bereits Erschöpften mitreißt.

Der Gruppenrhythmus übt eine lösende und beschwingende, zugleich aber auch aktivierende Wirkung aus. Jeder wird von der rhythmischen Grundbewegung erfaßt, zum Beispiel beim Wandern, in der Gymnastik oder beim Tanz. Die Bewegungstherapie macht sich dies zunutze, indem sie gehemmte oder nervöse Menschen in Gruppen zum gelösten, fließenden, aktiven, entspannenden Mittun motiviert.

Versuchen Sie also, Ihren eigenen Bewegungsrhythmus zu finden, in der Gruppe oder allein. Dabei ist nicht nur die Quantität der Bewegung, also der zeitliche Umfang oder die Häufigkeit einer Übung entscheidend, sondern auch ihre Qualität. Damit ist gemeint, daß man nicht eine bestimmte sportliche Bewegung intensiv über 20 – 30 Minuten ausführen muß, sondern daß diese Bewegung im rhythmischen Wechsel von Spannung und Entspannung erfolgen soll. Üben Sie nicht verkrampft und angespannt, sondern gelöst und locker, aber mit Energie und Krafteinsatz.

Die Bewegungen des modernen Menschen verlaufen häufig sehr hastig, eckig, verkrampft, steif, ruckartig, fahrig, in Dauerspannung und stets in Hast und Eile. Dem sollten Sie sich entziehen! Versuchen Sie, darauf zu achten, daß einer Anspannung immer die Entspannung folgt. Das gilt nicht nur für die körperliche Bewegung, sondern für den gesamten Lebensablauf.

Elementarste Forderung dabei ist, daß Spannung und Entspannung, Krafteinsatz und Gelöstheit periodisch aufeinander folgen. Wie Sie dieses Prinzip bei den einzelnen Sportarten erfüllen können, erfahren Sie im Abschnitt über die Sportprogramme.

Bewegungsfluß

Zwischen dem Bewegungsfluß und dem Bewegungsrhythmus gibt es enge Beziehungen, dennoch ist der Bewegungsfluß ein eigenständiges Bewegungsmerkmal. Alle rhythmischen Bewegungen sind fließend, aber nicht alle fließenden Bewegungsfolgen sind auch immer rhythmisch. Mit Bewegungsfluß ist vor allem die fließende Verbindung zwischen einzelnen Bewegungsphasen in einer längeren Folge von aneinandergereihten Bewegungen gemeint. Wenn zwei oder mehrere einzeln geübte Bewegungen, z. B. Skischwünge, flüssig miteinander verbunden werden, handelt es sich um einen Bewegungsfluß.

Der Bewegungsfluß betrifft also die kontinuierliche Verlaufsform einer Bewegung. Grundlegend dabei ist der dynamische Verlauf, also der fließende Wechsel der einzelnen Kraftimpulse. Erfolgt ein plötzlicher, abrupter Krafteinsatz ohne entsprechende Vorbereitungsphase, kommt kein Fluß zustande. Dies ist ebenso unökonomisch und unzweckmäßig wie eventuelle »Ecken« im Bewegungsablauf.

Wie sehr eckige Bewegungsabläufe stören, zeigt sich unter anderem beim Kraulschwimmen, wenn die Abwärtsbewegung der Beine nicht fließend in die Aufwärtsbewegung übergeht, oder beim Rudern, wenn »Fische gefangen werden«, beim Skilanglauf, wenn durch verschiedene Schnee- und Geländeverhältnisse kein kontinuierlicher Bewegungsablauf zustande kommt. Der Bewegungsfluß wird durch den räumlichen Verlauf der Bewegung, also ihren Weg, durch eventuelle Richtungsänderungen, durch Geschwindigkeit der Ausführung und den Krafteinsatz bestimmt.

Der Bewegungsfluß hängt also von der Abstimmung der einzelnen Kraftimpulse untereinander und den gleichzeitig von außen her einwirkenden Kräften ab. Eckige Richtungsänderungen, plötzliche Unterbrechungen, Verzögerungen oder ein übermäßig harter, ruckhafter Krafteinsatz entstehen meistens durch eine unzureichende Koordination der Muskulatur. Der Bewegungsfluß gibt deshalb deutlich darüber Auskunft, ob Bewegungen koordiniert werden können.

Wichtig ist auch die subjektive Seite des Bewegungsflusses; denn das fließende Ineinanderübergehen von Bewegungen wird durchaus als gut empfunden und wahrgenommen. Ein gelungener Bewegungsfluß wird vom Ausführenden als Freude und Erfolg erlebt, während Störungen Unlustgefühle hervorrufen. Lenken Sie deshalb Ihre Aufmerksamkeit bewußt auf den Bewegungsfluß und verfeinern Sie damit Ihre Bewegungskoordination und Ihr Bewegungsempfinden.

Harmonie einer Bewegung

Die Harmonie charakterisiert die Bewegung als Ganzes. Harmonisch ist eine Bewegung dann, wenn eine Geschlossenheit und Abgestimmtheit sämtlicher Teilbewegungen im Hinblick auf die Gesamtbewegung vorliegt. Geringfügige Störungen in einem Teilbereich können bereits zur Disharmonie des gesamten Bewegungsablaufs führen. So kann etwa eine schwache Beeinträchtigung der Bewegung in einem Oberarm eine störende Disharmonie des Ganges verursachen, weil damit in der Regel ein stärkeres Ausschwingen des Unterarms verbunden ist. Ebenso kann ein übermäßiges Wippen in den Fußgelenken oder mangelnde Elastizität, z. B. bei Plattfüßen, zu einem unharmonischen Bewegungsablauf beim Gehen führen.

Bei der Harmonie einer Bewegung geht es also um die Art des Zusammenspiels zu einem Bewegungsganzen. Bei Läufern kann man zum Beispiel immer wieder beobachten, daß ein oder auch beide Oberarme wie »festgenagelt« angewinkelt werden. Durch die übermäßige Muskelanspannung in den Schultern fehlt die fließende Übertragung der schwingenden Rumpfbewegung auf die Arme. Das führt zu einer unökonomischen Laufhaltung, weil die Fixierung der Oberarmbewegung einen unnötigen Energiemehrverbrauch bewirkt.

Die Harmonie einer Bewegung gleicht der Harmonie in der Musik; denn auch in der Musik stellt die Harmonie nicht nur eine Addition der einzelnen Töne oder Intervalle dar.

Wenn eine Bewegung harmonisch verläuft, ist etwas qualitativ Neues entstanden, so daß man in Anlehnung an die Musik von einer »Bewegungsmelodie« sprechen könnte.

Den harmonischen Ablauf einer Bewegung oder Bewegungsfolge, etwa in der Gymnastik, beim Tanz oder im Skilauf, können wir sofort erkennen, wir spüren und fühlen ihn geradezu. Jede kleine Störung merken wir ebenso wie einen falschen Ton in einer uns vertrauten Melodie.

Worauf basiert nun die Bewegungsharmonie?

Die Harmonie einer Bewegung kann man erspüren, weil dabei auch das ästhetische Empfinden eine Rolle spielt. Darüber hinaus läßt sie sich durch ganz konkrete Merkmale und Faktoren bestimmen. Eine harmonische Bewegung spiegelt immer eine gute Gesamtkoordination, einen optimalen Bewegungsablauf und eine geglückte Bewegungsgestaltung wider.

Eine Bewegung ist dann harmonisch, wenn in ihr die hier genannten Qualitätsmerkmale enthalten sind, wenn also die Bewegung elastisch, rhythmisch und flüssig ist.

Die »Bewegungslehre« stellt darüber hinaus noch einige andere Kriterien auf, die erfüllt sein sollten, damit eine Bewegungsharmonie erreicht wird. So sollte eine Bewegung auch eine räumlich-zeitliche Gliederung aufweisen, so daß man z. B. bei einem Sprung eine Einleitungs-, Haupt- und Endphase erkennen kann. Auch sollte eine Bewegungsübertragung gegeben sein, womit vor allem die Energieübertragung vom Rumpf auf die Gliedmaßen oder umgekehrt gemeint ist. Und es sollte eine Bewegungsgenauigkeit gegeben sein, die Bewegung also im Hinblick auf den Ablauf und das Ziel präzise ausgeführt werden.

Diese zusätzlichen Merkmale werden hier nicht weiter dargestellt, weil sie vor allem für den Leistungssport Bedeutung haben und in Sportartdisziplinen wichtig sind, wie etwa im Geräteturnen, in der Leichtathletik und bei Sportspielen, die als Gesundheitssportarten weniger in Frage kommen.

Trainingsgrundsätze für Gesundheitssportler

Der Begriff *Training* wird vielfach gebraucht. Manche Menschen denken bei dem Wort trainieren sofort an Hochleistungssportler, die unter der Aufsicht von Trainern und unter Einhaltung exakter Trainingspläne, Beachtung spezieller Diäten usw. ein tägliches Trainingsprogramm absolvieren, mit der alleinigen Zielstellung, sportliche Höchstleistungen zu erreichen.

Daneben gibt es ein Training für Leistungs- und Wettkampfsportler, die – etwa die Millionenschar der Fußballer – 2- bis 3mal in der Woche unter Anleitung eines Trainers üben und am Wochenende ihre Wettkämpfe austragen. Auch bei diesen Sportlern stehen Leistungsgedanke und Wettkampf im Mittelpunkt des Trainings, wenngleich sie nicht wie die Spitzensportler ihren ganzen Lebensablauf unter sein Diktat stellen.

Das Wort Training hat aber in der Praxis und in der Sportwissenschaft noch eine weitere Bedeutung. Dabei sind Konkurrenz und Wettkampf weitgehend ausgeschlossen, und die Gesundheit steht im Mittelpunkt. Diese Auffassung von Training, bei der es um die Erhaltung, Förderung und Wiederherstellung der körperlichen Leistungsfähigkeit und damit auch des allgemeinen Wohlbefindens geht, wird in diesem Buch vertreten. Man spricht heute häufig auch von Gesundheitstraining, Bewegungstraining oder Sporttraining für jedermann.

Obwohl der Begriff Training so viele Bedeutungen hat und Ihnen möglicherweise Angst und Schrecken einjagt, weil Sie sofort an Stoppuhren, Schweiß, Plackerei und Askese denken, wäre es nicht sinnvoll, lediglich von sportlichen Übungen zu reden. Zum Begriff Training gehören ein paar *Prinzipien,* die jeder Sportler beachten sollte, wenn er sein allgemeines Wohlbefinden steigern will.

Wichtige Erkenntnisse der Sportphysiologie

Die alte Volksweisheit »Wer rastet, der rostet« trifft tatsächlich zu, wie inzwischen eingehend erforscht worden ist. Der Mensch ist in seiner Anatomie und in seinen Funktionen auf Bewegung und körperliche Aktivität hin angelegt. Es handelt sich um das biologische Grundgesetz, daß der menschliche Organismus zur Erhaltung und Verbesserung seiner Funktionstüchtigkeit gewisse äußere Reize braucht. Der wichtigste äußere Reiz ist dabei die körperliche Aktivität.

Auf der Entwicklungsstufe der Jäger und Sammler wurden die Menschen entsprechend ihrer Anlage noch gefordert. Sie mußten sich körperlich einsetzen, um zu überleben. Tagtäglich haben sie sich ihre Nahrung buchstäblich erlaufen, die volle Funktionstüchtigkeit ihres Körpers wurde durch die Lebensumstände immer wieder in Anspruch genommen. Heute, nachdem Tausende von Jahren vergangen sind, ist zwar der Mensch im wesentlichen unverändert, das ihn umgebende Leben aber hat sich radikal verändert. Konnte früher nur überleben, wer stark, schnell, ausdauernd, widerstandsfähig – und sicherlich auch intelligent – war, so sind diese körperlichen Voraussetzungen heute nicht mehr notwendig.

Unsere moderne Industriegesellschaft nimmt dem Menschen nahezu alle körperlichen Belastungen und Anstrengungen ab. Wir sitzen beim Fahren zur Arbeitsstelle im Auto oder in der Bahn, benutzen Lift und Rolltreppe, sitzen oder stehen während der Arbeitstätigkeit am Schreibtisch, Monitor, Fließband, Schalter, Verkaufstisch, im Haushalt, und wir sitzen in der Freizeit, vor allem vor dem Fernseher! Nur noch in relativ wenigen Berufen werden dem Menschen größere körperliche Belastungen abverlangt.

Aber an dem biologischen Grundgesetz, daß die Funktionstüchtigkeit des menschlichen Organismus nur dann erhalten bleibt, wenn wir seine Skelettmuskulatur, sein Nervensystem und sein Herz-Kreislauf-System durch entsprechende Reize sinnvoll beanspruchen, hat sich bis heute nichts geändert. Auch und gerade deshalb müssen wir »um unser Leben laufen«, wie der bekannte schwedische Arzt und Forscher Åstrand es formulierte.

Die Bewegungsreizschwelle muß überschritten werden

Der Trainingseffekt hängt von unseren anlagebedingten Faktoren und von äußeren Einflüssen ab. So ist die Trainierbarkeit in der Jugend höher als im Alter. Geschlecht, Alter, Konstitution, Körpergewicht, Tageszeit, Jahreszeit, Witterung und viele andere Faktoren spielen dabei eine Rolle, wie groß ein Trainingseffekt oder Trainingszuwachs ist.

Grundsätzlich aber gilt im Hinblick auf den Trainingszuwachs, daß eine gewisse Reizschwelle überschritten werden muß. Die *Reizschwellenregel* von Arndt Schultz besagt:

- Ohne Reize gibt es keine organische Funktion und damit Lebenstüchtigkeit.
- Ein zu geringer Reiz führt zu keinem Trainingseffekt, die Leistungsfähigkeit des Organismus bildet sich zurück.
- Schwache Reize, wie sie häufig im Alltag gegeben sind, wirken auf die Lebenstätigkeit lediglich erhaltend.
- Zu starke Reize schädigen die körperlichen Funktionen.
- Richtig dosierte Reize, die ein gewisses Normalmaß überschreiten und z. B. im Ausdauersport an der Pulszahl abzulesen sind, lösen positive anatomisch-physiologische Anpassungsvorgäne aus und führen zu einer Leistungssteigerung.

Ganz allgemein kann man sagen, daß eine gewisse *Reizschwelle* überschritten werden muß, die – wenn man nicht schon trainiert ist – im Bereich der Muskelkraft bei etwa 30 % und im Ausdauerbereich bei etwa 50 % der maximalen Leistungsfähigkeit liegt. Wie eine Anpassung durch körperliche Belastung erfolgt, sollen ein paar Beispiele zeigen.

Die Haut des Menschen wird bei starker Beanspruchung bekanntlich fester und dicker. Es entsteht eine Hornhaut. Diese Anpassung erfolgt nicht nur bei Menschen, die beruflich etwa als Handwerker tätig sind, sondern auch bei Sportlern, die ihre Hände stark gebrauchen, z. B. bei Ruderern. Fehlen dagegen Umweltreize, und die Haut ist nur wenig beansprucht, dann wird sie fein und weich, der Hornhautschutz fehlt. Dieses biologische Grundgesetz der Anpassung bei Unterforderungen durch die Umwelt bzw. Rückentwicklung bei zurückgehenden Umweltanforderungen, gilt für alle Gewebe des menschlichen Organismus. Dies zeigt ein weiteres Beispiel.

Wenn nach einem Beinbruch das Bein längere Zeit durch einen Gipsverband ruhiggestellt wird, kommt es sowohl beim Hautgewebe wie bei den anderen betroffenen Gewebsschichten – Muskeln, Knochen, Knorpeln, Fett- und Bindegewebe – zu Rückbildungen bzw. Degenerationserscheinungen. Im Hinblick auf Ausdauerleistungen reicht es deshalb nicht aus, wenn Sie spazierengehen, gemächlich wandern oder baden. Damit wird die Reizschwelle nicht überschritten, um im Organismus positive Anpassungsleistungen hervorzurufen.

Für die Aufrechterhaltung der hochangepaßten Herz-Kreislauf-Funktion eines Langstreckenläufers sind andererseits wesentlich stärkere Bewegungsreize erforderlich als bei einem Menschen ohne Ausdauertraining. Nur durch entsprechend starke und angemessene Reize können Struktur und Funktion der Organsysteme optimal ausgeprägt werden.

Der menschliche Organismus hat eine hohe Anpassungsfähigkeit. In Ruhe wird nur ein geringer Teil seiner Kapazität beansprucht. So pumpt beispielsweise das Herz in Ruhe pro Minute etwa 5 – 7 Liter Blut in den Kreislauf. Die Venen führen das Blut nur langsam zum Herzen zurück, weil die Schubkraft der Muskulatur und der Sog, den eine vertiefte Atmung auf das Venensystem ausübt, fehlen. Das Atemminutenvolumen, d. h. die Luft, die in Ruhe pro Minute eingeatmet wird, beträgt etwa 8 Liter.

Bei starker körperlicher Ausdauerbelastung hingegen laufen diese Prozesse völlig anders ab. Das Herz pumpt 20 – 30 Liter in den Kreislauf, die Blutgefäße öffnen und erweitern sich, wodurch auch der Blutstrom in den Venen beschleunigt und verstärkt wird. Das Atemminutenvolumen erhöht sich um das 10- bis 15fache, so daß pro Minute 80 – 120 Liter Luft durch die Lungen strömen. Darüber hinaus werden aber auch sämtliche anderen Körperbereiche aktiviert und positiv beeinflußt, das Stoffwechselsystem, die innere Sekretion, das Zentralnervensystem bis hin zum Skelettapparat.

Umgekehrt, wenn eine angemessene körperliche Belastung – vor allem in Form der Ausdauerbelastung – fehlt, kommt es zu keiner Anpassungsreaktion. Je seltener solche Reize auftreten, um so stärker nimmt die Anpassungsfähigkeit des Körpers ab. Wenn nun eines Tages Anpassungsleistungen vom Organismus gefordert werden, z. B. bei einer größeren körperlichen Anstrengung oder zur Abwehr einer Krankheit, dann erweist er sich als nur eingeschränkt leistungsfähig. Der Organismus kann nun nicht mehr tun, was er hätte leisten können. Dies gilt vor allem für das geschwächte oder kranke Herz-Kreislauf-System, das nur ein bestimmtes Maß an Arbeit verträgt und bei höheren Anforderungen nicht mehr mit Anpassung, sondern mit Zusammenbruch reagiert. Allerdings ergibt sich daraus nicht die Forderung, daß möglichst viel Bewegung alles wieder heilt. Wie in allen Bereichen des Lebens kommt es auch hier auf die richtige Dosierung an.

Belastung und Erholung müssen sich ergänzen

Die Trainingswissenschaftler sprechen bei diesem Zusammenhang vom *Prinzip der Über- oder Superkompensation*. Was ist damit gemeint?
Haben Sie schon einmal versucht, am Samstag nachmittag eine bestimmte Strecke zu laufen und dann am Sonntag morgen gleich wieder dieselbe Strecke? Wenn Sie nicht ein hochtrainierter Sportler sind, werden Sie feststellen, daß Ihnen der Sonntagmorgen-Lauf viel schwerer fällt und möglicherweise zu einem Muskelkater führt. Ihr Organismus ist noch ermüdet und hat sich bisher nicht richtig erholt. Die Belastung wirkt nach und führt erst einmal zu einer Funktionseinbuße.
Was hat sich physiologisch abgespielt? Durch den Lauf am Samstag nachmittag wurde ihr Organismus belastet und hat Energie verbraucht. Am Ende der Belastungsphase beginnt die Erholungsphase, in der die Regeneration bzw. Wiederherstellung der Funktionsfähigkeit erfolgt. Diese Phase der Wiederherstellung, die unmittelbar nach Beendigung des Laufs beginnt, kann je nach Leistungszustand unterschiedlich lange dauern. So hat man festgestellt, daß bei starker Ausschöpfung der Energiereserven im Körper die Erholungsphase 12 – 24 Stunden währen kann.
Aus dieser Erkenntnis ergibt sich, daß der nächste Lauf frühestens am nächsten Nachmittag erfolgen sollte. Erst dann sind die aufgebrauchten Energien wieder aufgebaut. Selbst Leistungssportler trainieren in diesen Zeitabständen. Wenn sie es dennoch einmal zusätzlich tun, geschieht dies zur Verbesserung ihrer Technik oder Taktik.
Der neue Lauf sollte also möglichst nicht vor Ablauf von etwa 24 Stunden einsetzen, weil sonst der Organismus noch geschwächt

ist. Die erneute Belastung darf aber auch nicht zu spät erfolgen, weil sonst kein Trainingseffekt entsteht. Der Phase der Wiederherstellung des Organismus folgt eine neue Phase der Über- oder Superkompensation, wie die Sportwissenschaftler sagen. Wenn die Phase der Wiederherstellung abgeschlossen ist, reagiert unser Organismus nämlich mit einer Anpassung über das ursprüngliche Ausgangsniveau hinaus, gewissermaßen mit einem überschießenden Mehrausgleich. Gäbe es diese überschießende Reaktion nicht, wäre keine Leistungssteigerung durch Training möglich.

Schaubild

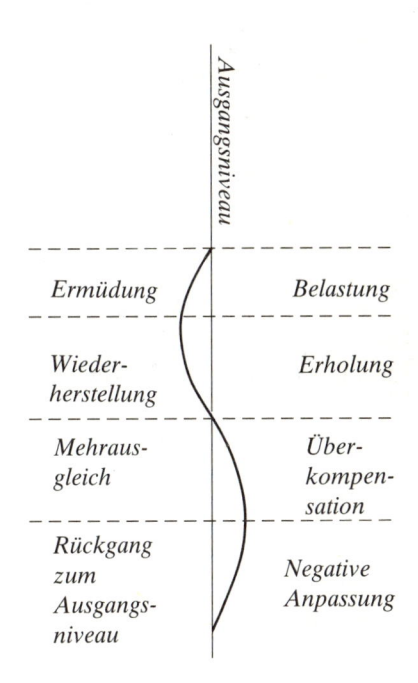

	Ausgangsniveau	
Ermüdung		*Belastung*
Wiederherstellung		*Erholung*
Mehrausgleich		*Überkompensation*
Rückgang zum Ausgangsniveau		*Negative Anpassung*

Unser Organismus sorgt gewissermaßen für die neu zu erwartende Belastung vor, indem er ein höheres Leistungsniveau entwickelt, von dem aus kommende Anforderungen leichter zu bewältigen sind. Ähnlich reagiert unser Körper auch bei Infektionskrankheiten, auch das medizinische Prinzip der Homöopathie basiert auf diesem Grundgesetz. Der geschwächte Organismus sucht durch die Bildung von Abwehrpotentialen, einen neuen Funktionszustand herzustellen, der etwas höher liegt als der ursprüngliche, so daß eine Reizauslösung nur auf der höheren Ebene möglich ist.

Diese Phase der Überkompensation hält allerdings nicht ewig an. Erfolgt die neue sportliche Belastung nicht innerhalb dieser Phase, geht das Leistungsniveau wieder auf den Ausgangswert zurück. Man hat herausgefunden, daß die Phase der Überkompensation etwa 24 – 48 Stunden dauern kann. Dies wäre dann die Zeit, in der spätestens ein neuer Trainingsreiz erfolgen muß, wenn das Training zu einem Leistungsgewinn führen soll.

In unserem Beispiel sollte der neue Lauf frühestens nach etwa einem Tag erfolgen und spätestens nach etwa 3 Tagen. Wenn Sie also am Samstag nachmittag laufen, dann können Sie es frühestens am Sonntag nachmittag und spätestens wieder am Dienstag nachmittag tun. Würden Sie Ihren Lauf dagegen erst wieder am Mittwoch nachmittag durchführen, wäre die Phase der Überkompensation bereits vorbei, und Sie könnten allenfalls ihr Leistungsvermögen erhalten.

In diesem Sinne spricht man bei einem ein- bis zweimaligen Training pro Woche auch von einem sogenannten *Erhaltungstraining*. Nur wenn sich Belastung und Erholung günstig ergänzen, d. h. die neue Belastung nicht zu früh und nicht zu spät einsetzt, wird sich Ihre Leistungsfähigkeit verbessern.

Das optimale Maß für die Anzahl der Trainingseinheiten

Was ist meiner Gesundheit zuträglicher: Jeden Tag zu trainieren, beispielsweise zu laufen, zu schwimmen, zu radeln, oder nur einmal in der Woche und dafür um so länger?

Weil Belastung und Erholung in einem richtigen Verhältnis zueinander stehen müssen, damit es überhaupt zu einer Leistungssteigerung kommt, reicht das ein- oder zweimalige Sporttreiben in der

Woche nicht aus. Wenn man nur zweimal in der Woche Sport treibt, hat das Training in physiologischer Hinsicht lediglich die Funktion der Erhaltung der Leistungsfähigkeit. Es sei denn, die Dauer der Trainingseinheit ist besonders hoch. Dieser Fall wird hier ausgeklammert, weil wir den hier angesprochenen Gesundheitssportlern nicht zumuten möchten, daß sie etwa 1 Stunde laufen oder schwimmen.

Welche Bedeutung die Trainingshäufigkeit, d. h. die Anzahl der pro Woche durchgeführten Trainingseinheiten, hat, zeigt ein Versuch mit eineiigen Zwillingen, die dieselben köperlichen Anlagen aufweisen. Der eine Zwilling trainierte auf dem Fahrrad-Ergometer an 6 Tagen in der Woche jeweils 6 Minuten, der andere mit derselben Belastungsintensität 6mal 6 Minuten an einem einzigen Tag in der Woche. Beide absolvierten während der 6 Wochen Versuchsdauer dasselbe Programm bzw. denselben Belastungsaufwand. Als Trainingserfolg kam aber ein sehr unterschiedliches Ergebnis heraus. Während das Sauerstoffaufnahmevermögen – als Maß der Ausdauerleistung – bei dem Zwilling mit dem 6-Minuten-Training an 6 Tagen um etwa 850 ml zunahm, erzielte der andere Zwilling trotz gleicher Trainingsarbeit nur einen Zuwachs an Sauerstoffkapazität von 350 ml (Mellerowicz/Meller, 1984). Bei gleichem Trainingspensum ist also ein häufigeres Training mit kürzerer Dauer effektiver als ein seltenes Training mit großem zeitlichen Umfang.

Hierzu noch ein anderes Beispiel: Zwei Freunde hatten sich vorgenommen, mit ihren Langlaufskiern am alljährlichen »Schwarzwald-Volksskilauf« über 42 km teilzunehmen. Der eine trainierte an 4 Tagen in der Woche und lief dabei jeweils 10 km. Der andere war aus beruflichen Gründen viel unterwegs und hatte während der Woche keine Zeit. Er trainierte deshalb am Wochenende an nur 1 Tag, wobei er die 40 km hintereinander lief. Obgleich beide dasselbe Trainingspensum bewältigten, erzielte – bei gleichem Ausgangsniveau – derjenige der beiden Freunde einen höheren Trainingszuwachs, der 4mal pro Woche trainierte (Frey, 1980). Die Häufigkeit ist also entscheidender als die Dauer. Beide Freunde hatten ein Vierteljahr lang jede Woche dieselbe Kilometerzahl absolviert, aber die Aufteilung des gesamten Trainingspensums in kleinere Portionen war wirksamer.

Andererseits ist die Meinung »Je häufiger, desto besser« zu pauschal und auch nicht ganz zutreffend.

Für ein sinnvoll gestaltetes Training erscheint es vor allem wichtig, die Pausen zwischen den Trainingseinheiten richtig zu bemessen. Dies gilt insbesondere für den Sportler, der mit einem Gesundheitstraining anfängt und dieses über längere Zeit durchhalten will. Dabei sind sowohl zu kurze wie zu lange Pausen für eine kontinuierliche Leistungsentwicklung nicht sinnvoll.

Die Trainingsgestaltung hängt natürlich auch vom individuellen körperlichen Leistungszustand und von der gewählten Sportart ab.

Aber als Gesamtergebnis bleibt festzuhalten: Ein bestimmtes Wochenpensum sollte in mehrere Einheiten aufgeteilt, also über mehrere Tage verteilt werden, wobei als Faustregel gilt, daß nach einer Erholungspause von 48 Stunden der nächste Bewegungsreiz erfolgen sollte. Anders ausgedrückt: *Wer etwas für sein allgemeines Wohlbefinden tun will, sollte etwa 3mal in der Woche trainieren, wobei immer 1 Tag Pause zur Erholung dazwischen liegt.*

Beispiele: Montag, Mittwoch, Freitag Training und dann ein freies Wochenende. Oder Samstag, Dienstag, Donnerstag trainieren.

Da unsere Woche 7 Tage hat, kommt es mit der Rechnung nicht ganz hin. Deshalb haben Sie bei 3maliger Trainingshäufigkeit immer einen zusätzlichen freien Tag.

Sport als Jungbrunnen

Das Herz ist der Motor des Lebens, und der Kreislauf mit seinen Blutbahnen sorgt dafür, daß dieser Motor optimal arbeiten kann. Störungen des Herz-Kreislauf-Systems sind heute die Krankheits- und Todesursache Nummer 1. Ein Herzinfarkt führt zum totalen Ausfall des Systems. Das gute Funktionieren des Herz-Kreislauf-Systems und eine optimale Blutversorgung müssen deshalb unser Hauptanliegen sein. Sie spielen auch im Alterungsprozeß eine herausragende Rolle. Hier gilt das Sprichwort tatsächlich: »Ich bin so jung wie mein Herz-Kreislauf-System«. Jeder, der konsequent Gesundheitssport betreibt, ist 20 Jahre jünger und leistungsfähiger als der sportlich Unbewegliche.
Die Funktionsweise des »Motors des Lebens« ist eigentlich ganz einfach. Das Herz pumpt das aus der Lunge kommende sauerstoffreiche Blut, das arterielle Blut, in alle Bereiche des Körpers. In den Körperzellen erfolgt ein Blutaustausch. Sauerstoff und lebenswichtige Nährstoffe werden abgegeben, Kohlendioxid und Stoffwechselendprodukte aufgenommen. Danach führt das Herz das sauerstoffarme, verbrauchte Blut, das venöse Blut, wieder zurück zur Lunge. Und so geht es immer weiter, ein Leben lang!
Das Herz arbeitet das ganze Leben ohne Pause. Allerdings kann man seinem Herzen die Arbeit dabei erleichtern. Es klingt zwar widersprüchlich, aber es ist tatsächlich so, daß ein Herz um so schneller schlägt und um so unökonomischer arbeitet, je mehr man es schont.
Ein Beispiel: Ein Mensch, der sich nicht gesundheitssportlich betätigt, hat im Durchschnitt einen Ruhpuls von 80 Schlägen pro Minute. An einem Tag ohne jegliche Anstrengung muß sein Herz 115200mal schlagen. (80 Schläge pro Minute ergibt $80 \times 60 = 4800$ Schläge pro Stunde; 4800×24 Stunden $= 115200$ Schläge.) Dem-

gegenüber muß das Herz eines Gesundheitssportlers, dessen Puls sich durch einen regelmäßigen Ausdauersport auf 60 Schläge pro Minute gesenkt hat, an einem Tag ohne Anstrengungen nur 86400mal schlagen. An einem einzigen Tag also muß das Herz eines sportlich Untrainierten 30000mal mehr schlagen. Diese Werte gelten bei Ruhe. Bei Alltagsbewegungen oder gar bei körperlichen Anstrengungen sind die Unterschiede sogar noch wesentlich größer.

Während ein untrainiertes Herz bei Belastung sofort mit einer Schlagzahlerhöhung reagiert, kann sich das trainierte Herz aufgrund seiner Ökonomisierung dafür eine viel langsamere Gangart leisten. Wenn man also wissen will, wie gut das Herz funktioniert, muß man es bei Belastung studieren.

Wenn Ausdauersport, wie Laufen, Radfahren, Schwimmen, Skilanglauf, Rudern, Paddeln, Bergwandern, regelmäßig, d. h. 3mal pro Woche, mit entsprechender Belastung, Richtwert: 130 Puls pro Minute, und mit einer bestimmten Dauer von anfangs 10 Minuten, später 30 Minuten, systematisch, also nicht nur saisonweise ein paar Wochen, sondern permanent durchgeführt wird, bewirkt das im Herz-Kreislauf-System eine Vielzahl von positiven Anpassungen.

Das Herz wird größer und leistungsfähiger

Das Herz ist ein Muskel, der durch Ausdauersport größer und kräftiger wird. Während Bewegungsmangel eine Schwächung des Herzmuskels bewirkt, in deren Folge Herz-Kreislauf-Störungen auftreten können, führt ausdauernder Gesundheitssport zu einer Verdickung des Herzmuskels und damit auch zu einer Vergrößerung seiner Hohlräume, den Vorhöfen und Kammern, also seines Volumens.

Ein untrainiertes Herz wiegt etwa 300 g, ein durch intensiven Ausdauersport vergrößertes Herz kann – ohne Blutinhalt – ein Gewicht von 500 g erreichen. Das Volumen des Herzens verdoppelt sich dabei von etwa 750 – 800 ml bei Untrainierten bis zu 1600 ml bei Trainierten. Wenn solche Spitzenwerte erreicht werden, spricht man vom sogenannten *Sportherz* oder *Leistungsherz*; das setzt allerdings ein mehrmaliges wöchentliches Training von mehr als 1 Stunde voraus. Das andere Extrem zum Sportherz des Hoch-

leistungssportlers ist das sogenannte *Faulenzerherz*, wie es der amerikanische Herzforscher Raab nennt. Im Gesundheitssport wäre es sinnvoll, von einem *Aktivherz* zu sprechen.
Beim Aktivherz des Gesundheitssportlers ist die Größenzunahme natürlich nicht so enorm, aber die mit der relativen Vergrößerung verbundenen positiven Anpassungserscheinungen sind ebenso entscheidend. Das durch Ausdauertraining kräftiger und größer gewordene Herz pumpt pro Schlag eine größere Menge Blut in den Kreislauf. Der Fachmann sagt dazu, das trainierte Herz hat ein größeres *Schlagvolumen*.
Beispiel: Bei einem Untrainierten mit einem Herzvolumen von 800 ml werden pro Herzschlag ca. 120 ml Blut in den Kreislauf ausgeworfen, bei einem Ausdauertrainierten mit einem Herzvolumen von 1100 ml dagegen pro Schlag 160 ml. Ein durch Ausdauer trainierter Mensch versorgt also seinen Organismus mit dem gleichen Blutvolumen und damit mit der gleichen Sauerstoffmenge durch weniger Herzschläge als ein Untrainierter, der ein kleineres Schlagvolumen hat und dafür auch mehr Herzschläge benötigt.
Die Blutmenge, die das Herz in 1 Minute in den Körperkreislauf pumpt, nennt man *Herzminutenvolumen*. Es beträgt in Ruhe etwa 5 – 6 Liter und kann bei körperlicher Belastung auf 20 Liter pro Minute ansteigen, bei Hochleistungssportlern sogar bis auf 30 Liter in der Minute. Dies ist natürlich nur durch ein größeres Volumen und eine schnellere Schlagzahl des Herzens möglich.

Ein trainiertes Herz arbeitet in Ruhe im Schongang, bei Belastung ökonomischer

Die *Herzfrequenz*, also die Anzahl der Herz- bzw. Pulsschläge pro Minute, spielt ebenfalls eine wichtige Rolle. Entscheidend ist, daß durch Ausdauersport die Herzfrequenz absinkt. Während sie in Ruhe im Durchschnitt etwa zwischen 70 und 80 Schläge pro Minute beträgt, haben Ausdauertrainierte eine Ruhepulszahl zwischen 50 und 60 Schlägen pro Minute. Bei Leistungssportlern wurden häufig noch viel niedrigere Werte gemessen, bis herunter zu 30 Schlägen pro Minute.
Für den Gesundheitssport ist wichtig, daß der Puls nicht über 80 pro Minute liegt, denn das zeigt keine gute gesundheitliche Verfassung an. Wir sollten vielmehr versuchen, den Puls durch Aus-

dauersport um 10 Schläge in der Minute zu senken, vielleicht auf einen Wert zwischen 60 und 70 in einem Alter von 40 – 60 Jahren und zwischen 70 und 80 ab 60 Jahren.

Wie bereits gesagt: Die Senkung der Pulsschlagzahl um 10 pro Minute führt dazu, daß ein Herz etwa 15000mal weniger an einem Tag schlagen muß, also erheblich ökonomischer arbeiten kann. Wenn ein Herz für die gleiche Leistung, also für die gleiche Blutmenge, die in den Körper gepumpt wird, weniger Herzschläge braucht, läuft es im »Schongang«.

Nicht nur in Ruhe, sondern auch bei Belastung hat das Herz eines Trainierten gegenüber einem Untrainierten eine ruhigere Gangart. Gesundheitstraining reduziert auch die maximale Herzfrequenz. Während der Puls eines Trainierten bei größter Anstrengung höchstens auf 190 Schläge in der Minute ansteigt, erreicht der eines Untrainierten durchaus Werte von 220, eine Grenze, von der ab es bereits gefährlich wird.

Beim Treppenhochsteigen in den 4. Stock oder beim zügigen Hinaufgehen auf einen steilen Hügel schießt bei der einen Person der Puls sofort so hoch, daß ihm das Herz förmlich zum Halse herausklopft. Die andere Person hingegen muß sich dabei kaum anstrengen. Deren Puls steigt zwar auch an, aber viel langsamer, und ihre Erschöpfung ist viel geringer.

Die Erklärung ist ganz einfach. Die eine Person ist ausdauertrainiert, die andere ist vollkommen untrainiert. Das untrainierte Herz muß bei erhöhtem Sauerstoffbedarf der Muskeln aufgrund der Belastung sofort mit einer Erhöhung der Herzschlagzahl reagieren, das trainierte Herz dagegen kann aufgrund seines größeren Volumens den höheren Blutbedarf mit einer geringeren und allmählichen Steigerung der Schlagzahl decken. Hinzu kommt, daß beim Trainierten durch die größere Menge des im Kreislauf umgewälzten Blutes auch mehr Sauerstoff an die Muskeln transportiert werden kann, die dadurch leistungsfähiger sind.

Aus der Sportmedizin wissen wir, daß eine körperliche Anstrengung, die beim Untrainierten zu einer Herzfrequenz von 150 Schlägen in der Minute führt, von einem Ausdauertrainierten bereits mit einer Herzfrequenz von 120 Schlägen pro Minute bewältigt werden kann. Hinzu kommt, daß die Herzfrequenz beim Trainierten nach Beendigung der Belastung wieder viel rascher ihren Ausgangswert erreicht als beim Untrainierten.

Diese positiven Herzfrequenzregulierungen sind vor allem im

Hinblick auf das Alter wichtig, denn je älter wir werden, desto mehr Herzschläge braucht unser Organismus für die gleiche Arbeit. Durch Training beugen wir also dieser nachteiligen Entwicklung im Alter vor.

Nur ein gut trainiertes Herz kann einem Infarkt trotzen

Die großen Leistungen der Muskelpumpe Herz werden vor allem dann sichtbar, wenn man sich vor Augen hält, welche Mengen an Blut das Herz immerwährend durch den Körper pumpt. Mit jedem Herzschlag werden etwa 80 – 100 ml (= etwa 1/10 Liter Blut) in den Kreislauf transportiert. Das ergibt bei Körperruhe 5 – 6 Liter pro Minute und etwa 350 Liter in der Stunde. Pro Tag sind dies etwa 8500 Liter Blut, und im Jahr macht dies über 3 Millionen Liter aus (= 30000 Hektoliter). Wenn man diese Zahl dann noch auf ein Alter von vielleicht 70 Jahren hochrechnet, kommt eine unvorstellbare Menge an Blut heraus, die diese kleine Muskelpumpe im Verlauf eines Menschenlebens befördern muß.

Um diese großartige Energieleistung bewältigen zu können, muß das Herz selbst besonders gut mit Blut und dem darin befindlichen Sauerstoff und den Nährstoffen versorgt werden. Diese Versorgung erfolgt über die Herzkranzgefäße, die Koronararterien, die aus je einem linken und rechten Kranzgefäß bestehen, die den Herzmuskel umschließen und sich in den einzelnen Herzmuskelzellen verzweigen.

Gesundheitssportliches Ausdauertraining führt nun dazu, daß sich die Herzkranzgefäße erweitern, so daß eine bessere Durchblutung des Herzmuskels erfolgt. Medizinisch ist dieser Vorgang so zu verstehen, daß durch eine Verringerung der Herzschlagzahl aufgrund eines Trainings die Zeit zwischen 2 Schlägen länger wird, so daß damit auch die Zeit für die Füllung des Herzmuskels mit Blut in der Erschlaffungsphase länger andauert und eine vermehrte Durchblutung der Herzmuskulatur erfolgt. So steigt die Durchblutung der Herzkranzgefäße selbst im Bereich des Ausdauer-Gesundheitssports bis auf das 5fache an, wodurch der Herzstoffwechsel wesentlich verbessert wird.

Bei untrainierten Menschen mit sitzender Arbeitsweise sind die Herzkranzgefäße an sich schon eng und unelastisch, der Blutdurchfluß wird zudem durch verschiedene Schlackenstoffe erschwert, und wenn dann noch Blutgerinnsel hinzukommen, kann es leicht zu einer Einengung oder gar zu einem Verschluß eines Teils der Herzkranzgefäße kommen.

Wenn arteriosklerotische Veränderungen an der Innenwand der Herzkranzgefäße die Lichtung der Koronararterien so stark eingeengt haben, daß die Blutversorgung des Herzmuskels behindert oder ganz unterbrochen wird, droht ein *Herzinfarkt*. Ist ein Hauptast der linken oder rechten Herzkranzarterie betroffen, tritt der sofortige Tod ein, was als *Herzschlag* bezeichnet wird. Findet der Prozeß des Absterbens von Herzmuskelgewebe aufgrund eines Verschlusses in einem der kleineren Herzkranzgefäße statt, so daß »nur« ein Teil des Herzmuskels nicht mehr versorgt werden kann, spricht man vom *Herzinfarkt*. Je kleiner das betroffene Blutgefäß ist, desto größer ist die Chance des Überlebens bei narbiger Ausheilung.

Etwa 20 – 30 % der Menschen, die einen Herzinfarkt erleiden, sterben daran; ein Drittel davon bereits in den ersten 2 Tagen, ein weiteres Drittel in der 1. Woche. Das sind in der BRD jährlich insgesamt etwa 85000 Menschen.

Ein Herzinfarkt ist also eine Folgeerscheinung der sogenannten *Arteriosklerose*, einer degenerativen Gefäßerkrankung, die man früher als Arterienverkalkung bezeichnete. Heute weiß man, daß die krankhaften Gefäßveränderungen weniger durch Kalkablagerungen entstehen. In den meisten Fällen sind die Gefäße über den natürlichen, altersbedingten Prozeß hinaus unelastisch und starr geworden, so daß sich an ihren rauhen, unebenen Innenwänden leicht Cholesterin und andere fettartige Stoffwechselprodukte ablagern. So entstehen die Blutgerinnsel, die dann durch Verschluß eines Gefäßes zum Herzinfarkt führen können.

Ausdauertraining beugt einem Herzinfarkt einmal dadurch vor, daß die Herzkranzgefäße weiter werden und elastischer bleiben. So fand man z. B. bei einem 70jährigen Marathonläufer, der bis zu seinem Tod über 1000 Marathonläufe absolviert hatte, Herzkranzgefäße mit einem dreimal so großen Querschnitt wie bei Normalmenschen. Es leuchtet ein, daß in weiten und elastischen Blutgefäßen krankhafte Ablagerungen eine viel geringere Chance haben als in engen und starren.

Hinzu kommt noch ein weiterer wichtiger Effekt durch das Ausdauertraining. Kommt es nämlich zu einer Verengung oder gar zu einem Verschluß einer Herzkranzarterie, dann hängt das Überleben des Menschen entscheidend davon ab, ob sogenannte Anastomosen und Kollateralen im Herzmuskel ausgebildet werden. Dabei handelt es sich um die Neubildung von kleinen Blutgefäßen, die wie Umgehungsstraßen bei einer verstopften Hauptstraße dafür sorgen, daß das Blut an einer verengten Koronararterie vorbeigeführt wird und zu den Herzzellen gelangt. Durch Ausdauertraining kann die Neubildung von Anastomosen und Kollateralen positiv beeinflußt werden, weil sie bereits am Anfang des längeren Prozesses einer Einengung der Herzkranzgefäße beginnt.

Das ist auch der Grund dafür, daß ausdauertrainierte Menschen nach Aussagen von Herzspezialisten eine Herzattacke oder einen Herzinfarkt viel besser überleben als Untrainierte.

Engpässe der Blutzirkulation werden beseitigt

Im Bereich der Blutgefäße hat das Ausdauertraining mehrere positive Auswirkungen. Der Blutstrom im Körper wird dadurch verbessert, daß sich die kleinen und kleinsten Arterien dort erweitern, wo das sauerstoffreiche Blut gebraucht wird. Während in Ruhe nur etwa 20 % des im Blut befindlichen Sauerstoffs und der Nährstoffe in der Muskulatur ausgeschöpft werden, nimmt bei Ausdauerbelastungen die Durchblutung um etwa das 4fache zu, so können 80 % der Gesamtblutmenge die Muskulatur durchströmen. Im Bereich der am stärksten beanspruchten Muskeln erhöht sich die lokale Durchblutung sogar auf das 15- bis 20fache.

Dafür gibt es eine ganz einfache physiologische Erklärung. Die Abgabe von Sauerstoff und Nährstoffen und die Aufnahme der Schlackenstoffe durch das Blut findet über die *Kapillaren,* die kleinen Haargefäße, statt. Sie stehen im direkten Austausch mit den Muskelzellen. In Ruhe sind nur etwa 3–5 % dieser die Muskulatur durchziehenden Kapillaren geöffnet, der größte Teil des Blutes wird dadurch an den Muskelzellen vorbei unverbraucht wieder an das Herz zurückgeleitet. Bei hoher Arbeitsleistung durch Ausdauertraining muß der Muskel aber besser versorgt werden, sämtliche Kapillaren öffnen sich. Die Zahl der geöffneten Kapillaren steigt je Kubikmillimeter um das 50fache an, von etwa 50 auf 2500!

Hinzu kommt noch, daß sich der Querschnitt der Kapillaren unter Trainingseinfluß vergrößert und die Strömungsgeschwindigkeit des Blutes in den erweiterten Kapillargefäßen sinkt. Dadurch wird die Austauschzeit zwischen dem Blut in den Kapillaren und den Muskelzellen verlängert, der beanspruchte Muskel kann pro Zeiteinheit mehr Sauerstoff aufnehmen und in Energie umsetzen. Das gesamte für die Durchblutung der Muskulatur zur Verfügung stehende »Kapillarbett« wird auf diese Weise gegenüber dem Ruhestand auf das 100fache erweitert. So ist eine optimale Durchblutung der Muskulatur gewährleistet.

Aber damit ist es noch nicht getan. Neuere Forschungen auf dem Gebiet der Sportmedizin haben ergeben, daß nicht nur das »Transportsystem« Blutkreislauf unter körperlicher Arbeit erheblich verbessert und ökonomisiert wird, indem eine Öffnung vorher geschlossener und seine Erweiterung der vorhandenen Kapillaren erfolgt. Unser Organismus besitzt sogar die Fähigkeit, aufgrund von Ausdauerleistungen neue, zusätzliche Kapillaren zu bilden. Durch diese Anpassungsleistung wird die Dichte des Kapillarnetzes erhöht und eine optimale Versorgung der Muskulatur gewährleistet.

Wenn ein Muskel besser mit Sauerstoff versorgt wird, muß er sich bei Arbeit nicht bereits nach kurzer Zeit auf den sogenannten anaeroben Stoffwechsel umstellen und seinen kostbaren Glykogenstoffwechsel angreifen, wobei sehr frühzeitig Milchsäure gebildet wird. Ein trainierter Muskel besitzt die Fähigkeit, länger und mehr Energie unter entsprechendem Sauerstoffverbrauch zu leisten, ohne sich dabei zu versäuern.

Die Verbesserung der Durchblutung und Erweiterung der Blutgefäße bei körperlicher Belastung hat auch einen ganz entscheidenden Einfluß auf den *Blutdruck*. Mit fortschreitendem Alter steigt der Widerstand in den Blutgefäßen der Körperperipherie zunächst an. Dies kann man durch die Pulswellengeschwindigkeit feststellen. Sie zeigt, wie schnell eine durch das Herz erzeugte Pulswelle in den Adern weitergegeben wird. Die Blutgefäße werden enger und undurchlässiger, so daß zur überwindung des Widerstandes ein höherer Blutdruck erforderlich ist. Durch körperliches Training, das die Blutbahnen weitet und elastischer macht, kann man somit diesen altersbedingten erhöhten Blutdruck senken.

Außerdem kann durch Gesundheitssport bei bereits bestehendem Bluthochdruck eine Verminderung des Blutdrucks erzielt werden. Dafür ist kein jahrelanges Training erforderlich. Untersuchungen haben gezeigt, daß bereits nach 4–5 Wochen Gesundheitstraining ein erhöhter Blutdruck sowohl in Ruhe wie auch bei Belastung gesenkt werden kann. Ausdauersport senkt also den Bluthochdruck, ist aber gleichzeitig auch ein gutes Gegenmittel bei zu niedrigem Blutdruck!

Ausdauertraining und Atemsystem

Jeder hat sicherlich schon an sich selbst beobachtet, daß man bei regelmäßiger körperlicher Betätigung leistungsfähiger wird und nicht mehr so schnell außer Atem kommt. Wenn man etwa an 2 oder 3 Abenden in der Woche mit zügigem Tempo eine bestimmte Strecke marschiert, die vielleicht noch dazu ein wenig hügelig ist, muß man nach einer gewissen Gewöhnungsphase nicht mehr so rasch atmen.
Ähnlich ist es beispielsweise auch bei einem Urlaub im Gebirge. Anfangs sind die Touren anstrengend, und das Atmen fällt schwer. Nach einigen Tagen aber fallen die Bergtouren leichter, und man kommt nicht mehr so leicht aus der Puste.
Diese Erfahrung zeigt, daß auch im Atemsystem Anpassungsleistungen auftreten, wie wir sie im Prinzip bereits vom Herz-Kreislauf-System her kennen. Auch im Bereich der Atmung tritt eine Ökonomisierung ein, die vor allem auf eine stärkere Zunahme der *Atemtiefe* und *Atemfrequenz* zurückzuführen ist. Gezieltes Ausdauertraining als Gesundheitstraining führt zu einer besseren Funktions- und Leistungsfähigkeit unseres Atemsystems und damit auch zu einem höheren Widerstand gegen Ermüdung.
Die Ursache liegt darin, daß Ausdauersport einerseits die Brust- und Zwerchfellmuskulatur stärkt, damit die Dehnungsfähigkeit des Brustkorbs erhöht, und andererseits eine Vergrößerung des Atemvolumens in der Lunge selbst bewirkt. Beides bedeutet, daß die Lunge funktionstüchtiger wird, also mehr Luft verarbeiten und dem Körper mehr Sauerstoff zuführen kann.
Die *Vitalkapazität*, das ist die mit einem Atemzug ausgestoßene Luftmenge, wurde früher gern als Maßstab herangezogen, wenn man den Zustand und die Leistungsfähigkeit des Atemsystems feststellen wollte. Die Sportmedizin hat jedoch inzwischen herausgefunden, daß es einen viel besseren Maßstab gibt, wenn man die Funktionstüchtigkeit und Leistungsfähigkeit der Atmung beurtei-

len will. Dazu wird das *Atemminutenvolumen* gemessen, d. h. die Luftmenge, die man während 1 Minute umwälzt.

Im Ruhezustand atmet ein erwachsener Mensch bei einem Atemzug etwa 0,5 Liter Luft ein und aus. Bei durchschnittlich 16 Atemzügen pro Minute werden somit etwa 8 Liter Luft in den Lungen umgewälzt. Die eingeatmete Luftmenge und der darin enthaltene Sauerstoff erhöhen sich kaum, wenn wir uns nur wenig anstrengen und die Muskulatur keinen Sauerstoffmehrbedarf anfordert. Das ist auch ein Grund dafür, daß z. B. beim gemütlichen Spazierengehen kein erhöhter Luftaustausch eintritt und keine gesundheitlichen Anpassungsreaktionen erfolgen.

Übersteigt aber die körperliche Anstrengung das gewohnte Mittelmaß, etwa beim sportlichen Wandern in hügeligem Gelände, dann steigt auch die ein- und ausgeatmete Luftmenge stark an.

Die Zahl der Atemzüge und ihre Tiefe nehmen zu. Gegenüber in Ruhe erhöht sich nun bei Ausdauerarbeit die Zahl der Atemzüge auf 40 pro Minute und das Atemvolumen pro Atemzug auf 2,5 Liter, dabei strömen insgesamt 100 Liter Luft durch die Lunge.

Die Luftmenge hat sich somit von 8 auf 100 Liter, also um das 12fache, gesteigert! Entsprechend ist der Anstieg der Sauerstoffversorgung des Körpers, denn von der eingeatmeten Luft werden jeweils 3–4 % des darin enthaltenen Sauerstoffs verbraucht. Bei Hochleistungssportlern wurde sogar schon eine 20fache Steigerung auf 160 Liter Luft pro Minute gemessen.

Ausdauertraining wirkt wie eine Sauerstoffdusche

Regelmäßig betriebenes Ausdauertraining bewirkt folgende Anpassungserscheinungen im Atemsystem:
- Die Atemtiefe nimmt zu, wodurch die Atmung ökonomischer wird. Während Untrainierte bei körperlicher Belastung die Atemzüge steigern, reagieren Ausdauertrainierte mit einer größeren Ausschöpfung ihres Atemvolumens.
- Die maximale, mit einem Atemzug zu bewältigende Luftmenge, die sogenannte Vitalkapazität, erhöht sich um etwa 20 %. Die Restluft, also der in der Lunge verbleibende Rest an

verbrauchter Luft, der selbst durch angestrengtes Atmen nicht herauszubekommen ist, nimmt hingegen ab. Dadurch kann eine bessere Sauerstoffaufnahme erzielt werden.
- Das Atemminutenvolumen, die während 1 Minute bei körperlicher Belastung eingeatmete Luftmenge, steigt durch Ausdauersport auf das 10- bis 15fache an. Ausdauertrainierte Menschen können deshalb mehr Luft hin- und heratmen und ihren Körper viel besser mit Sauerstoff versorgen.

Alle 3 Veränderungen führen zu einer besseren Sauerstoffversorgung unserer lebenswichtigen Zellen, und die Abfallstoffe, wie etwa das Kohlendioxid, werden leichter beseitigt. Die Umweltschadstoffe in der Luft, die den Organismus belasten und vor allem an der Haut zu allergischen Reaktionen führen können, werden rascher abgebaut, weil durch die ausreichende Sauerstoffversorgung der Zellstoffwechsel besser funktioniert. Diese positiven Trainingseinflüsse des Ausdauersports auf die Atmung werden nicht erst im Bereich des Hochleistungssports wirksam, sondern bereits im Gesundheitssport, wie er hier beschrieben wird.

Wenn die in diesem Buch empfohlenen Regeln beachtet werden und regelmäßig gesundheitssportliches Ausdauertraining erfolgt, dann treten diese positiven Anpassungserscheinungen bereits nach wenigen Wochen auch bei einem Untrainierten auf. Darüber hinaus wird altersbedingten Abbauprozessen wirksam begegnet. So wurde nachgewiesen, daß die Dehnungsfähigkeit des Brustkorbs bei sporttreibenden Menschen im Alter von 60 Jahren und mehr um bis zu 50 % besser ist. Auch die Durchlässigkeit der Lungenbläschen für den Luftsauerstoff, die sich im Alter um bis zu 30 % vermindert, funktioniert wesentlich besser als bei vergleichbaren Nichtsporttreibenden.

Es sollte uns nicht egal sein, wieviel von dem Lebensspender Sauerstoff unseren Körper durchströmt. In Ruhe, bei Schreibtischarbeit, im Auto oder vor dem Fernseher, werden nur 8 Liter Luft in der Minute in der Lunge umgewälzt. Davon gelangen nur 4 %, also 0,32 Liter Sauerstoff, in unseren Körper. Bei körperlicher Belastung aber, etwa in der Form eines Ausdauertrainings, steigt die in der Lunge pro Minute umgewälzte Luftmenge auf das 10fache und mehr an, also auf 80–100 Liter. Dementsprechend wird der Körper mit 3,2–4 Liter Sauerstoff pro Minute versorgt. Es handelt sich dabei also um eine regelrechte »Sauerstoffdusche«!

Daß eine Sauerstoffdusche für das Herz-Kreislauf-System wichtig ist, wird nun wohl niemand mehr bezweifeln. Viele ernstzunehmende Forscher stellten in letzter Zeit sogar zusätzlich die These auf, daß eine bessere Versorgung unserer Zellen und Gewebe mit Sauerstoff Krebs verhindert oder zumindest eindämmt. Damit wäre der sauerstofffördernde Ausdauersport noch wichtiger!

Ausdauerbewegungen mit hohem gesundheitlichen Wert

Bewegung ist nicht gleich Bewegung, das gilt auch für den Sport. Der eine joggt, der andere spielt Fußball, der dritte trimmt sich im Fitneßstudio, wieder ein anderer hält sich an die Morgengymnastik. Ganz zu schweigen von den Abenteuersportarten, wie Felsklettern, Drachenfliegen oder Fallschirmspringen. Jeder bewegt sich auf andere Weise. Beim Deutschen Sportbund sind derzeit etwa 60 Sportarten registriert und ständig kommen neue hinzu. Denken Sie nur an Aerobic, das allerdings bald wieder verschwand, an Stretching oder an Triathlon.

»Wie soll ich mich bewegen? In welcher Sportart soll ich mich bewegen?« Diese beiden entscheidenden Fragen müssen geklärt sein, damit Sie schon morgen anfangen können.

Bei dem Wie geht es um 3 Dinge:
- Intensität: Wie stark muß ich schwitzen?
- Dauer: Wie lange muß ich die sportliche Übung durchführen?
- Häufigkeit: Wie oft in der Woche muß ich Sport treiben?

Bei den Sportarten muß danach gefragt werden, in welcher Sportart diejenigen motorischen Komponenten beansprucht werden, die gesundheitlich besonders wertvoll sind. Von diesen Komponenten oder Hauptbeanspruchungsformen, wie die Sportwissenschaftler sagen, gibt es 5:
- Kraft,
- Schnelligkeit,
- Beweglichkeit,
- Koordination,
- Ausdauer.

Unter diesen Komponenten der körperlichen Leistungsfähigkeit ist die Ausdauer für den Untrainierten von besonderem Wert, weil vor allem vom Ausdauertraining positive gesundheitliche Wirkungen ausgehen, die das allgemeine Wohlbefinden steigern. Und un-

ter den Ausdauersportarten sind es wiederum vor allem die folgenden Sportarten, die für ein optimales Gesundheitstraining besonders geeignet erscheinen:
- Laufen und Jogging,
- Schwimmen,
- Radfahren,
- Skilanglauf und Skiwandern,
- Wandern und Bergwandern,
- Paddeln und Rudern.

Ergänzt werden diese Sportarten noch durch Konditionsgymnastik zu Hause, am Arbeitsplatz, auf Reisen. Aber dazu steht in den Sportprogrammen weiter hinten mehr.

Was ist das Besondere an den Ausdauersportarten? Wie werden sie ausgeübt?

Als ich mich wie gewohnt zu meinem Waldlauf aufmachte, winkte ich einem Nachbarn zu, ob er nicht Lust hätte, mitzukommen. »Ich habe genügend körperliche Bewegung und Sport, wenn ich hier eine Stützmauer mit schweren U-Steinen baue, damit die regennasse Erde nicht immer in den Garten meines Anwohners rutscht«, war seine Antwort. Dabei wischte er sich den Schweiß von der anstrengenden körperlichen Tätigkeit aus dem Gesicht. Ich rief ihm zu, die körperliche Anstrengung sähe ich zweifelsohne, aber mit Sport hätte diese Tätigkeit wenig zu tun. Darüber sollten wir uns mal unterhalten. In seinem Blick war die Skepsis nicht zu übersehen.

Viele glauben, jede körperliche Anstrengung sei eine Art Sport und deshalb gesundheitlich wertvoll. Vor allem, wenn man dabei noch kräftig ins Schwitzen kommt. Daraus entsteht die Folgerung, wenn ich U-Steine hebe, mehrere Stunden lang mein Auto wasche, den Rasen mit dem Handmäher mähe oder Holz hacke bis ich schwitze, sei Sporttreiben überflüssig.

Diese Folgerung ist ebenso falsch wie die Meinung, Spazierengehen hätte einen gesundheitlichen Wert im Hinblick auf die Verbesserung und Ökonomisierung des Herz-Kreislauf-Geschehens. Genau dies ist der springende Punkt.

Für die Vorbeugung von Herz-Kreislauf-Krankheiten und Bewegungsmangelkrankheiten hat sich nur das aerobe Ausdauertraining als sinnvoll erwiesen. Es verbessert gezielt und umfassend die Herz- und Kreislauf-Funktionen, fördert das Stoffwechselgeschehen, beeinflußt das vegetative Nervensystem positiv und erhöht damit das allgemeine Wohlbefinden.

Rasenmähen, Holzhacken oder auch Spazierengehen mögen einige positive körperliche und auch seelische Wirkungen haben, für die Verbesserung der allgemeinen Ausdauer und damit der Ökonomisierung der Herz-Kreislauf-Funktionen bringen sie praktisch nichts. Beim Rasenmähen oder Holzhacken kann die Leistungsfähigkeit der Muskulatur gefördert werden, und beim Spazierengehen werden die Lungen etwas mehr als sonst durchlüftet, aber all diese körperlichen Aktivitäten reichen nicht aus, um im Bereich von Herz, Kreislauf und Stoffwechselsystem funktionelle Anpassungsvorgänge und damit eine bessere körperliche Leistungsfähigkeit zu bewirken. Eine solche Wirkung wird allein durch gesundheitssportliches Ausdauertraining erzielt.

Nur bestimmte Bewegungen sind gesundheitlich wertvoll

Nicht jede sportliche Bewegung ist auch gesund. Deshalb ist es eben nicht egal, welche körperliche Aktivität bzw. welche Sportart man ausübt. Ringen oder Gewichtheben »trainieren« vornehmlich die Kraft. Beim 100-m-Lauf und bei den meisten Sportspielen kommt es vor allem auf die Schnelligkeit an. Im Geräteturnen und in bestimmten leichtathletischen Disziplinen ist die Beweglichkeit bzw. Gelenkigkeit entscheidend. In der Gymnastik und im Bodenturnen ist die Koordination besonders wichtig. Bei den sogenannten Ausdauersportarten wiederum steht die Ausdauer im Vordergrund.

Jede Sportart hat bestimmte Werte und ruft bestimmte Wirkungen im Organismus hervor. Aber allein die sogenannten Ausdauersportarten führen zu positiven Trainingseffekten am Herz-Kreislauf-System, erhalten Herz und Kreislauf gesund, regen Atmung und Stoffwechsel an, beeinflussen unser Nervensystem positiv, erhalten uns also insgesamt jung und gesund.

Wodurch ist das Ausdauertraining gekennzeichnet, und was sind Ausdauersportarten?

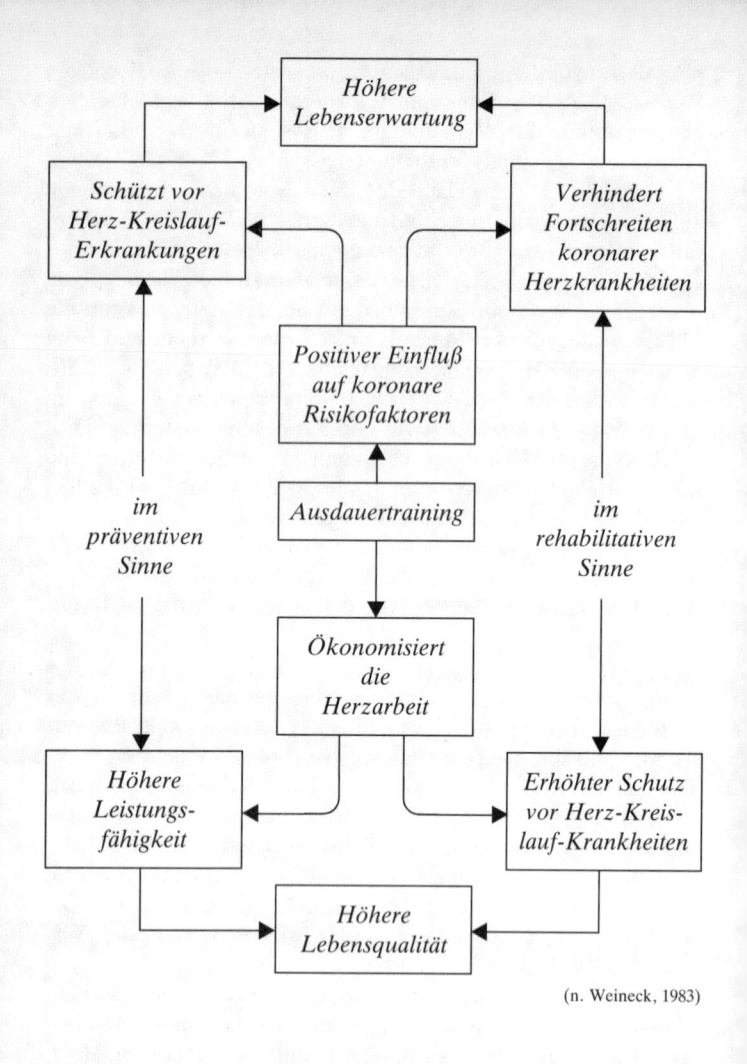

```
                    ┌─────────────────┐
                    │     Höhere      │
              ┌────▶│ Lebenserwartung │◀────┐
              │     └─────────────────┘     │
    ┌─────────────────┐              ┌─────────────────┐
    │   Schützt vor   │              │    Verhindert   │
    │  Herz-Kreislauf-│◀────────────▶│   Fortschreiten │
    │   Erkrankungen  │              │    koronarer    │
    └─────────────────┘              │  Herzkrankheiten│
                                     └─────────────────┘
                    ┌─────────────────┐
                    │ Positiver Einfluß│
                    │   auf koronare  │
                    │   Risikofaktoren│
                    └─────────────────┘
                              ▲
        im         ┌─────────────────┐        im
    präventiven    │ Ausdauertraining│    rehabilitativen
       Sinne       └─────────────────┘        Sinne
                              ▼
                    ┌─────────────────┐
                    │   Ökonomisiert  │
                    │       die       │
                    │    Herzarbeit   │
                    └─────────────────┘
    ┌─────────────────┐              ┌─────────────────┐
    │     Höhere      │              │  Erhöhter Schutz│
    │   Leistungs-    │◀────────────▶│  vor Herz-Kreis-│
    │    fähigkeit    │              │  lauf-Krankheiten│
    └─────────────────┘              └─────────────────┘
                    ┌─────────────────┐
                    │     Höhere      │
                    │  Lebensqualität │
                    └─────────────────┘
```

(n. Weineck, 1983)

Ausdauer ist ein Phänomen im geistigen wie körperlichen Bereich. Es gibt Menschen, die über viel Ausdauer verfügen, andere haben nur wenig und einige gar keine Ausdauer. Im körperlichen Bereich ist Ausdauer die Fähigkeit, Muskelarbeit über längere Zeit ohne wesentliche Ermüdung zu leisten. Bei sportlichen Bewegungen wird zwischen allgemeiner und lokaler Ausdauer unterschieden. Diese beiden Ausdauerformen wiederum untergliedern sich in verschiedene Varianten, wie das folgende Schaubild zeigt.

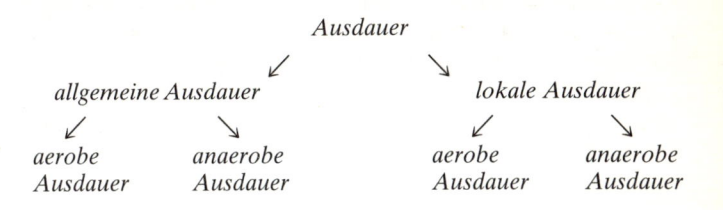

```
                         Ausdauer
                       ↙         ↘
        allgemeine Ausdauer           lokale Ausdauer
        ↙           ↘                ↙           ↘
    aerobe       anaerobe        aerobe       anaerobe
    Ausdauer     Ausdauer        Ausdauer     Ausdauer
```

Hinzu kommt noch, daß die Ausführung einer Bewegung *dynamisch* sein kann, wobei ein Wechsel von Spannung und Entspannung erfolgt. Ist sie aber *statisch,* wird sie unter andauernder Anspannung ausgeführt.

- *Allgemeine Ausdauer:* Mehr als 17 % der gesamten Skelettmuskulatur werden beansprucht. In der Praxis ist dies leicht festzustellen: Ein Arm umfaßt etwa 5 % der Gesamtmuskulatur, ein Bein etwa 20 % und der Rumpf etwa 43 %. Die Beanspruchung beider Arme (10 %) aktiviert somit noch nicht den geforderten Anteil von 17 % der gesamten Skelettmuskulatur, während die Belastung beider Beine, z. B. beim Laufen, mit 40 % der Gesamtmuskelmasse bereits weit darüber hinaus geht.
- *Lokale Ausdauer:* Es werden weniger als 17 % der gesamten Skelettmuskeln eingesetzt, z. B. nur beide Arme bei Liegestützübungen.
- *Aerobe Ausdauer:* Die Energieleistung des Muskels erfolgt durch Sauerstoffverbrauch. Das heißt, eine sportliche Bewegung ist dann aerob, wenn sich Sauerstoffaufnahme und Sauerstoffverbrauch die Waage halten, z. B. beim Dauerlauf.
- *Anaerobe Ausdauer:* Die Muskelarbeit erfolgt weitgehend ohne Sauerstoffverbrauch, z. B. beim 100-m-Lauf.

Aus diesen Erkenntnissen leitet sich ein wichtiger Zusammenhang ab.

Bewegungen, bei denen die *allgemeine aerobe Beanspruchung* im Vordergrund steht, sorgen für große Mengen an Sauerstoff im Körper und verbessern damit die Arbeitsweise des Herz-Kreislauf-Systems, des Atmungssystems und des Energiestoffwechsels im Muskel. Solche Bewegungen werden deshalb als Ausdauerbewegungen oder *Ausdauersportarten* bezeichnet. Zu ihnen gehören vor allem Laufen und Jogging, Schwimmen, Radfahren, Skilanglauf, sportliches Wandern, Rudern, Paddeln.

Aber auch diese Sportarten fördern nur dann die aerobe Ausdauer und führen damit zu einer entsprechenden Anpassungsreaktion des Körpers, wenn sie über eine gewisse Dauer und mit einer bestimmten Intensität betrieben werden. Fachleute sprechen in diesem Zusammenhang von Belastungsdosierung. Worum handelt es sich dabei?

Wie lange muß man sich anstrengen, bis es der Gesundheit guttut?

Wie dauerhaft müssen Ausdauersportarten ausgeführt werden? Genügen bereits 5 Minuten, oder muß man sich ½ Stunde lang bewegen? Wie oft in der Woche sollte Ausdauersport betrieben werden, damit die positiven gesundheitlichen Wirkungen im Organismus auftreten? Ganz allgemein kann man sagen, daß der Dauercharakter einer sportlichen Bewegung von ganz entscheidender Bedeutung ist. Nicht so sehr für das Training der Muskelkraft oder für die Verbesserung der Schnelligkeit und Beweglichkeit. Will man die Herzmuskulatur kräftigen, die Durchblutung der Herzkranzgefäße fördern, den Blutdruck normalisieren, die Atemfunktionen verbessern, die Stoffwechselprozesse anregen, das vegetative Nervensystem günstig beeinflussen, mit einem Wort: die Funktionstüchtigkeit aller wichtigen Organsysteme verbessern, dann ist eine Mindestdauer der sportlichen Bewegung unerläßlich.

Unser Organismus braucht eine gewisse Zeit, um nach dem Zustand der Ruhe auf »Touren« zu kommen und ein optimales Zusammenspiel aller einzelnen Organsysteme zu erreichen. Wie wir selbst in allen Dingen des Lebens eine gewisse Anlauf- und Einstimmungszeit benötigen, sei es bei geistiger Arbeit, bei kreativem Schaffen oder bei körperlicher Anstrengung, so erfolgen auch im Organismus erst nach einer bestimmten Belastungsdauer positive Anpassungsreaktionen.

So wissen wir aus vielen sportmedizinischen Untersuchungen, daß der Organismus mindestens 5 Minuten ununterbrochen belastet werden muß, damit er sich voll auf eine Belastung eingestellt hat und es zu »Trainingsreizen«, d. h. Funktionsverbesserungen für Herz, Kreislauf, Atmung und Stoffwechsel, kommt. Dauert die sportliche Bewegung nicht mindestens 5 Minuten ununterbrochen an, kann sich die Anpassungsreaktion nicht entfalten, und es ergeben sich keine gesundheitswirksamen Trainingseffekte.

5 Minuten sollten also die Untergrenze für die Dauer einer sportlichen Bewegung sein.

Untergrenze heißt, daß bei einer 5 Minuten dauernden körperlichen Bewegung bereits positive Anpassungsprozesse erfolgen, daß aber länger dauernde Belastungen zu noch günstigeren Trainingswirkungen führen. Je länger also die körperliche Belastung ist, desto besser können sich die Organe und ihre Funktionen anpassen und die positiven Veränderungen bestehen bleiben.

Allerdings gibt es auch eine Obergrenze. Je länger, desto besser, ist aber nur so lange richtig, wie die positiven Wirkungen die negativen übertreffen. Daraus ergibt sich, daß zu lange dauernde sportliche Belastungen – etwa bis zur Erschöpfungsgrenze – auch nicht sinnvoll sind.

Aufgrund vorliegender Erfahrungen und sportwissenschaftlicher Untersuchungen ist im Gesundheitssport als *zeitliche Obergrenze für das Ausüben einer Ausdauersportart ein Bereich von etwa 45–60 Minuten anzusehen.* Die genaue Zeitdauer wird jeweils vom Alter und Gesundheitszustand des Ausübenden mitbestimmt. Wer schon sehr lange keine sportliche Bewegung mehr ausgeführt hat, sollte mit 5 Minuten beginnen und versuchen, nach einer allmählichen Steigerung auf etwa 30 Minuten je Übungseinheit zu kommen. Für 60jährige und Ältere sind 20 Minuten Dauerleistung in einer Ausdauersportart bereits eine sehr wirksame und gesundheitlich nahezu optimale Belastungsdauer. Für Menschen in einem mittleren Altersbereich ab 40 Jahren kann man das Ziel setzen, nach kontinuierlichem Anstieg auf eine Ausdauerzeit von 30 Minuten zu kommen, während bei Jüngeren das Optimum bei etwa 45 Minuten Belastungsdauer je Trainingseinheit liegt.

Auf genauere Einzelheiten, wie Untrainierte in einem bestimmten Alter ihre Trainingsdauer am zweckmäßigsten gestalten, kommen wir in den Kapiteln über die Ausdauer-Sportarten noch zurück.

Wie stark muß man schwitzen?

Mindestens 5 Minuten muß eine Bewegung ununterbrochen andauern, mindestens ⅙ oder etwa 17 % der gesamten Körpermuskulatur müssen dabei beansprucht werden, und die Bewegung muß dynamisch sein, also einen ständigen Wechsel von Spannung und Entspannung der beteiligten Muskeln beinhalten.
Diese notwendigen Voraussetzungen kennen wir bereits. Sie sind gegeben, wenn jemand z. B. 5 Minuten ununterbrochen läuft. Der Punkt »zeitliche Dauer« ist erfüllt (mindestens 5 Minuten), der Punkt »17 % der gesamten Körpermuskulatur« ist erfüllt (beide Beine umfassen bereits etwa 40 %), und der Punkt »dynamische Belastung« ist erfüllt (Laufen erfolgt im Wechsel von Anspannung und Entspannung der Beinmuskulatur).
Es ist aber noch nicht geklärt, mit welcher Intensität ein Sportler laufen sollte, um möglichst günstige Wirkungen im gesundheitlich-präventiven Bereich zu erzielen. Die Intensität oder Belastungsgröße hängt bei den Ausdauersportarten insbesondere mit der Geschwindigkeit zusammen, weil es sich dabei um ausgesprochene Bewegungssportarten handelt.
In unserem Laufbeispiel ergibt sich die Intensität vor allem aus der Geschwindigkeit, aber natürlich auch daraus, ob der Läufer seine Strecke in einem ebenen oder hügeligen Gelände absolviert. Ein 5 Minuten dauernder, ununterbrochener Lauf sagt also noch nichts darüber aus, wie und mit welcher Geschwindigkeit dieser Lauf durchgeführt wird und welche Belastung dabei auf den Organismus des Läufers einwirkt.
Die Ausübungsgeschwindigkeit soll bei Ausdauersportarten so groß sein, daß eine gewisse Anstrengung notwendig ist, andererseits so gering, daß die Ausdauersportart auch über eine längere Zeit durchgeführt werden kann. Für das Laufen hat deshalb der Deutsche Sportbund den Slogan geprägt »Laufen ohne zu schnaufen«. Das bedeutet, daß der Körper bei sämtlichen Ausdauersportarten auch über längere Distanzen nur so belastet werden soll, daß keine Erschöpfung eintritt.
Auch hier gibt es eine Unter- und Obergrenze. Die Anforderungen müssen höher sein als im Rahmen von durchschnittlichen täglichen Verrichtungen und geringer als bei völliger körperlicher Verausgabung.
Ganz allgemein kann man sagen, daß der Mensch in der heutigen

technisierten Welt in der Regel körperlich nur mit etwa 20–30 % seiner tatsächlichen Leistungsfähigkeit belastet wird. Demzufolge lösen körperliche Anstrengungen, die nur wenig über diese Untergrenze hinausgehen und zum Beispiel 40 % der maximalen Leistungsfähigkeit betragen, bereits einen Anpassungsreiz für den Organismus und damit eine Funktionsverbesserung im Herz-Kreislauf-System aus. Dies konnte durch entsprechende sportmedizinische Untersuchungen nachgewiesen werden.

40 % der maximalen Leistungsfähigkeit sind jedoch eine relativ geringe Belastungsintensität und führen deshalb nur zu geringen positiven Anpassungserscheinungen im Organismus.

Generell gilt, daß bei gesunden, untrainierten Personen nur dann eine wirksame Herz-Kreislauf-Verbesserung erfolgt, wenn 50 % der maximalen Leistungsfähigkeit überschritten werden. Diese Belastungsintensität kann mit der Zeit durchaus auf bis zu 80 % der maximalen Leistungsfähigkeit gesteigert werden.

Bei diesen Untersuchungen wurde die Ausdauerleistungsfähigkeit mit Hilfe der maximalen Sauerstoffaufnahmefähigkeit gemessen. Das ist ein etwas aufwendiges Verfahren. Die Versuchsperson tritt auf einem Fahrradergometer kräftig in die Pedale, wobei die Belastungsintensität als Tretwiderstand auf der Instrumententafel in Watt angezeigt wird und stufenlos erhöht werden kann. Dabei werden gleichzeitig über einen Mundschlauch die Sauerstoffaufnahme und die Kohlensäureabgabe gemessen, während über Elektroden, die an verschiedenen Körperstellen aufgeklebt sind, die Herzströme und damit die Herzfrequenz registriert werden. Die maximale Leistungsfähigkeit ist dann erreicht, wenn die Versuchsperson trotz höchster körperlicher Anstrengung die Wattzahl sowie die Sauerstoffaufnahme nicht mehr steigern kann. Diese Grenze wird dann als 100 % bzw. als maximale Leistungsfähigkeit angesehen. Daraus kann man leicht einen entsprechenden Prozentsatz der maximalen Leistungsfähigkeit als Maß für ein Ausdauertraining errechnen.

Ein Beispiel: Jemand erzielt auf dem Fahrradergometer bei höchster Anstrengung 230 Watt bzw. eine maximale Sauerstoffaufnahme von 3 Liter pro Minute, dann sind 50 % der maximalen Leistungsfähigkeit 115 Watt bzw. 1,5 Liter Sauerstoffaufnahme pro Minute. Wenn nun diese Testperson mit einer Belastungsintensität von 50 % ihrer maximalen Leistungsfähigkeit trainieren will, müßte sie sich während des gesamten Ausdauertrainings so anstrengen, daß die Werte permanent eingehalten werden. Diese wissenschaftlich exakte Belastungsdosierung ist aber lediglich auf dem Fahrradergometer möglich und mit hohem Aufwand verbunden, deshalb kann man sie nur mit einem kleineren Personenkreis durchführen. Sie ist zum Beispiel für alle Herzkranken wichtig und notwendig, deren individuelle Belastbarkeit genau bestimmt werden muß.

Die Pulszahl als gesundheitssportlicher Gradmesser

Es gibt noch eine andere Möglichkeit, um die Belastungsintensität einzuschätzen. Sie hat sich in der Sportpraxis hervorragend bewährt, besitzt eine hohe Zuverlässigkeit und ist ganz einfach. Grundlage ist die Anzahl der Herzschläge, die mit den Pulsschlägen gleichzusetzen ist.

Wir zählen also den Puls, den man an jeder Schlagader des Körpers feststellen kann. Am besten eignen sich dazu 2 Körperstellen. Man mißt entweder an der Halsschlagader, indem man die Finger der rechten Hand neben der Luftröhre leicht in den Hals ein-

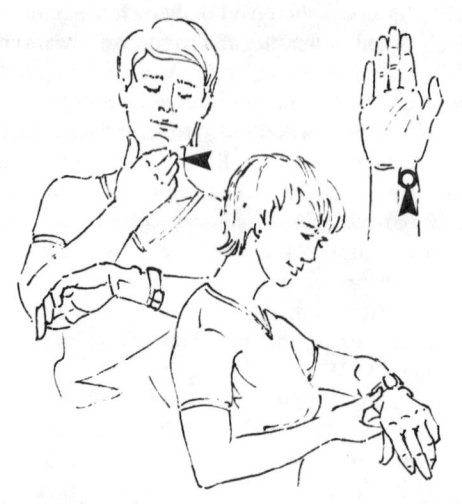

Pulsfühlen muß geübt sein

drückt, oder man ertastet den Puls mit den Fingern der rechten Hand am linken Unterarm.

Wenn man den Pulsschlag gut erfühlt hat, zählt man die Schläge des Pulses, wozu natürlich eine Armbanduhr mit Sekundenzeiger erforderlich ist: 1, 2, 3, 4, 5 usw. Gezählt werden die Pulsschläge in 10 Sekunden, die dann, mit 6 multipliziert, die Anzahl der Pulsschläge in der Minute (= *Pulsfrequenz*) ergeben. Zum gleichen Ergebnis gelangt man, wenn man die Pulsschläge in 15 Sekunden zählt und dann die Zahl mit 4 multipliziert. Die Pulsfrequenz gibt die Herzfrequenz wieder, sie zeigt an, wie oft das Herz in der Minute schlägt.

50 % der maximalen Leistungsfähigkeit sind die Untergrenze für ein wirksames Gesundheitstraining, sie sind erreicht, wenn vom Pulswert 180 jeweils das Lebensalter in Jahren abgezogen wird. Für einen 45jährigen Untrainierten bedeutet dies also, daß bei der Ausübung eines Ausdauersports ein Pulswert von 135 (180 – 45 = 135) erreicht werden sollte, um die Herz-Kreislauf-Tüchtigkeit zu verbessern. Und diese Pulsfrequenz von 135 Schlägen pro Minute sollte während des gesamten Ausdauertrainings, beispielsweise 20 Minuten lang, nicht unterschritten werden.

Daraus ergibt sich die **Faustregel:** *Für untrainierte, gesunde Personen über 40 Jahren gilt als empfohlene Belastungsintensität die Pulsfrequenz 180 minus Lebensalter in Jahren.*

Diese Faustregel kann entsprechend den individuellen Gegebenheiten, wie Alter und Leistungszustand, variiert und verändert werden. Wenn bei kontinuierlicher Leistungssteigerung das Herz-Kreislauf-System immer weiter verbessert wird und aufgrund einer ärztlichen Untersuchung kein Gegeneinwand vorliegt, kann der Sportler mit der Zeit durchaus mit einem höheren Wert belastet werden. Siehe hierzu die folgende Tabelle.

Pulswerte zur Einschätzung der Belastungsintensität beim Ausdauertraining

Ruhe-Pulsfrequenz pro Minute	Alter in Jahren					
	unter 30	30–39	40–49	50–59	60–70	über 70
unter 50	140	140	135	130	125	120
50–59	140	140	135	130	125	120
60–69	145	145	140	135	130	125
70–79	145	145	140	135	130	125
80–89	150	145	140	135	130	125
90–100	150	150	145	140	135	130
über 100	155	150	145	145	140	130

Orientierungswerte für Gesundheitssportler. Bei Ausdauertrainierten sollte die Frequenz um 10 Schläge pro Minute höher liegen.

Lange, intensiv und häufig sollte der Gesundheitssport sein

Bisher wurde festgestellt, daß positive Wirkungen für Herz, Kreislauf, Atmung und Stoffwechsel nur dann eintreten, wenn
- eine Ausdauersportart, wie z. B. Laufen oder Schwimmen, mindestens 5 Minuten ununterbrochen durchgeführt wird und
- sie mit mindestens 50 % der maximalen Belastungsfähigkeit ausgeübt wird.

Sind diese beiden Punkte erfüllt, bleibt die Frage nach der Häufigkeit. Soll täglich, alle 2 Tage, alle 3 Tage oder nur einmal pro Woche die Ausdauersportart ausgeübt werden?

Es liegt auf der Hand, daß diese 3 Faktoren eines gesundheitssportlichen Trainings, Dauer, Intensität und Häufigkeit, voneinander abhängig sind.

So wie eine Mindestdauer (5 Minuten) und eine Mindestbelastung (50 %) vorhanden sein müssen, so gibt es auch eine Mindesthäufigkeit. Sie muß eingehalten werden, wenn positive gesundheitliche Wirkungen erzielt werden sollen. Die Trainingswissenschaft sagt, daß diese Trainingshäufigkeit in der Regel bei mindestens 2- bis 3mal pro Woche liegt. Nach einem Trainingstag folgen 2 freie Tage und danach wieder eine körperliche Belastung.

In manchen sportwissenschaftlichen Untersuchungen wird berichtet, daß bereits ein 1- bis 2maliges Training pro Woche mit einer Dauer von 45 – 60 Minuten zu gewissen Effekten als Erhaltungstraining führt. Aber das dürfte die Untergrenze sein. Die beiden Faktoren Häufigkeit und Dauer hängen eng miteinander zusammen. Ausgelassen wurde dabei der 3. Faktor Intensität, von dem wir nur gesagt haben, daß mindestens die wirksame Schwelle von 50 % der maximalen Leistungsfähigkeit überschritten werden muß. Natürlich spielt es eine Rolle, wie intensiv man sich bei einer bestimmten Häufigkeit und Dauer des Trainings belastet. Auch diesen Zusammenhang kann man auf eine kurze Formel bringen: *Je kürzer die Belastungsdauer ist, also die zeitliche Dauer einer Trainingseinheit, desto höher muß die Intensität sein.*

Umgekehrt bedeutet das: Je länger die ununterbrochene Belastung dauert, desto niedriger kann die Intensität sein. Dabei darf aber die Untergrenze von 50 % nicht unterschritten werden.

Ein Beispiel: Bei täglich nur 5minütigem Training sollte die Intensität durchaus bei etwa 70 % der maximalen Leistungsfähigkeit liegen, um entsprechende Pulsfrequenzen und damit gesundheitliche Wirkungen zu erzielen. Andererseits kann man bei einem 30 Minuten dauernden Jogging ohne weiteres in einem so angenehmen Tempo einhertraben, daß die Pulsfrequenz bei einer Intensität von etwa 140 Schlägen liegt. So macht das Laufen Spaß, ist nicht zu anstrengend und kann in dieser Form leicht in der Familie oder mit ein paar Freunden durchgeführt werden. Noch etwas niedriger können die Pulswerte liegen, wenn eine entsprechend lange Belastungsdauer gegeben ist, etwa beim sportlichen Wandern über mehrere Stunden.

Für das komplexe Zusammenwirken der 3 Faktoren Dauer, Intensität und Häufigkeit einer gesundheitlichen sportlichen Betätigung gilt die **Regel:** *2- bis 3maliges Ausdauertraining pro Woche mit je 20 – 30 Minuten Dauer ist gut, 3- bis 4maliges Ausdauertraining pro Woche mit jeweils 30 – 45 Minuten ist besser!*

Die Belastungsintensität ist feststellbar durch die Pulszahl pro Minute in Abhängigkeit vom Ruhepuls und Alter (siehe Tabelle). In aller Regel ist eine 2- bis 3malige sportliche Betätigung in der Woche als Untergrenze aufzufassen, während das tägliche Training die Obergrenze darstellt.

Es wäre unrealistisch, für den Gesundheitssport das tägliche Training in einem zeitlichen Umfang von 30 – 45 Minuten zu propagieren, wie es in Veröffentlichungen gelegentlich geschieht. Ein solches Programm, das zweifelsohne die größten Leistungsverbesserungen hervorruft und zu optimalen organischen Anpassungsprozessen führt, wird normalerweise nur von jemand durchgeführt, der hochmotiviert ist und sich die entsprechende Zeit nimmt. Dieses Buch wendet sich aber an die große Zahl der Untrainierten, die sich etwas bewegen wollen, um ihre Gesundheit zu erhalten und zu fördern. Für diese Leser gilt als *Optimum eine Häufigkeit von 3mal Sportausübung pro Woche.*

Grundsätzlich: Die Häufigkeit der Sportausübung hat einen größeren Einfluß auf die körperliche Leistungsfähigkeit als die Dauer. Je öfter Sie also in der Woche Sport ausüben, desto besser ist es für Ihren Organismus. Nach der Häufigkeit sollte sich die Dauer richten.

Kleines Sportbrevier

Selbst alte Sporthasen haben immer mal wieder ein paar Fragen, über die sie sich gerne etwas näher informieren möchten. Erst recht aber natürlich die Anfänger, die bisher mit dem Sport nicht viel im Sinn hatten, aber nach der Lektüre dieses Büchleins – hoffentlich – sportlich aktiv werden wollen. Deswegen habe ich ihnen in diesem Kurzbrevier das Wichtigste zusammengestellt.

Aufwärmen

Bevor man loslegt, sollte man sich aufwärmen. Egal, um welche Sportart es sich handelt. Das Aufwärmen (Warmmachen, Einlaufen) hat den Zweck, daß man sich psychisch und physisch auf die folgende Sportausübung einstimmt und vorbereitet. Das Aufwärmen hat im wesentlichen 4 Wirkungen:
- Die Erhöhung der allgemeinen organischen Leistungsbereitschaft durch Anpassung des Herz-Kreislauf-Systems und der Stoffwechselvorgänge.
- Die Verbesserung des koordinativen Zusammenspiels der Muskulatur.
- Die Schaffung der psychischen Einstellung und Förderung der Motivation.
- Die Herabsetzung der Verletzungsgefahr durch eine verbesserte Elastizität und Dehnfähigkeit der Muskeln, Sehnen und Bänder.

Das Aufwärmen kann je nach Sportart variieren und sollte immer mit langsam ausgeführten Bewegungen begonnen werden.
Bei den von uns empfohlenen Ausdauersportarten genügt es, wenn zum Aufwärmen eine leichte Lockerungs- und Dehnungs-

gymnastik von etwa 5 – 10 Minuten durchgeführt wird, wie sie im Programmteil für Gymnastik beschrieben ist. Das aktive Aufwärmen durch gymnastische Übungen kann durch Massagen, Duschen, Bestrahlungen oder Einreibungen unterstützt werden, im Gesundheitssport ist das aber nicht erforderlich.

Tages- und Jahresrhythmus

Sie haben es sicherlich auch schon an sich selbst bemerkt. Je nach Tageszeit ist die eigene Leistungsbereitschaft und -fähigkeit unterschiedlich. Auch die sportliche Leistungsfähigkeit unterliegt tageszeitlichen Schwankungen.
Während des Tages gibt es 2 Höhepunkte der Leistungsbereitschaft, sie liegen zwischen 8 und 10 Uhr am Vormittag und zwischen 17 und 20 Uhr am späten Nachmittag. Dabei ist allerdings das morgendliche Leistungshoch wesentlich günstiger als das nachmittägliche.
Andererseits gibt es auch 2 Tiefpunkte bezüglich der Leistungsbereitschaft während eines Tages. Ein solcher Tiefpunkt liegt am Nachmittag gegen 15 Uhr, und der 2., absolute Tiefpunkt wird nachts gegen 3 Uhr erreicht.
Entsprechend dieser Tages- und Nachtkurve verlaufen auch die Werte der Körpertemperatur, die Herztätigkeit, der Blutdruck, die Atmung und die Hormonproduktion.
Was ergibt sich daraus für die Gesundheitssportplanung?
Da die wenigsten von uns ein so großzügiges Zeitbudget haben, daß sie ohne weiteres morgens gegen 9 Uhr Sport treiben können, und außerdem diese besonders produktive Zeit vielleicht am besten zu beruflichen oder anderen befriedigenden Zwecken genutzt werden sollte, empfehle ich, den Gesundheitssport in die Abendstunden zu verlegen.

Witterungs- und Klimaeinfluß

Nicht nur das allgemeine Wohlbefinden, sondern auch die Leistungsbereitschaft und -fähigkeit im Sport werden vom Wetter und vom Klima beeinflußt. Zwar ist häufig das Wetter, vor allem ein Wetterumschlag, die Ursache für schlechtes Befinden oder

Schmerzen. Aber allzu oft wird auch dem Wetter dann die Schuld gegeben, wenn andere Ursachen vorliegen, etwa fehlender Schlaf, seelische Unausgeglichenheit oder mangelnde körperliche Betätigung.

Aus vielen sportmedizinischen Untersuchungen ist bekannt, daß ein trainierter Organismus, insbesondere aber ein durch Ausdauersportarten fit gemachter Organismus, wesentlich besser mit den Klima- und Wetterschwankungen fertig wird als ein untrainierter. Wenn das Ausdauertraining dann noch durch einige andere Maßnahmen, wie z. B. Massagen, Bäder, Sauna, ergänzt wird, kann selbst ein wetterempfindlicher Mensch dem schlimmsten Wetter ruhig und gelassen entgegensehen.

Wetterempfindliche Menschen und wenig trainierte Sportler sollten die folgenden kleinen Verhaltensregeln beachten. Vom Sporttreiben abzuraten ist bei:

- hoher Luftfeuchtigkeit, wegen der Gefahr eines Kollapses oder Hitzschlags;
- dichtem Nebel oder starkem Regen;
- großer Hitze, wegen Hitzschlaggefahr, Kreislaufüberlastung, zu hohem Schweißverlust;
- großer Kälte, wegen Verletzungsgefahr bei unterkühlten Muskeln, Gefahr der Erkrankung der Atemwege durch Einatmen der kalten Luft;
- schnellen Luftdruckschwankungen, etwa bei Föhnlagen oder kurz vor Gewittern;
- zu großen Höhenlagen, etwa von 1500 m an aufwärts.

Ihren Sport sollten Sie vielmehr durchführen bei:

- relativ trockener Luft mit Werten um 50 % und darunter;
- mäßigen, warmen oder kalten Temperaturen;
- möglichst konstanten Luftdruckverhältnissen (700 – 760 mm Hg);
- niedriger bis mittlerer Höhenlage, also Meereshöhe bis etwa 1500 m.

Diese Empfehlungen sind als Vorsichtsmaßnahmen zu betrachten und bedeuten nicht, daß Sie, wenn Sie einen guten Gesundheitszustand haben und sich fit fühlen, nicht auch mal unter den oben angezeigten ungünstigen Umständen Ihren Sport ausüben können. Das gilt vor allem für das Sporttreiben in Höhen über 1500 m, das bei vernünftiger Akklimatisation durchaus möglich ist.

Höhenaufenthalt

Ein Höhenaufenthalt für den Untrainierten und den Gesundheitssportler hat mit dem bekannten Höhentraining im Leistungssport nichts zu tun. Leistungssportler, etwa Ruderer, Langstreckenläufer und auch Schwimmer, absolvieren vor Wettkämpfen öfter ein Höhentraining in Lagen zwischen 1800 und 2800 m. Der Grund liegt einfach darin, daß man in diesen Höhen eine gewisse Leistungssteigerung erzielen kann. In der Höhe nehmen aufgrund des verringerten Sauerstoffangebots die roten Blutkörperchen und das Hämoglobin zu, wodurch die Sauerstofftransportkapazität des Blutes und damit die Ausdauerleistungsfähigkeit insgesamt erhöht werden.

Diese, durch physiologische Anpassungsprozesse des Organismus bei einem Höhenaufenthalt von etwa 2 – 3 Wochen erzielte erhöhte Leistungsfähigkeit hält allerdings nach Rückkehr ins Flachland ebenfalls nur etwa 2 – 3 Wochen an, in denen dann die Wettkämpfe absolviert werden sollten. Danach haben sich die Anpassungsveränderungen wieder zurückgebildet, und der alte Leistungsstand ist wieder hergestellt.

Erscheinen solche Höhenaufenthalte zu Trainingszwecken für Leistungssportler möglicherweise sinnvoll – aber auch darüber hat die Forschung noch nicht das letzte Wort gesprochen –, so ist ein Höhentraining für einen Sport-Normalverbraucher weder sinnvoll noch wünschenswert. Diese »Roßkuren« für den Organismus haben mit natürlichen Bewegungs- und Trainingsweisen nichts zu tun und führen eher zu Schädigungen der Gesundheit.

Um das Höhentraining geht es hier also nicht, sondern um Höhenaufenthalte, etwa beim Bergwandern oder Skifahren.

Von Höhenaufenthalten, in denen mit ausgeprägten physikalischen und klimatischen Einwirkungen auf den Organismus zu rechnen ist, spricht man im allgemeinen erst ab einer Höhe von 1500 m. Höhen darunter mögen für den einen oder anderen aus dem Flachland bereits einige Reizwirkungen hervorrufen, aber eine wirkliche Höhenakklimatisation mit einer Anpassungszeit von etwa 3 Tagen ist erst ab dieser Schwelle von etwa 1500 m erforderlich.

Als erstes sollte darauf geachtet werden, ob die Höhenveränderung schnell, z. B. mit der Seilbahn oder auf der steilen Bergstraße, oder allmählich, etwa auf einer Bergwanderung, erfolgt.

Ob rasche Höhenaufstiege, möglicherweise auf Höhen von 2000 m, 3000 m oder höher, bewältigt werden, hängt vom individuellen Gesundheitszustand, von der psychischen Verfassung und vom Alter ab. Je ungünstiger die allgemeine gesundheitliche Situation ist und je größer die körperlichen und psychischen Belastungen vor Antritt des Höhenaufenthaltes waren, desto wahrscheinlicher muß mit Anpassungsproblemen, wie Schwindelgefühl, Kreislaufstörungen, Herzklopfen, Atemnot bis hin zu Kollapserscheinungen und Symptomen der Höhenkrankheit, gerechnet werden.

Bei gutem körperlichem Gesundheitszustand können Höhen um 3000 m ohne weiteres bewältigt werden. Ich habe sogar in Höhenlagen um 5000 m in den südamerikanischen Anden schon des öfteren kleinere Wanderungen mit älteren Teilnehmern zwischen 60 und 70 Jahren durchgeführt, ohne daß es dabei zu größeren Problemen kam.

In so extremen Höhenlagen ist eine Akklimatisation in jedem Falle erforderlich. Aufgrund der geringeren Sauerstoffsättigung des Blutes – in 5000 m Höhe etwa 80 % im Vergleich zum Normalwert – sollten vor allem in den ersten 3 – 5 Tagen schnelle Bewegungen mit besonderen Belastungen vermieden werden.

Eine wirkliche Akklimatisation ist aber erst nach 3 – 4 Wochen erfolgt, deshalb gilt in diesen Höhen immer die Grundregel: Bewege Dich langsam und gleiche den extremen Wasserverlust durch vermehrtes Trinken von etwa 6 – 8 Litern alkoholfreien Getränken aus.

Aber auch in unseren mitteleuropäischen Höhenlagen von etwa 1500 – 3000 m sollte man immer eine gewisse Akklimatisationszeit von 3 – 5 Tagen einhalten. Es sei denn, man ist im besten Jugendalter, topfit und Bergaufenthalte gewohnt.

In der Regel ist es aber so, daß sich in den ersten 3 Tagen nach der Ankunft auf der Höhe leichte Schlafstörungen, Übererregbarkeit, Herz-Kreislauf-Beschwerden u. ä. einstellen, wenn man – etwa beim Bergwandern oder Skilaufen – gleich wie gewohnt loslegt. Das ist auch die Ursache dafür, warum sich am berühmten 3. Tag die physischen und psychischen Probleme verstärken und eine Häufung von Verletzungen und Unfällen auftritt.

Die Fähigkeit des einzelnen, sich auf die neuen Umweltbedingungen umzustellen, hängt vom Sauerstoffvorrat und -bedarf der Organe, vom Trainings- und Gesundheitszustand, von der psychischen Situation und natürlich auch vom Alter ab. All diese Faktoren wirken zusammen und können einen herrlichen Höhenaufenthalt leicht vermiesen.

Wenn die genannten leichten Beschwerden nach den ersten 3 Tagen nicht ab-, sondern eher noch zunehmen, gibt es nur eines: zurück in geringere Höhen bzw. Verabreichung von Sauerstoff. In den südamerikanischen Touristenhotels, etwa in Peru und Bolivien, stehen für solche Situationen Sauerstoffflaschen bereit. 15 Minuten Sauerstofftanken tut Wunder und hilft einem sofort wieder auf die Beine.

Einige Empfehlungen für Höhenaufenthalte:

- Sorgen Sie schon vor dem Höhenaufenthalt für einen guten Konditionszustand, insbesondere durch Ausdauertraining.
- Lassen Sie es in den ersten 3 Tagen ruhig angehen, und schalten Sie bei allen Aktivitäten einen Gang zurück.
- Gestalten Sie die ersten 3 Tage Ihres Höhenaufenthalts mehr zum Kennenlernen und zur Betrachtung Ihrer näheren Umgebung, zur Beschaulichkeit und Besinnlichkeit.
- Steigern Sie Ihre größeren Unternehmungen vom 4. Tag ab erst allmählich, denn der Organismus braucht zur vollständigen Anpassung gut 3 Wochen.
- Beim Bergwandern sollten Sie anfangs nicht mehr als 400 bis 600 m Höhe pro Tag überwinden, damit sich Ihr Organismus anpassen kann.
- Vor allem ältere Personen ab dem 60. Lebensjahr sollten schnelle Höhenveränderungen über 2000 m hinaus nicht ohne vorherige Akklimatisation durchführen. So sollte man z. B. erst einmal 2 Tage auf etwa 750 m Höhe verbringen, dann auf 1500 gehen. Bei nicht Höhenakklimatisierten können in den ersten 3 Tagen körperliche Beschwerden, wie Schlafstörungen, Kopfschmerzen, Herz-Kreislauf-Beschwerden und Schwindelgefühle, sowie seelische Mißstimmungen mit Übererregbarkeit, Aggressivität, Konzentrationsstörungen auftreten, sie klingen ab dem 4. Tag wieder ab. Gehen die Beschwerden nicht zurück, muß man einen Arzt aufsuchen und vor allem in geringere Höhen zurück.
- Vergessen Sie bei all dem nicht, daß Sie Ihren Höhenaufenthalt genießen wollen, und gestalten Sie ihn so, daß er ein einmaliges Erlebnis wird.

Schwitzen

Schwitzen ist ein ganz natürlicher Vorgang. Je mehr man sich körperlich belastet, um so stärker schwitzt man. Es gibt aber auch seelische Streßsituationen, die uns ins Schwitzen bringen.
Sichtbarer Schweiß, der zum Beispiel nach einem Ausdauerlauf entsteht, schmeckt salzig.
Wir schwitzen aber nicht nur bei körperlicher Belastung oder seelischer Angespanntheit, sondern auch dann, wenn sich die Haut nicht feucht anfühlt. Jeder Mensch scheidet täglich etwa 1 Liter unsichtbaren Schweiß aus, ohne daß dies direkt bemerkt wird. Bei starker körperlicher Belastung hingegen können täglich bis zu 10 Liter Schweiß abgesondert werden.
Der Schweiß kommt aus etwa 2 – 3 Millionen Schweißdrüsen, die über den ganzen Körper verteilt sind. Der Schweiß stammt aus der Blutflüssigkeit und besteht zu 99 % aus Wasser. Darüber hinaus enthält er zu 0,35 % Kochsalz und zu 0,3 % organische Stoffe, vor allem Milchsäure, Fettsäure und Harnstoffe. Die Salzverbindungen im Schweiß, ein Gemisch aus Salzen, Säuren, Basen und Mineralien, nennt man *Elektrolyte*.
Elektrolytlösungen waren vor einigen Jahren als Leistungshilfe für Leistungssportler, ähnlich wie heute Vitaminpräparate, in aller Munde. Bald stellte sich jedoch heraus, daß bei großem Schweißverlust im Leistungssport und bei extremer Hitze einfache Salztabletten es auch tun. Elektrolyte heißen diese Salzverbindungen deshalb, weil sie das Wasser, in dem sie gelöst sind, elektrisch leitfähig machen.
Für Gesundheitssportler ist es weder sinnvoll noch notwendig, Elektrolytlösungen oder Salztabletten zu nehmen. Bei einem als Gesundheitssport durchgeführten Ausdauertraining von etwa 3- bis 4mal pro Woche mit einer Dauer von etwa 30 Minuten empfiehlt es sich lediglich, ein wenig mehr an Fruchtsäften, Tee oder Mineralwasser zu trinken, um den etwas erhöhten Wasserverlust auszugleichen.
Ansonsten braucht gegen das normale, durch Sport etwas verstärkte Schwitzen nichts unternommen zu werden. Es ist ein hervorragender Regulator unseres Körpers und trägt mit dazu bei, den Organismus von Abfallprodukten und Schlacken zu reinigen. Nur etwas darf man nicht vergessen: Immer den durch das Sporttreiben verursachten Schweiß abduschen!

Haben Sie also keine Angst vorm Schwitzen, denn Schwitzen ist gesund. Lediglich bei einem Übermaß an Schweißabsonderung sollten Sie zu einem Arzt gehen und sich auf die Ursachen hin untersuchen lassen. Der Schweiß selbst ist übrigens geruchlos, der unangenehme Schweißgeruch entsteht erst nach kurzer Zeit, wenn die im Schweiß enthaltene Fettsäure durch die harmlosen Hautbakterien gespalten wird. Gelegentlich entstehen unangenehme Schweißausbrüche auch bei vegetativer Dystonie, gestörter Regulation des Nervensystems oder hormonellen Umstellungen. Gerade hier hat sich ein regelmäßiges Ausdauertraining hervorragend bewährt.

Seitenstechen

Seitenstechen tritt relativ häufig auf, insbesondere beim Laufen. Nach dem heutigen Erkenntnisstand der Sportmedizin kommt das Seitenstechen wahrscheinlich dadurch zustande, daß im Zwerchfell, das bei der Bauchatmung eine wichtige Rolle spielt, eine Stelle seiner dünnen Muskelschicht mangelhaft mit Sauerstoff versorgt wird. Es kommt zu einer lokalen Übersäuerung, die das Seitenstechen hervorruft. Seitenstechen kann auch auftreten, wenn vor einem Lauf zu viel gegessen wurde oder nicht mindestens 2 Stunden seit der letzten Nahrungsaufnahme vergangen sind. Ursachen können außerdem auch der Beginn körperlicher Aktivität mit zu hoher Anfangsbelastung, ungenügendes Aufwärmen und falsche Atemtechnik mit einseitiger Brustkorbatmung sein.

Wenn Seitenstechen auftritt, sollte man das Lauftempo sofort verlangsamen oder zum Gehen überwechseln, es läßt dann sofort nach. Während der Unterbrechungsphase sollte man tief und hörbar ein- und ausatmen, wobei auch die Bauchatmung mitbeteiligt werden muß. Nach wenigen Minuten kann man den Lauf fortsetzen. Tritt das Seitenstechen nach einiger Zeit wieder auf, beginnt das gleiche Spiel von vorn.

Lassen Sie sich aber nicht entmutigen, denn oft hängt das Seitenstechen auch mit der jeweiligen Tagesform zusammen. Es tritt manchmal etwas stärker auf, ein anderes Mal weniger stark und dann wiederum gar nicht. Insgesamt aber ist Seitenstechen ein Zeichen dafür, daß Ihr Ausdauertrainingszustand nicht besonders gut ist. Bei Untrainierten kann dieses Phänomen deshalb anfangs durchaus auftreten. Sobald Sie das Ausdauertraining ernst nehmen und regelmäßig laufen, schwimmen, wandern, fahrradfahren oder paddeln, verschwindet das Seitenstechen auf einmal und bleibt auch meist für immer weg.

Muskelkater

Der Muskelkater dürfte der häufigste Muskelschmerz sein, er kommt immer in Verbindung mit einer Bewegung zustande. Muskelkater tritt etwa 1 – 2 Tage nach einer sportlichen Tätigkeit auf und äußert sich als Schmerz bei Bewegung. Häufig liegen folgende Bedingungen vor:
- Nach einer längeren Ruhepause wird erstmals wieder Sport betrieben.
- Vor Beginn der sportlichen Betätigung erfolgte kein richtiges Aufwärmen.
- Die nach einer längeren Pause wieder begonnene sportliche Betätigung wurde zu rasch gesteigert.
- Es werden ungewohnte Bewegungen durchgeführt, die bisher im Bewegungsrepertoire des Übenden nicht vorhanden waren.

Bezüglich der physiologischen Ursachen des Muskelkaters war man früher der Meinung, daß sich bei verstärkter Muskelarbeit im Muskel saure Stoffwechselprodukte, insbesondere Milchsäure, anhäufen, die zu einer leicht entzündlichen Reizung des Gewebes führen. Bekanntlich wird Milchsäure bei starker Muskelarbeit ohne ausreichende Sauerstoffversorgung des Gewebes gebildet. Wenn nun diese Milchsäure nicht vollständig abgebaut wird und sich im Gewebe staut, können dadurch Schmerzen ausgelöst werden. Deshalb sah man darin zunächst auch die Ursache des Muskelkaters. Allerdings müßte dann der Muskelschmerz zum Zeitpunkt der höchsten Milchsäurekonzentration, nämlich direkt nach Belastungsende, am größten sein. Der Muskelkater tritt aber erst 1 oder 2 Tage nach der sportlichen Belastung auf, während die Milchsäure bereits wenige Stunden nach Beendigung der sportlichen Tätigkeit wieder den Normalwert erreicht hat.

In der Sportmedizin ist man heute der Auffassung, daß Muskelkater dadurch entsteht, daß durch Krafteinwirkung im Bindegewebe der betreffenden Muskulatur ganz feine Risse entstehen, die, zunächst nicht bemerkt, nach 1 – 2 Tagen zu den typischen Muskelschmerzen führen. Diese Muskelschmerzen verschwinden allerdings nach 2–4 Tagen wieder, weil dann die Muskelrisse abgeheilt sind. Wenn die Schmerzen länger als 5 Tage anhalten, sollte man einen Arzt aufsuchen, weil es sich dann möglicherweise um eine ernsthafte Verletzung handeln kann.

Zur Behandlung eines Muskelkaters eignen sich:
- Bewegungen mit geringer Belastungsintensität,
- Lockerungs- und Dehnungsgymnastik,
- Bäder, Sauna, Wärmeanwendungen.

Ein Patentrezept gegen Muskelkater gibt es nicht, aber die genannten Anwendungen führen zu einer Steigerung der lokalen Muskeldurchblutung und damit auch zu einer verbesserten Ver- und Entsorgung des Muskels.

Wenn sich der heimgesuchte Muskel wieder erholt hat, führt die nächste Belastung nicht mehr zu einem Muskelkater. Auch hier gilt die Devise: Regelmäßiges Sporttreiben ist das beste Vorbeugungsmittel!

Ganz verhindern kann gerade der Bewegungsanfänger einen Muskelkater wohl nie. Wenn Sie sich aber vorher richtig warm machen und das Bewegungsprogramm regelmäßig durchführen, werden Sie sicherlich mit dieser Form des »Katers« nicht allzu viele Probleme haben.

Sportverletzungen

Sportverletzungen können entweder durch äußere Gewalteinwirkungen, z. B. wenn 2 Spieler zusammenprallen, oder ohne Fremdeinwirkung entstehen, z. B. beim Umknicken des Fußes. Ansonsten unterscheiden sich Sportverletzungen von anderen Verletzungen in keiner Weise. Ein Arzt sieht einem verstauchten Sprunggelenk nicht an, ob die Verletzung durch einen Sprung oder beim Ausrutschen auf glattem Fußboden verursacht wurde.

Laut Statistik treten bei nur 1,5 % aller Sporttreibenden Verletzungen auf. Dabei ist die Rate im Leistungs- und Spitzensport besonders hoch, und in bestimmten Sportarten, wie z. B. Fußball, sind die Teilnehmer besonders gefährdet. Die Verletzungshäufigkeit in den von uns empfohlenen Ausdauersportarten ist hingegen relativ gering.

Aber wie kann man Sportverletzungen vorbeugen?

- Vor Beginn einer sportlichen Betätigung muß das Aufwärmen durch eine leichte Gymnastik oder einen lockeren Lauf zur Selbstverständlichkeit werden. Neben der Aufwärmarbeit ist aber auch der Schutz vor Auskühlung wichtig.
- Egal, welche Sportart ausgeübt wird, eine sportliche Aktivität dürfen Sie nur durchführen, wenn Sie gesund sind. Dabei gilt die Regel: Je besser der allgemeine Trainingszustand ist, desto geringer ist die Verletzungsgefahr vor allem hinsichtlich der Überlastungsprobleme.
- Liegen Erkrankungen vor, muß so lange auf die Sportausübung verzichtet werden, bis die Erkrankung ausgeheilt ist. Ein einfacher Infekt hat schon des öfteren zu einer Herzmuskelentzündung geführt. Bei anderen Erkrankungen, wie z. B. Zuckerkrankheit, Rheuma, Bronchitis, Bluthochdruck, ist Sporttreiben nicht unbedingt schädlich. Im Gegenteil, oft wird eine dosierte Sportausübung empfohlen. Sie sollte aber mit dem Arzt abgesprochen werden.
- Eine zweckentsprechende Sportkleidung, dazu gehören natürlich auch gute Sportschuhe, das richtige Sportgerät und das Beherrschen der Technik der betreffenden Sportart, sind wichtige Voraussetzungen.
- Bewegungen sollten nicht ruckartig, sondern elastisch und im rhythmischen Wechsel von Spannung und Entspannung durchgeführt werden. Man braucht sich nur zu vergegenwärtigen, daß eine Sehne nur um etwa 4 % dehnbar ist, bei 10 cm also um 4 mm; dann wird verständlich, warum Sehnenzerrungen bei unvorbereiteten Bewegungen, etwa beim Stolpern, Ausrutschen, aber auch beim ruckhaften Anheben einer Last, so leicht entstehen.

Bei jeder Sportverletzung sollte genau geklärt werden, worum es sich handelt. Im Zweifelsfall muß ein Arzt zu Rate gezogen werden. Gerade ein wenig geübter Sportler kann nicht so leicht erkennen, ob es sich nur um relativ harmlose Beschwerden, wie Seitenstechen oder Muskelkater, oder um eine ernsthaftere Sportverletzung handelt.

Um akute Beschwerden zu lindern, auftretende Schwellungen einzudämmen oder der Verschlimmerung einer anderen Sportverletzung vorzubeugen, werden hier einige **Tips zur Erstbehandlung** gegeben. Sie haben sich bewährt und können unbesorgt von Gesundheitssportlern angewendet werden.

- *Hautverletzungen* gehören zu den häufigsten Verletzungen beim Sport. Selbst bei recht harmlos aussehenden Verletzungen besteht die Gefahr, daß durch die Wunde Krankheitserreger in den Organismus eindringen, weil die schützende Hautoberfläche durchbrochen ist. Besonders gefährlich sind dabei die weitverbreiteten Erreger des Wundstarrkrampfs (Tetanus). Deshalb sollte jeder Sporttreibende vorbeugend eine Tetanusimpfung erhalten, die sich aus einer Grundimpfung und den sich daran anschließenden Auffrischimpfungen in einem Abstand von 5 – 10 Jahren zusammensetzt.

  Die »Erste Hilfe« bei Hautverletzungen, bei Platzwunden, Abschürfungen, Schnittwunden und Stichwunden besteht darin, daß die Wunde durch ein keimtötendes Spray, einen sterilen Pflasterverband oder notfalls mit sauberer Wäsche versorgt wird. Auf keinen Fall darf die Wunde berührt oder gar ausgewaschen werden! Bei Schlagaderblutungen muß ein Druckverband angelegt werden.

- *Prellungen* treten ebenfalls relativ häufig im Sport auf. Durch stumpfe Gewalteinwirkung zerreißen kleinste oder mittelgroße Blutgefäße im Unterhautgewebe, und das Blut aus dem geschlossenen Gefäßsystem tritt in den Zellzwischenraum des Gewebes aus. Man nennt das einen *Bluterguß*, ein Hämatom. Besonders häufig sind Haut- und Muskelprellungen.

  Erste Hilfe bei Prellungen sind eine sofortige Behandlung mit Eis oder kühlen Umschlägen, Anlegen eines festen Druckverbandes und Hochlagerung und Ruhigstellung. Diese Sofortmaßnahmen führen dazu, daß der Bluterguß innerhalb von 5 – 10 Tagen wieder aufgesaugt ist und der Sportler bald wieder weitertrainieren kann.

- *Zerrungen* gehören ebenfalls zu den typischen Sportverletzungen, sie betreffen die Muskeln und Sehnen. Bei einer Muskelzerrung kommt es zur Überdehnung einzelner Muskelfasern mit entsprechenden Rissen der Kapillargefäße, wobei sich Blut in das Muskelgewebe ergießt. Der dabei auftretende Bluterguß ist von außen meist nicht sichtbar. Symptomatisch ist ein plötzlich auftretender, stechender Schmerz, der die Funktionsfähigkeit und die weitere Belastungsfähigkeit des Muskels beeinträchtigt.

  Die Erstbehandlung besteht in Kälteanwendungen, Kompression und Ruhigstellung. Streifen aus undehnbarem Pflaster

(Tape) dienen der Entlastung des Muskels. Damit sind Zerrungen in leichteren Fällen, wie sie im Gesundheitssport gelegentlich auftreten können, schon nach etwa 1 Woche ausgeheilt.
Muskelan- oder -durchrisse, bei denen mehrere Muskelstränge verletzt werden, sind verhältnismäßig schwere Verletzungen und werden intensiver behandelt. Sie treten häufig im Leistungssport auf.

- Bei Freizeitsportlern kommt es häufig zu *Muskelkrämpfen*. Die genauen Ursachen dafür kennt man bis heute nicht. Meistens verkrampfen die Wadenmuskeln, beim Sporttreiben oder manchmal auch nachts.
Die bewährteste Sofortbehandlung besteht darin, den betroffenen Muskel vorsichtig, aber kräftig zu dehnen, bis sich der Krampf löst. Dabei sollte man bei Wadenkrämpfen den Fuß mit beiden Händen fest an den Körper ziehen.

- *Sehnenzerrungen* werden durch plötzliche Überlastungen hervorgerufen. Sie lassen sich nicht immer ganz leicht diagnostizieren, weil sie kaum Schmerzen verursachen. Komplette Sehnenrisse entstehen meistens durch große Gewalteinwirkung, wie etwa der Riß der Achillessehne beim Frontalsturz des Skiläufers. Im Gesundheitssport sind diese Verletzungen relativ selten, weil gesunde Sehnen nur bei extremer Zugbeanspruchung reißen. Beim Abriß kleinerer Sehnen genügt häufig die konservative Behandlung durch konsequente Ruhigstellung, während große Sehnenabrisse operativ behandelt werden müssen.

- Im Bereich der Gelenke können als Sportverletzungen vor allem *Verstauchungen, Verrenkungen* und *Auskugelungen* auftreten, letztere sind im Gesundheitssport relativ selten.
Bei einer Verstauchung verlassen die beiden Gelenkflächen ihre Stellung zueinander kurzfristig über das normale Maß der Gelenkbeweglichkeit hinaus aufgrund einer Gewalteinwirkung. Die Hauptsymptome sind Schmerzen, Gelenkschwellungen, Einschränkung der Beweglichkeit, unnormale Gelenkstellung.
Sofortmaßnahmen am Ort sind Kälteanwendung, Kompression, Ruhigstellung und Hochlagerung. Man sollte auf jeden Fall einen Arzt aufsuchen und mehrere Röntgenbilder in verschiedenen Ebenen anfertigen lassen.
Zu den leichteren Fällen zählt etwa eine Verstauchung des Daumengrundgelenks beim Volleyballspiel, sie kann bei schneller

und richtiger Sofortbehandlung und entsprechender Schonung von allein ausheilen. Schwere Verstauchungen mit Zerreißung der Gelenkkapsel und Beschädigung der Bänder müssen operativ behandelt und danach für mehrere Wochen im Gips ruhiggestellt werden.

- Bei *Gelenkverschleiß* (Arthrose) sollte Sport betrieben werden. Natürlich kein Leistungssport, sondern der hier empfohlene Gesundheitssport.

Verschleißerscheinungen des Gelenkapparats treten zumeist bei älteren Menschen auf. Allerdings besteht nicht immer eine Altersabhängigkeit, denn es können aufgrund extremer Überbeanspruchung, nach Verletzungen oder Entzündungen auch an den Gelenken jüngerer Menschen Abnutzungsprozesse stattfinden. »Arthrose durch Sport« ist zwar ein schon oft gehörtes Schlagwort, es stimmt so aber nicht. Fest steht lediglich, daß es nach einer Sportverletzung vorzeitig zu einer bleibenden Funktionsminderung, also zur Arthrose eines Gelenks kommen kann. Aber nur dann, wenn die sportliche Aktivität fortgesetzt wird, bevor die betreffende Verletzung wieder vollständig ausgeheilt ist.

Im Hochleistungssport entstehen auch ohne eigentliche Verletzungen viele Verschleißungen in den Gelenken, wenn unphysiologische, d. h. unnatürliche Bewegungen häufig und intensiv durchgeführt werden. Typisches Beispiel dafür ist das Hochleistungsturnen im Kindes- und Jugendalter mit Verschleißprozessen vor allem im Wirbelsäulenbereich und in den Sprunggelenken.

Physiologisch richtig ausgeführte Bewegungen, bei denen das koordinative Zusammenspiel aller am Bewegungsablauf beteiligten Funktionen stimmt, haben auch bei erhöhter Intensität und ständiger Wiederholung keine gesundheitlich negativen Auswirkungen. Das zeigen uns zum Beispiel Langstreckenläufer, die über Jahre hinweg täglich viele Kilometer laufen und dennoch ganz normale Gelenkverhältnisse ohne Arthrose der Beingelenke aufweisen.

Dies gilt erst recht für den Gesundheits- und Freizeitsport, bei dem eine Arthrose in den Gelenken nicht zu befürchten ist, sofern sie nicht durch eine falsch behandelte oder unzureichend ausgeheilte Verletzung ausgelöst wird.

Auch bei bestehenden, durch Verschleiß bedingten Gelenkerkrankungen haben sich sportliche Bewegungsreize bewährt. Bei

unzureichender Bewegung wird die Gelenkschmiere zähflüssig, und die Ernährung des Gelenkknorpels ist gestört; eine Verstärkung der Entzündung im Gelenk ist die Folge. Die Muskeln verkrampfen sich zunehmend, was wiederum zu einer Mangeldurchblutung führt und den Druck auf das Gelenk erhöht.
Druckbelastung und fehlende Gelenkbewegungen ziehen somit erhebliche Knorpelschäden nach sich, es kommt zu einer Kapselschrumpfung. Nur regelmäßiger und richtiger Gebrauch der Gelenke, gegebenenfalls unter entlastenden Bedingungen, gewährleisten eine gute Durchblutung und Ernährung der einzelnen Gelenkteile.

Hinweise für Ausdauersportarten

Bei Verschleißerscheinungen in den Kniegelenken sollte Skilanglauf betrieben werden, dabei werden größere Muskelgruppen geradlinig eingesetzt, oder Radfahren, bei dem das Körpergewicht vorwiegend auf dem Sattel ruht und die Kniegelenke entlastet. Aber auch sportliches Wandern und sogar Jogging auf weichem Wald- oder Rasenboden ist bis zu einem gewissen Grad möglich. Sehr bewährt hat sich bei Verschleißprozessen in den Kniegelenken das Schwimmen, bei dem das Kraulen wegen der fehlenden Drehungen im Kniegelenk zu bevorzugen ist.
Verschleißprozesse an der Wirbelsäule, die ebenfalls häufig vorkommen, bedeuten auch keine Sportuntauglichkeit. Im Gegenteil, hier ist regelmäßiger und gut dosierter Sport »Medizin«.
Empfehlenswert ist in diesen Fällen eine besondere Kräftigung des Muskelkorsetts der Wirbelsäule, dadurch werden die Schmerzen gelindert, und es erfolgt eine Stabilisierung der Wirbelsäule. Egal, ob es sich um Verschleißprozesse durch einen Rundrücken, übermäßige Hohlkreuzbildung oder Seitverbiegungen (Skoliose) der Wirbelsäule handelt. Gezielte gymnastische Übungen mit Dehnungs-, Kraft- und Lockerungsübungen haben in der Regel immer einen günstigen Einfluß. Als Gesundheitssportarten sind vor allem Schwimmen, insbesondere Rückenschwimmen, Radfahren, Skilanglauf, aber auch Wandern und Laufen auf weichem Waldboden geeignet.

Ratschläge für Anfänger im Ausdauersport

Wer gesund ist oder sich gesund fühlt, kann ohne weiteres mit einem gesundheitsfördernden Ausdauersport beginnen. Wer sich schon lange nicht mehr sportlich betätigt hat und älter als 30 Jahre ist, muß sich aber vor Aufnahme des Trainings von einem Arzt auf seine Ausdauersport-Tauglichkeit hin untersuchen lassen. Wenn das Herz-Kreislauf-System in Ordnung ist und auch sonst keine medizinischen Gegenanzeigen vorliegen, kann das Ausdauertraining beginnen. Eine kleine ärztliche Kontrolluntersuchung im Abstand von 2 Jahren wird dabei empfohlen.

Was sollte vor Beginn eines gesundheitssportlichen Trainings beachtet werden?

- Entscheiden Sie sich für eine Ausdauersportart, die Ihnen liegt und Spaß macht! Es sollte aber nicht zu umständlich sein, sie regelmäßig auszuüben, z. B. durch zu weite Anfahrtswege. Wenn es möglich ist, sollte man die Sportart in freier Natur durchführen. Auch das gemeinsame Sporttreiben in einer kleinen Gruppe ist empfehlenswert. Naturerlebnisse, soziale Kontakte und Freude beim gemeinsamen sportlichen Tun werden dabei erhöht.
- Die Ausrüstung und Bekleidung für die Sportart sollten nach praktischen und funktionellen Gesichtspunkten ausgewählt werden, können dabei aber durchaus modisch sein. Ob es Schuhe für den Dauerlauf, ein Fahrrad oder eine Ausrüstung für den Skilanglauf sind, auf gute Qualität sollte man großen Wert legen. Durch eine gute Ausrüstung lassen sich viele Beschwerden, z. B. orthopädischer Art, vermeiden. Bei kühler Witterung sollte man schweißaufsaugende Baumwollunterwäsche und einen Trainingsanzug tragen, damit der Körper warmgehalten wird. Ist es kalt, dürfen Mütze, Handschuhe und eventuell noch zusätzliche wärmende Kleidung nicht fehlen. Umgekehrt sollte man bei warmen Temperaturen nur leicht, aber zweckmäßig, z. B. mit Sporthemd, Sporthose, Wollsocken und Sportschuhen, bekleidet sein. Genauere Hinweise werden wieter hinten bei den einzelnen Sportarten gegeben. Bei zu heißen Temperaturen (etwa 28 °C) oder mehr als 80 % Luftfeuchtigkeit sollte man keinen Sport betreiben.

- Vor Beginn einer jeden sportlichen Betätigung sollte man sich warmmachen. Eine 3minütige Gymnastik mit ein paar Übungen für den Arm-, Bein- und Rumpfbereich reicht dafür völlig aus. Viele glauben, daß bei einer so »einfachen« Ausdauersportart wie leichtes Dauerlaufen das Warmmachen nicht nötig sei. Das ist ein Irrtum! Auch der menschliche Körper muß erst mal warm werden und auf Schwung kommen, bevor eine größere Belastung beginnen kann. Außerdem nimmt die Durchblutung der Muskeln zu, die Geschmeidigkeit der Sehnen und Bänder wird verbessert, Kreislauf, Atmung und Stoffwechsel kommen in Gang. Durch ein paar Dehn- und Lockerungsübungen und ein kurzes, lockeres Treten auf der Stelle ist der Organismus gut vorbereitet, egal, ob man danach läuft, schwimmt, radelt, skiläuft oder an einem Sportspiel teilnimmt. Das Warmmachen ist um so wichtiger, je älter man wird. Entsprechende Gymnastikübungen finden Sie im Programmteil »Gymnastik«.
- Als Tageszeit für ein sportliches Gesundheitstraining sind vor allem die Morgen- und frühen Abendstunden zu empfehlen. Einfach deshalb, weil die meisten Menschen werktags nach dem Frühstück zur Arbeit müssen und in der Mittagszeit ein Essen einnehmen. Nach dem Essen, mit vollem Magen, sollte man sich nicht gleich durch ein Ausdauertraining körperlich stark belasten. Im Anschluß an die Nahrungsaufnahme leistet der Organismus seine Verdauungsarbeit, wobei der Kreislauf beträchtliche Leistungsreserven zur Verfügung stellen muß. Sie wären also für eine erhöhte Durchblutung der Muskulatur und die verstärkten Stoffwechselprozesse beim sportlichen Training nicht mehr oder nur in geringerem Ausmaß vorhanden. Da die meisten Speisen und Getränke etwa 2 Stunden zur Verdauung im Magen verbleiben, sollte man also frühestens etwa 2 Stunden nach einer Nahrungsaufnahme trainieren.

  Eine kurze Lockerungs- und Dehnungsgymnastik von 8–10 Minuten am Morgen nach dem Aufstehen ist aber in jedem Fall sinnvoll. Wer diese Gymnastik zu einer Intensivgymnastik von etwa 10–15 Minuten und damit zu seinem Ausdauersport ausbaut, also sonst keine andere Ausdauersportart mehr betreibt, kann diese sportliche Tätigkeit mit anschließendem Duschen durchaus auch zu einer anderen Tageszeit absolvieren.
- Für viele wäre es durchaus sinnvoll, am Sporttag einmal auf das Mittagessen zu verzichten und in der Mittagszeit Sport zu trei-

ben. Allerdings nicht bei zu großer Hitze! Gehören Sie aber zu denjenigen, die nicht gern auf das Mittagessen verzichten und am späten Vormittag keine Zeit zum Sporttreiben haben, dann verbleiben in der Regel während der Woche nur die frühen Abendstunden nach der Arbeit oder die Wochenenden.

Am späten Nachmittag oder frühen Abend sollte man natürlich die Zeit vor dem Abendessen nutzen, während am Wochenende ein etwas größerer Spielraum besteht, z. B. vormittags, nachmittags oder abends. Selbstverständlich gibt es dabei individuelle Varianten. So kann man auch den Weg zur Arbeitsstätte als Trimmstrecke benutzen, am Wochenende einen längeren sportlichen Wanderausflug einschalten oder auch mal, wenn es nicht anders geht, gleich nach dem Essen seiner Sportart fröhnen.

Bei der Wahl der Tageszeit ist schließlich noch wichtig, daß körperliche Belastung den sympathischen Anteil des vegetativen Nervensystems stimuliert und sensiblere Menschen deshalb unmittelbar nach dem Sporttreiben noch einige Zeit aufgekratzt sind. Die Umstellung von der sympathikotonen Belastungsphase zum parasympathischen Ruhe- und Entspannungszustand nach einer Belastung dauert eine Weile, so daß manche Menschen nach dem Sporttreiben nicht gleich einschlafen können.

- Das gesundheitliche Bewegungstraining sollte von Beginn an allmählich so gesteigert werden, daß eine gewisse Belastungsschwelle überschritten wird. Tieferes Einatmen, verstärktes Herzklopfen, Schwitzen und Müdigkeit sind die allgemeinen Anzeichen dafür, daß der Pulsschlag eine gewisse Mindestzahl von etwa 110 – 120 pro Minute überschritten hat. Wichtig ist, daß ein Gesundheitstraining in jeder Phase der Belastung noch Spaß macht, nicht zum Streß ausartet und keine Beschwerden verursacht.

- Betreiben Sie Ihren Gesundheitssport wenigstens 2- bis 3mal pro Woche, wobei die jeweilige Dauer, d. h. die ununterbrochene Durchführung der Ausdauersportart, 20 Minuten nicht unterschreiten sollte. Dabei gibt es natürlich einen Zusammenhang zwischen der Belastungsintensität, der Dauer und der Häufigkeit des Sporttreibens. Alle 3 Faktoren sind wichtig.

Gestalten Sie Ihr Gesundheitstraining so, daß es eine bestimmte Anstrengung erfordert, eine gewisse Zeit dauert und regelmäßig bis ins hohe Alter durchgeführt werden kann. Bei einiger Phantasie ist es durchaus möglich, ein Ausdauertraining auch dann nicht zu unterbrechen, wenn man viel auf Reisen ist. Es finden sich immer Möglichkeiten, z. B. für eine Intensivgymnastik im Hotelzimmer. Und Parks oder Schwimmbäder sind meist auch nicht weit.

- Ist ein optimales individuelles Belastungsniveau erreicht, und will man keine höheren Anforderungen auf sich nehmen, sollte man unbedingt versuchen, dieses Niveau zu halten. Die Stabilisierung auf einem gewissen Leistungs- und damit Ausdauerniveau ist ein wichtiger Trainingseffekt im Sinne des Wohlergehens und der Gesunderhaltung. Die Belastungshöhe ist im einzelnen gar nicht so wichtig, wesentlich ist nur, daß 50 % der maximalen Leistungsfähigkeit überschritten werden. Dabei gilt die Faustregel: 180 minus Lebensalter ergibt die Zahl, die der Puls pro Minute während der Sportausübung erreichen sollte.

Viel entscheidender sind aber Dauerhaftigkeit und Regelmäßigkeit. Wer ein Gesundheitssporttraining aufnimmt, sollte sich darüber im klaren sein, daß er seinem Leben eine neue Verhaltensweise hinzufügt. Größere Pausen, Unregelmäßigkeiten oder längere Unterbrechungen sind »Gift« für den Gesundheitssport, denn die körperliche Anpassungs- und Leistungsfähigkeit bildet sich rasch wieder zurück. Gesundheit durch Sport ist eben keine Einmal-Investition, sondern ein lebenslanger Prozeß.

- Machen eine Erkrankung oder ein Unfall eine längere Trainingspause erforderlich, dann gehen bereits nach relativ kurzer Zeit die positiven Anpassungserscheinungen im Organismus wieder zurück. Belohnt wird ein Ausdauersportler dadurch, daß seine Leistungsfähigkeit im Herz-Kreislauf-Bereich den Leistungswerten von 20 Jahre Jüngeren ohne Training entspricht! Gesundheitssport ist deshalb der Jungbrunnen par excellence.

Bereits 2 Wochen Bettruhe aber führen im muskulären Bereich zu einem 30%igen Rückgang der Kraft, während die Verminderung der Dauerleistungsfähigkeit noch rascher abfällt. Nach einer fieberhaften Erkrankung oder einer anderen Gesundheitsstörung mit längerer Bettruhe sollte vor Wiederaufnahme des Gesundheitssports auf jeden Fall der behandelnde Arzt konsultiert werden.

Aber ebenso rasch wie der Leistungsabfall bei einer Trainingspause erfolgt, führt ein nach einer Krankheitspause behutsam wieder aufgenommenes Gesundheitstraining bereits in 2 – 4 Wochen zum alten Leistungsniveau. Die Wiederherstellung des ursprünglichen Gesundheits- und Leistungsstandes gelingt dabei um so leichter, wenn bereits während einer Bettlägerigkeit gewisse körperliche Belastungen erfolgen. Es handelt sich dabei meist um gymnastische Sport- und Atemübungen, die natürlich der Zustimmung des Arztes bedürfen. Für die Anleitung zu gymnastischen Übungen stehen in den meisten Kliniken Krankengymnastinnen zur Verfügung.

- Wie sieht es mit der gesundheitssportlichen Betätigung während einer Schwangerschaft aus? Kann ein sportliches Ausdauertraining in dieser Zeit überhaupt durchgeführt werden?
Bis vor wenigen Jahren gab es dazu sehr unterschiedliche Meinungen. Heute besteht Übereinstimmung darüber, daß eine normal verlaufende Schwangerschaft kein Grund ist, mit sportlichen Übungen, die der Gesundheit und Leistungsfähigkeit dienen, abrupt aufzuhören. Im Gegenteil! Sportarten, die eine Stärkung und Geschmeidigkeit der Muskulatur der Bauchdecke, des Beckens und Rückens fördern, wie z.B. Schwimmen oder Gymnastik, werden sogar empfohlen. Einschränkungen sind allenfalls bei Sportarten zu machen, die Erschütterungen hervorrufen, wie etwa das Laufen oder Radfahren, von ihnen wird vor allem in den letzten 3 Monaten der Schwangerschaft abgeraten. Bei Schwangerschaften mit Problemen sollte hinsichtlich der Sportausübung der Arzt befragt werden.
- Zuletzt noch ein Tip für das Verhalten nach Beendigung einer gesundheitssportlichen Betätigung. Wenn Sie die Hinweise auf eine gewisse Mindestdauer und Mindestbelastung beim Ausüben einer Ausdauersportart beachten und einhalten, werden Sie ins Schwitzen kommen. Da die gesundheitssportliche Betätigung aber nicht bis zur totalen Erschöpfung gehen soll und vom Sporttreiben in der Mittagshitze ohnehin abgeraten wird, dürfte sich die Erhitzung in Grenzen halten und die Sportkleidung nicht völlig durchnäßt sein. Aber gründliches Waschen oder Duschen ist immer erforderlich.
Meistens vergehen bis zum Erreichen der Wasch- oder Duschräume 5 – 10 Minuten, in der Zeit erfolgt ein Nachschwitzen des Körpers, deshalb sollte man auf keinen Fall sofort den Trai-

ningsanzug ausziehen. Man muß etwas warten und an kühleren Tagen eher noch etwas überziehen oder umhängen. Wegen des Nach- bzw. Ausschwitzens sollte man auch nicht sofort unter die Dusche rennen, denn dann würde der Ausschwitzprozeß beeinträchtigt und man würde noch unter dem Wasserstrahl schwitzen. Andererseits sollte man schweißnasse Kleidung keinesfalls länger als etwa 10 Minuten tragen, weil dann die wichtigen Regenerationsprozesse der Haut durch kalten Schweiß beeinträchtigt werden. Schließlich ist noch empfehlenswert, nach dem Waschen oder Duschen etwa 5–10 Minuten zu ruhen, damit die Gesundheitseinheit ruhig ausklingt. Dann ist man wieder fit für das Nachfolgende.

Ausdauersportarten und Sportprogramme

Laufen und Jogging

Wo auch immer Sie sich gerade aufhalten, auf den Straßen einer Stadt, in einem Park, an einem Bach oder Flußufer, im Gebirge oder an der See – überall begegnen Sie heute Läufern. Noch vor wenigen Jahren hätten Sie sich ganz schön gewundert, wenn auf einmal ein älterer Herr mit einem Schweißband auf der Stirn schnaufend an Ihnen vorübergetrabt wäre. Aber heute? Es gehört mittlerweile zum Alltagsbild und wird überall auf der Welt akzeptiert. In Tokio wie in Bogotá, in Sydney wie in New York, wo man sogar in den abgasverpesteten Straßenschluchten zwischen den Wolkenkratzern joggt. Laufen, Trablaufen, Trimmlaufen, Rennen, Jogging, Running, Langlaufen, Ausdauerlaufen – alles ist mit geringen Nuancen dasselbe, eben »Laufen«. Also nicht »Gehen«, wie es das einjährige Kind lernt und das wir »Laufenlernen« nennen.

Die urmenschlichste Form der Fortbewegung wurde in den letzten Jahren auch bei uns zum Volkssport, als die Joggingwelle aus den USA herüberschwappte. Die Menschen übten den Dauerlauf aber schon immer aus. In ganz frühen Zeiten, um dem Wild nachzuspüren und es zu erlegen, oder bei den Inkas im 16. Jahrhundert, um durch eine Laufstafette eine Nachricht in wenigen Tagen von Nordchile bis Südkolumbien durchzugeben. Ein deutsches Beispiel aus der Vergangenheit ist der Dichter *Friedrich Gottlieb Klopstock* (1724–1803), der Dünen- und Waldläufe zur Ertüchtigung seines Körpers durchführte. Die systematische Dauerlaufschulung für Wettkampfzwecke gibt es immerhin schon seit den 20er Jahren, als in Finnland die Dauerlaufmethode erfunden

wurde, um die Ausdauerfähigkeit der Athleten besser zu trainieren.
Wirklich in Mode kam bei uns das Ausdauerlaufen aber erst im Gefolge der Joggingwelle aus Amerika, und diese Mode hält nun schon über 10 Jahre an. Wenn nicht alle Zeichen trügen, handelt es sich dabei nicht um eine der üblichen Modeerscheinungen oder Wellen, die nach einer gewissen Zeit wieder abebben, sondern um eine gesunde und natürliche Reaktionsweise auf die rapide ansteigende Bewegungsarmut unseres modernen Lebens. Zwar wirkt einiges etwas überzogen, z. B. wenn das Laufen zu einer Art Lebensphilosophie erhoben und das Joggen als das Erleben höchster Glücksgefühle gepriesen wird.
Aber die hohe Wertschätzung des Laufens bei immer mehr Menschen, ob jung und alt, Frau oder Mann, egal aus welchen Sozialschichten, wird andauern und Bestand haben.

Was ist das Besondere am Laufen?

Jede Sportart hat ihre eigenen Reize. Beim Schwimmen erlebt man das herrliche Gefühl des Getragenwerdens durch das Wasser, beim Skilanglauf das wunderbare Gleiten im Schnee, beim Wandern die innige Verbindung mit der Natur. Und beim Laufen?
Laufen ist eigentlich etwas so Normales und Alltägliches, daß man sich unwillkürlich fragt, was ist das Besondere daran? Läufer wundern sich über diese oft gestellte Frage nicht. Sie antworten darauf, daß man dieses Besondere erleben muß, indem man läuft.
Da ist einmal die psychische Seite. Laufen tut unserem Geist und unserer Seele gut, erhöht unser allgemeines Wohlbefinden. Lust ist dabei ein Schlüsselwort, das man immer wieder von allen Läufern zu hören bekommt. Lustgewinn durch Laufen! Für jeden Menschen haben die Lustgefühle eine andere Quelle. Auch für mich wurde Laufen immer mehr zu einer Lust. Als ich vor etwa 5 Jahren, Anfang 40, das Laufen entdeckte, dauerte es etwas, bis sich das wohlige Lustgefühl einstellte, das ich nun nach jedem Lauf empfinde. Es ist nicht so recht definierbar. Ist es Zufriedenheit, Entspannung, Ausgeglichenheit, Lebensfreude nach einer den ganzen Körper durchpulsierenden Belastung, Auslastung und wohltuende Ermüdung? Zu den vielen positiven Aspekten zählen:
- tiefere Entspannung und Ausgeglichenheit,
- erhöhte Vitalität und Gesundheit,

- größere Zufriedenheit und gestärktes Selbstvertrauen,
- mehr Fitneß und Sex-Genußfähigkeit,
- besseres Körpergefühl und Körperbewußtsein,
- intensivere Naturerlebnisse und -empfindungen.

Hinzu kommen die physischen Auswirkungen auf den Organismus. Laufen ist die günstigste Belastungsform für das Herz-Kreislauf-System, darin sind sich alle Sportmediziner einig. So wird u. a. die Sauerstoffversorgung des Herzens und der Muskulatur verbessert und das Herz auf eine niedrigere Schlagfrequenz, den sogenannten »Schongang«, eingestellt.

Laufen eignet sich als Ausdauersport sowohl in der Prävention, also der Gesundheitsvorsorge, wie auch in der Rehabilitation, also der Nachsorge von Herz-Kreislauf-Krankheiten besonders gut, weil die Belastungsdosierung durch die Laufgeschwindigkeit problemlos individuell festgelegt werden kann. Es kommt hinzu, daß Laufen eine ganz natürliche Fortbewegungsart ist, die jeder beherrscht.

Laufen kann man außerdem an fast jedem Ort, sogar im kleinsten Raum auf der Stelle, bei nahezu jedem Wetter und zu jeder Tageszeit. Auch die Ausrüstung ist wenig aufwendig. Sie brauchen weder besondere Geräte noch eine Sportanlage, einen Verein oder Trainingsstunden. Es genügen ein Trainingsanzug oder eine Turnhose mit Sweatshirt und ein paar Laufschuhe, die sollten allerdings gut sein.

Ein weiterer wichtiger Vorteil des Laufens besteht schließlich noch darin, daß es sich dabei in besonderem Maße um eine Lifetime-Sportart handelt. Der Slogan »von 8 – 80« gilt also beim Laufen in jeder Hinsicht uneingeschränkt, während viele andere Sportarten über 70 Jahren wegen der Verletzungs- und Unfallgefahr nicht mehr ausgeübt werden können.

All diese Vorzüge sprechen für das Laufen, aber es gibt eine Ausnahme, also eine Kontraindikation. Diese Gegenanzeige ist gegeben, wenn Probleme im Bereich der Gelenke, besonders der Fuß-, Knie- und Hüftgelenke, vorliegen.

In solchen Fällen muß das Laufpensum genau auf die körperlichen Belange abgestimmt werden. Will jemand das Training nicht ganz aufgeben, werden 2- bis 3mal wöchentlich etwa 20 Minuten Laufzeit auf weichem Rasen oder Waldboden empfohlen. Schwimmen und Radfahren können als »gelenkschonende« Sportarten das dosierte Laufen ergänzen.

Was sollte man zum Laufen anziehen?

Sie werden vermutlich denken, zum Laufen braucht man doch keine spezielle Ausrüstung! Die Antwort ist Ja und Nein. »Ja«, weil es im Sommer völlig ausreicht, wenn man ein Turnhemd und eine Turnhose überzieht und dann am Strand oder auf dem weichen Sportplatzrasen barfuß seine Runden dreht. Vielleicht sogar im noch taufrischen Gras, das auf die Füße wie Balsam wirkt! Das »Nein« in der Antwort bezieht sich auf unser Klima. Außerdem sollte man, wenn es richtig heiß ist, nicht gerade laufen! Die Möglichkeiten, am Strand oder auf weichem Rasen zu trainieren, sind auch nicht gerade häufig, und das wenig abwechslungsreiche Rundendrehen auf dem Sportplatz ist bestimmt nicht jedermanns Sache.

Es liegt also nicht allein im Interesse der Sportartikelindustrie, daß auch zum Laufen ein gewisses Maß an Ausrüstung benötigt wird. Auf jeden Fall braucht man 2 gute *Trainingsanzüge* zum Wechseln, für den Anfang genügen natürlich auch eine ältere Hose und ein Sweatshirt als Zweitanzug. Der Trainingsanzug sollte zweckmäßig sein, d. h. wärmen und vor Auskühlung schützen. Damit es nicht zu einem Wärmestau kommt, darf man keinen synthetischen, sondern nur einen baumwollenen Trainingsanzug wählen. Er wärmt und ist zugleich luftdurchlässig. Außerdem sollte der Trainingsanzug leicht und locker sitzen.

Die seit einiger Zeit erhältlichen *Jogging-Anzüge* unterscheiden sich von normalen Trainingsanzügen dadurch, daß vorne und hinten im Oberteil und an den Oberschenkeln mit Reißverschluß versehene Öffnungen mit einem Netzteil eingelassen sind, die bei zu großer Wärme während des Laufs geöffnet werden können. Diese Jogging-Anzüge sind damit besonders atmungsaktiv und witterungsangepaßt.

Ein *Schweißband* auf der Stirn bei Hitze ist nicht jedermanns Sache. Bei Regen oder naßkaltem Wind empfiehlt es sich, einen dünnen, wasserdichten *Anorak* überzustreifen. Auf jeden Fall sollte man nicht bei kaltem Wetter und frischem Wind ohne wärmenden Trainingsanzug, also nur mit Sporthose und Trikot, laufen. Erkältungen, Muskelverhärtungen und Zerrungen könnten leicht die Folge sein, weil nur warme, gut durchblutete Muskeln optimal arbeiten.

Im Winter ist es ratsam, eine *Wollmütze* und *Handschuhe* zu tragen, während sich als warmes Unterzeug *Strumpfhosen* bewährt haben.

Viel wichtiger als die Oberbekleidung sind die *Schuhe*. Vor noch nicht einmal 20 Jahren gab es lediglich den guten alten Turnschuh. Dieser Turnschuh wurde eigentlich für alles benutzt, zum Turnen, Tennisspielen und für das Fußballtraining. War er ausgelatscht, diente er auch noch als Hausschuh.

Diese Zeiten sind längst vorbei. Heute werden nicht nur für jede Sportdisziplin spezielle Schuhe angeboten, allein im Bereich reiner Lauf-Schuhe blickt der Laie kaum noch durch. Mehr als ein Dutzend Firmen stecken viel Geld in die Forschung und Entwicklung neuer Laufschuhe, das kommt natürlich den Füßen zugute. Denn es ist für die Muskeln, Sehnen, Bänder und Gelenke der Füße, Knie und Hüften bis hin zur Wirbelsäule, die bei jedem Laufschritt erheblichen Zusatzbelastungen ausgesetzt ist, nicht egal, in welchem Schuh man läuft.

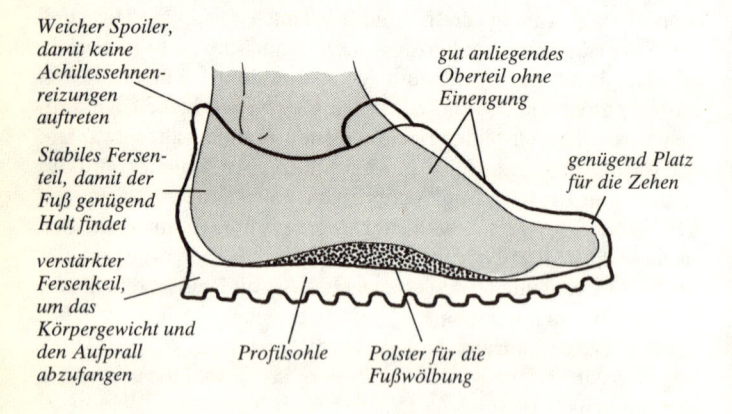

Weicher Spoiler, damit keine Achillessehnenreizungen auftreten

Stabiles Fersenteil, damit der Fuß genügend Halt findet

verstärkter Fersenkeil, um das Körpergewicht und den Aufprall abzufangen

Profilsohle

Polster für die Fußwölbung

gut anliegendes Oberteil ohne Einengung

genügend Platz für die Zehen

Bei der Wahl des Laufschuhs sollte als wichtigster Gesichtspunkt beachtet werden, ob er eine stoßdämpfende Sohle hat. Das ist vor allem für das Laufen auf hartem Untergrund, z. B. auf geteerten Straßen, wichtig. Die Sohle sollte außerdem ein ausreichendes Profil besitzen, damit genügend Rutschsicherheit gegeben ist. Ein gutgearbeitetes Fußbett und eine ausreichende Belüftung gewährleisten den richtigen orthopädischen Sitz und die wünschenswerte Fußbelüftung.

Bei schwachen oder verletzungsanfälligen Fußgelenken sollte man außerdem beachten, daß Laufschuhe mit einem höheren Schaft dem Fuß durch die zusätzliche Seitenstabilität mehr Halt geben. Vor allem von den Schuhen hängt es ab, ob Ihnen das Laufen Spaß macht und eventuell schmerzende Gelenke diesen Spaß nicht beeinträchtigen. Inzwischen gibt es bereits eine Reihe von Tests, etwa im Laufmagazin »*Spiridon*« oder in der Zeitschrift »*Test*«, wonach die Laufschuhe »Puma RSI«, »adidas Marathon 84«, »Converse Force 5«, »New Balance 460« und »Nike International« mit hervorragenden Werten abschlossen.

Welcher Laufstil ist richtig?

Laufen kann eigentlich jeder, aber nicht jeder läuft richtig!
Beobachten Sie einmal die Jogger. Der eine läuft leichtfüßig wie eine Gazelle, der andere tollpatschig wie ein Bernhardiner, der dritte schlurft schnaufend durch die Gegend. Jeder hat zwar seinen eigenen Stil, aber dieser Stil ist häufig falsch.
Ein richtiger Laufstil ist dadurch gekennzeichnet, daß der Läufer elastisch und rhythmisch läuft, seine Bewegungen fließend sind und der gesamte Bewegungsablauf eine Harmonie bildet. Fußeinsatz, Beinarbeit, Kopf- und Körperhaltung sowie die Armbewegungen sollten beim Lauf harmonisch aufeinander abgestimmt sein. Das ist nicht so schwierig, wie es sich anhört, aber auch nicht so einfach, wie Sie vielleicht glauben.
Die folgenden Punkte sollte man auf jeden Fall beachten, um den richtigen Laufstil zu finden.

Locker und entspannt
Beim Lauf erfolgt in raschem Wechsel die Muskelspannung und Muskelentspannung. Die Entspannungsphase ist dabei besonders wichtig, denn ein verkrampfter Muskel wird wesentlich schlechter mit Sauerstoff und Nährstoffen versorgt.
Gerade der Anfänger sollte bei den ersten Ermüdungserscheinungen darauf achten, daß der ganze Körper locker bleibt und nicht verkrampft. Ein deutliches Anzeichen dafür sind eine unverkrampfte Finger- und Händehaltung, Beweglichkeit in der Arm- und Schultermuskulatur sowie eine lockere, aufrechte Oberkörperhaltung.

Wichtig ist auch, daß die Beine locker schwingen und pendeln und nicht bewußt nach vorne geführt werden; denn ein gezieltes Führen der Beine hat immer eine Verkrampfung der Bein- und Beckenmuskulatur zur Folge. Legen Sie ruhig ab und zu einmal Gehphasen zur Lockerung und Beweglichmachung ein, wenn es nicht so richtig läuft.

Fuß- und Beineinsatz
Das richtige Aufsetzen mit dem Fuß ist äußerst wichtig. Denn davon hängt es ganz entscheidend ab, ob man längere Strecken ohne Beschwerden bewältigen kann. Während der Sprinter kraftvoll mit dem Fußballen auftritt, setzt der Dauerläufer den Fuß elastisch auf der Außenkante zwischen Ferse und Quergewölbe auf. Durch das Körpergewicht wird dann der Fuß für einen kurzen Moment mit der ganzen Sohle auf den Boden gedrückt, wobei locker nach vorne und innen zum Fußballen hin abgerollt werden sollte. Danach folgt der Fußabdruck vom Ballen.
Je größer die Abdruckkraft und je höher die Knie, desto größer die Schrittlänge, die Schrittfrequenz und damit das Lauftempo. Beim Dauerläufer ergibt sich die Schrittlänge automatisch. Eine bewußte Verlängerung führt zu rascherer Ermüdung.
Eine gute Fuß- und Beinarbeit haben Sie, wenn der Fuß auf der Außenkante den Boden berührt, das Bein dabei leicht angewin-

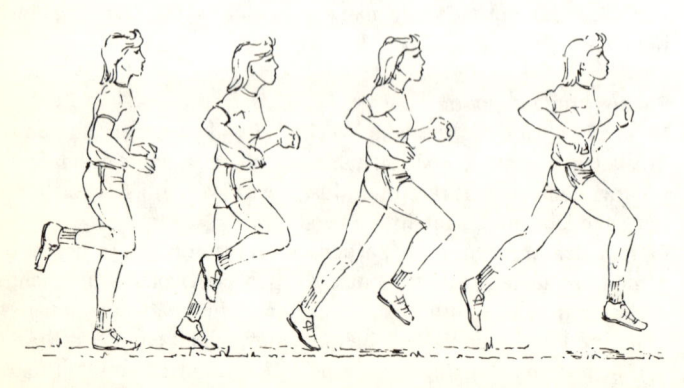

Laufphasen

kelt ist und der Unterschenkel fast senkrecht zum Boden verläuft. Die Fußspitze sollte dabei immer in die Laufrichtung zeigen.

Wenn Sie sich beim Laufen beobachten, sollten Sie vor allem auf folgende Fehler achten:

- den Fuß nicht über die Ferse aufsetzen, denn dann erfolgt ein zu großer Bremsstoß, und die Laufgeschwindigkeit wird herabgesetzt;
- den Fuß nicht auf der Fußspitze bei überstrecktem und verkrampftem Fußgelenk aufsetzen, denn auch dabei entsteht ein zu hoher Bremsstoß, und die Wadenmuskulatur verkrampft;
- den Fuß nicht auf der Innenseite des Fußes aufsetzen, denn dann ermüdet die Fuß- und Wadenmuskulatur rascher, außerdem können sich orthopädische Beschwerden im Fuß- und Kniegelenk ergeben.

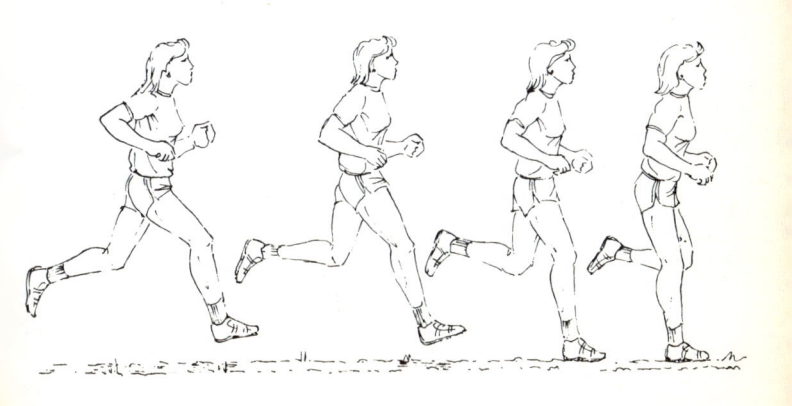

Körperhaltung und Armarbeit

Der Oberkörper sollte beim Lauf locker und aufrecht gehalten werden. Eine leichte Vorwärtsneigung ist angemessen und angebracht. Weder eine zu starke Neigung nach vorne wie beim Sprinter noch ein Fallen ins Hohlkreuz ist sinnvoll. Der Kopf wird während des Laufens ruhig und entspannt gehalten, er sollte weder bei jedem Schritt hin- und herrollen noch nach hinten in den Nacken fallen. Die Kopfhaltung stimmt, wenn Sie den Blick etwa 10–20 m voraus auf den Boden richten.

Die Armarbeit ist für den Laufrhythmus entscheidend und unterstützt die Beinbewegungen ganz wesentlich. Die Arme pendeln parallel zur Laufrichtung, locker im Schultergelenk schwingend. Mit den Armen werden gewissermaßen die Beinbewegungen ausgependelt, damit der Läufer im Gleichgewicht bleibt. Die Pendelbewegungen erfolgen dabei diagonal, d. h., jeweils der linke Arm und der rechte Fuß bzw. der rechte Arm und der linke Fuß schwingen nach vorne. Falsch ist die Armhaltung, wenn sich die Arme fast vor der Brust kreuzen.

Die Schwingungsweite der Arme ist von der Laufgeschwindigkeit abhängig, weshalb kräftige Armschwingungen, wie sie etwa Sprinter ausführen, beim Joggen nicht erforderlich sind.

Die Arme bilden im Ellenbogengelenk einen Winkel von etwa 90 Grad, wobei die Unterarme zwischen Hüfthöhe und Brust pendeln. Die Ellenbogen können etwas Tuchfühlung mit dem Körper haben, während die Hände eine leicht geschlossene Faust bilden.

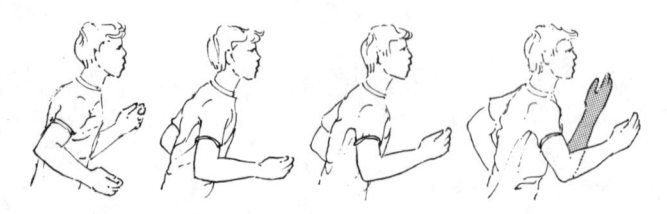

Armführung beim Langstreckenlauf

Ökonomische Atmung

Dem untrainierten Sportler wird eine ökonomische Atmung nicht von Anfang an gelingen. Will man sich einen ökonomischen Atemrhythmus angewöhnen, dann sollte man eine konstante Atemfolge einhalten. Zum Beispiel, indem man 3–4 Schritte lang ein- und 3–4 Schritte lang ausatmet.

Dieser Atemrhythmus hat sich bei einer Jogginggeschwindigkeit bewährt, bei der man sich noch unterhalten kann. Bei Erhöhung der Laufgeschwindigkeit muß natürlich auch der Atemschrittrhythmus erhöht werden, etwa auf jeweils 2–3 Schritte.

Grundsätzlich aber gilt, daß für das richtige Atmen des Läufers keine festen Werte angegeben werden können. Bei regelmäßigem Laufen stellt sich eine ökonomische Atmung mit der Zeit von selbst ein.

Für den Dauerläufer ist eine kombinierte Mund- und Nasenatmung die günstigste Form. Sie sollten aber darauf achten, daß die wichtige Bauchatmung nicht durch einen zu engen Hosenbund behindert oder unterbunden wird. Die früher oft gehörte Meinung, möglichst durch die Nase ein- und durch den Mund auszuatmen, ist heute nicht mehr haltbar. Lediglich bei Kälte ist es angebracht, etwas darauf zu achten, weil die Atemluft durch die Nase vorgewärmt wird.

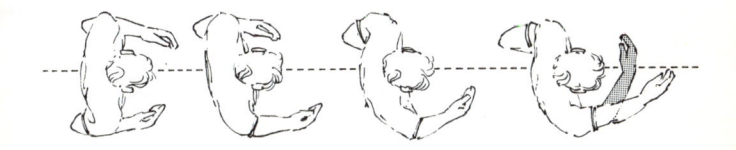

Wo sollte man laufen?

Laufen ist beinahe überall möglich. Auf der Stelle, auf dem Laufband, auf der Straße, in der Sporthalle, auf dem Sportplatz, auf Wegen und Wiesen, im Wald, am Strand. Der Anfänger sollte seine Laufstrecke nach 3 Gesichtspunkten auswählen:
- Die Laufstrecke sollte gut erreichbar sein.
- Die Laufstrecke sollte möglichst in einer natürlichen Umgebung liegen, die abwechslungsreich ist und entspannt.
- Die Laufstrecke sollte einen elastischen, gelenkschonenden Untergrund haben.

Aber ganz so einfach ist es mit dem Laufen nicht. Nur zur Haustüre hinausgehen und laufen, ist bei den meisten Menschen leider nicht möglich. Die wenigsten wohnen so günstig, daß ein herrlicher Waldweg an der Wohnungstür vorüberführt.

Aber auf verkehrsreiche Straßen mit abgasverseuchter Luft sind Sie bestimmt auch nicht angewiesen. Wenn Sie Ihre Phantasie etwas anstrengen, werden Sie bestimmt gute Laufmöglichkeiten in Ihrer näheren Umgebung finden, z. B. einen Park mit Laufwegen, einen Rasensportplatz oder ein Erholungs- und Freizeitgelände. Vielleicht ist sogar ein Fluß oder Bach in Ihrer Nähe, an dessen Ufer Sie laufen können.

Die optimalen Umgebungen sind natürlich eine hübsche Waldlandschaft oder ein Meeresstrand. Allerdings ist das Laufen im Sand, ebenso wie in einem hügeligen Gelände, kräftezehrender, so daß man das gewählte Tempo reduzieren muß.

Der Anfänger sollte deshalb zu Beginn des Ausdauertrainings eine ebene Strecke mit einer relativ festen Unterlage wählen. Für Anfänger ist es mit Sicherheit interessanter und motivierender, in einer herrlichen Umgebung zu laufen als auf dem Sportplatz langweilige Runden zu drehen. Daß auch solche Runden nicht langweilig zu sein brauchen, zeigt sich, wenn man erst einmal »Lauf-Blut« geleckt hat.

Mit welcher Belastung sollte man laufen?

Am Anfang sollte wie bei jedem gezielten Ausdauertraining eine etwa 12 Wochen dauernde Aufbauphase stehen, der dann das beständige Dauertraining folgt. Die Aufbauphase ist vor allem für den Anfänger, der sich jahrelang nicht mehr sportlich bewegt hat, außerordentlich bedeutsam. Der Körper muß in dieser Phase der Anpassung und des Aufbaus allmählich an längere Belastungen und an einen neuen Tagesrhythmus herangeführt werden. Andernfalls kommt es sehr schnell zu Überlastungserscheinungen des Herz-Kreislauf-Systems, aber auch der Gelenke, Sehnen und Bänder. Am Ende der Aufbauphase steht als Ziel ein 2- bis 5maliges wöchentliches Lauftraining mit einer Dauer von etwa 20–30 Minuten, wobei die Pulsfrequenz während der Laufdauer grundsätzlich etwa 130 Schläge pro Minute betragen sollte.

Diese »Trainingspulsfrequenz« hängt im einzelnen noch ein wenig mit dem Alter und der Ruhepulszahl zusammen und kann deshalb etwas nach unten oder oben abweichen. Wie hoch Ihre Trainingspulsfrequenz sein sollte, entnehmen Sie bitte der folgenden Tabelle.

Trainingspulsfrequenz beim Laufen

Ruhe-Pulsfrequenz pro Minute	Alter in Jahren					
	unter 30	30–39	40–49	50–59	60–70	über 70
unter 50	140	140	135	130	125	120
50–59	140	140	135	130	125	120
60–69	145	145	140	135	130	125
70–79	145	145	140	135	130	125
80–89	150	145	140	135	130	125
90–100	150	150	145	140	135	130
über 100	155	150	145	145	140	130

Orientierungswerte für Gesundheitssportler. Bei Ausdauertrainierten sollte die Frequenz um 10 Schläge pro Minute höher liegen.

Aber wie merkt man, ob man sich gerade so belastet, daß man eine Trainingspulsfrequenz von 140 Schlägen pro Minute hat? Nach der Tabelle sollte man z. B. im Alter von 40–49 Jahren und bei einem Ruhepuls von 60–69 Schlägen pro Minute mit einer solchen Belastungsintensität von 140 Schlägen pro Minute während der gesamten Dauer des Trainings, sagen wir 25 Minuten, laufen. Ich kann aber nicht alle 5 Minuten anhalten und meinen Puls messen, der Lauf wäre gestört, und der Puls würde wegen der Unterbrechungen sowieso nicht mehr stimmen. Das Problem läßt sich leicht lösen, es gibt 2 Möglichkeiten.

Wenn Sie sich während des Laufs noch unterhalten können und nicht außer Atem kommen, und wenn Sie sich während und nach der Belastung wohlfühlen, müßte Ihre Trainingsfrequenz bzw. Belastungsintensität eigentlich richtig sein. Sie können ja unmittelbar nach dem Lauf messen, ob diese Methode stimmt.

Der andere Weg ist der objektivere: Sie messen eine Strecke von 100 m ab und laufen im gleichmäßigen Joggingtempo 2 Minuten lang auf dieser 100-m-Strecke hin und her. Wenn Sie in diesen 2 Minuten z. B. 240 m zurücklegen und unmittelbar nach dem Lauf eine Pulszahl von 125 Schlägen haben, dann laufen Sie pro Minute 120 Meter. Im nächsten Versuch laufen Sie etwas schneller und bewältigen in 2 Minuten vielleicht 270 m, d. h. pro Minute 135 m. Ihre Pulszahl beträgt nun 140 Schläge pro Minute. Sie sind zu schnell gelaufen, wenn Ihre optimale Pulszahl nach der Tabelle bei 135 Schlägen pro Minute liegen sollte. Beim nächsten Mal versuchen Sie ein Tempo »dazwischen«, so daß Sie dann vielleicht auf eine Strecke von 260 m, d. h. 130 m pro Minute, kommen und dabei Ihre Pulsschlagzahl von 135 pro Minute erreichen. Auf diese Weise haben Sie sich an Ihr optimales Lauftempo herangetastet.

Sie haben nun einen guten Anhaltspunkt für Ihre Laufgeschwindigkeit, wenngleich diese beim Anfänger, bei schlechter Tagesform oder bei ungewohnten Witterungseinflüssen, wie Schwüle und Hitze, gewisse Abweichungen aufzeigen kann. Zudem gelten für den Anfänger, in den ersten 3 Monaten der Aufbauphase, sowieso etwas geringere Werte als beim Fortgeschrittenen.

Aber bald kann man mit der richtigen Belastungsintensität laufen und dabei gelegentlich eine Stichprobe machen, wie sich das Lauf- und Tempogefühl verbessert. Der beste Pulszähler ist immer das eigene Wohlgefühl, das während und nach dem Lauf nie verlorengehen sollte.

Gemeinsam macht es mehr Spaß

Die meisten Dinge im Leben machen zu zweit, zu dritt oder in einer Gruppe mehr Spaß, auch das Laufen. Jedenfalls ist nach verschiedenen Befragungen die Mehrzahl der Läufer der Ansicht, daß Laufen mit anderen mehr Spaß macht als alleine. Etwa zwei Drittel laufen lieber zusammen mit anderen, während ein Drittel das einsame Joggen bevorzugt.

Es gibt verschiedene Möglichkeiten, andere zum Mitlaufen zu motivieren. Fragen Sie doch einmal Ihren Arbeitskollegen, Ihren Nachbarn, ein paar Bekannte oder Freunde!

Aber auch die Familie ist eine herrliche Jogginggemeinschaft. Sie werden staunen, welchen Spaß es Ihren Kindern und Ihnen macht, zusammen zu laufen. Und wenn Ihre Kinder bereits im Schulalter stehen, gibt es auch keinerlei Probleme mit dem Mithalten. 7- und 8jährige schaffen das Tempo, bei dem man sich noch unterhalten kann, genauso gut wie Sie.

Für diejenigen, die niemanden zum Mitlaufen finden können, aber gerne in der Gruppe laufen würden, hat sich der Deutsche Sportbund (DSB) die Lauftreffs einfallen lassen. Inzwischen gibt es in der Bundesrepublik Deutschland bereits ein Netz von über 2000 Lauftreffs, so daß sicherlich auch ein Sportverein in Ihrer Nähe ist, der so einen Lauftreff betreut.

In den Lauftreffs gibt es in der Regel verschiedene Leistungsgruppen: Anfänger und wenig Trainierte mit einer Laufausdauer bis zu ¼ Stunde; Fortgeschrittene, die etwa ½ Stunde joggen können; gut Trainierte, die einen 1stündigen Dauerlauf ohne Pause schaffen. Das Verzeichnis sämtlicher Lauftreffs in der Bundesrepublik Deutschland können Sie beim *Deutschen Sportbund, Otto-Fleck-Schneise, 6000 Frankfurt am Main*, anfordern.

Laufprogramme

Programm für Anfänger
Dauer: 12 Wochen,
Häufigkeit: mindestens 2- bis 3mal wöchentlich,
Intensität: siehe Pulsfrequenztabelle.

1. Woche:	15 – 20 Minuten zügiges Gehen,
2. Woche:	15 – 20 Minuten zügiges Gehen, wobei 2 bis 3 Phasen von 3 Minuten mit erhöhtem Tempo eingeschaltet werden.
3. Woche:	Gehen und Laufen im Wechsel, 2mal 1 Minute Laufen, Gehpausen von 3 Minuten vorher, dazwischen und nachher.
4. Woche:	Gehen und Laufen im Wechsel, 3mal 1 Minute Laufen, Gehpausen von 3 Minuten vorher, dazwischen und nachher.
5. Woche:	Gehen und Laufen im Wechsel, 3mal 2 Minuten Laufen, Gehpausen von 3 Minuten vorher, dazwischen und nachher.
6. Woche:	Gehen und Laufen im Wechsel, 2mal 3 Minuten Laufen, Gehpausen von 3 Minuten vorher, dazwischen und nachher.
7. – 12. Woche:	Gehen und Laufen im Wechsel, 2mal 4 Minuten Laufen mit Steigerung um jeweils 1 Minute pro Woche bis auf 2mal 9 Minuten Laufen mit jeweils 3 Minuten Gehpausen.

Programm für Fortgeschrittene
Häufigkeit: mindestens 2- bis 3mal wöchentlich,
Intensität: siehe Pulsfrequenztabelle.

> Dauerlauf von 20 Minuten, wobei sich die Belastungsdauer je nach individuellem Interesse und Leistungsvermögen mit der Zeit auf 30, 40 oder mehr Minuten erhöhen kann und in eine Phase der Stabilisierung einmünden sollte, die beibehalten wird.

Mit dem Eintritt in das Fortgeschrittenenprogramm und einer dauerhaften Durchführung hat der Untrainierte sein Ziel erreicht. Wie er sein Trainingsprogramm im einzelnen gestaltet, ob er 4- oder 5mal läuft, 30 oder 40 Minuten oder 1 Stunde lang, wird von vielen Dingen abhängen, vom Spaß, den Lauffortschritten, den Möglichkeiten der praktischen Realisierung, den Freunden beim Mitlaufen und der Steigerung des Wohlbefindens.
3 markante Punkte dürfen jedoch nicht unterschritten werden:
- mindestens 2mal in der Woche sollte man auf jeden Fall joggen,
- mindestens 130 Schläge sollte dabei der Puls erreichen,
- mindestens 10, besser 20 Minuten sollte jeder Dauerlauf andauern.

Sowohl das Aufbauprogramm wie auch das Trainingsprogramm sind jeweils in 3 Abschnitte unterteilt:
Aufwärmen: Dauer etwa 5 Minuten; Ziel: Einstellung des Körpers auf die nachfolgende Belastung.
Inhalt: gymnastische Übungen im Stand zur Dehnung und Lockerung der Muskulatur, z. B. Rumpfkreisen, Arme und Schultern ausschütteln, Beine ausschütteln, Hüftkreisen, federndes Schwingen aus dem Streckstand, lockeres Gehen mit Armkreisen; Dauer jeweils etwa 30–45 Sekunden.
Lauftraining: Dauer 20–30 Minuten; Ziel: Verbesserung des Herz-Kreislauf-Systems und des Stoffwechsels.
Trainingsabschluß: Dauer etwa 5 Minuten; Ziel: Ausklang, Beruhigung der Körperfunktionen. Inhalt: lockeres Gehen und gymnastische Dehnungs- und Lockerungsübungen (wie beim Aufwärmen).

Schwimmen

Nach wie vor ist Schwimmen die beliebteste Sportart in der Bevölkerung, das zeigen Umfragen über ausgeübte Freizeitsportarten immer wieder. Nach solchen Erhebungen schwimmen etwa 50% aller Bundesbürger. Das ist eine höchst positive Angelegenheit, sollte man meinen. Schließlich hatten die Menschen ja auch noch nie so günstige Gelegenheiten zum Schwimmen wie heute.
Es ist natürlich ein Unterschied, wo man schwimmt oder badet, in einem Hallenbad, auch wenn es über noch so viele Raffinessen verfügt, in einem See oder im Meer. In den Flüssen kann man ja leider wegen der Verschmutzung kaum noch schwimmen.
Die eingangs gemachte Aussage, daß 50 % der Bundesbürger Schwimmen als ihre liebste Sportart nennen, muß ein wenig präzisiert werden. Wenn bei solchen Erhebungen genauer nachgefragt wird, stellt sich heraus, daß ein Großteil der Befragten auch das Badengehen an heißen Sommertagen als Schwimmen einstuft. Auch wenn man sich vielleicht fast nur auf der Liegewiese oder am Strand sonnt und nur gelegentlich ein kurzes Erfrischungsbad nimmt.
Außerdem geht aus diesen Befragungen nicht hervor, wie oft jemand schwimmen oder baden geht. Im Sommer je nach Wetterlage im Freibad alle 14 Tage, mit der Familie in einem Freizeithallenbad am Wochenende oder regelmäßig 2mal in der Woche, unabhängig von der Jahreszeit oder anderen Gegebenheiten.
Während es bei den Sportarten Laufen und Radfahren ziemlich klar ist, worum es geht, ist dies beim Schwimmen oder Baden nicht ganz so eindeutig. Schwimmen ist zu vielseitig, es kann sich dabei um die 4 klassischen Schwimmarten Brustschwimmen, Kraul, Rückenschwimmen und Delphinschwimmen handeln, aber auch

um Tauchen, Kunstspringen, Rettungsschwimmen, Kunstschwimmen, Wassergymnastik oder Spielen im Wasser.
Diese verschiedenen Formen stellen vor allem für Kinder und Jugendliche abwechslungsreiche Möglichkeiten dar. In diesem Ratgeber wird aber nur auf das eigentliche Schwimmen mit seinen 4 Stilarten eingegangen.

Schwimmen als Gesundheitsbrunnen

Die besonderen Wirkungen des Schwimmens beruhen im Unterschied zu anderen Sportarten darauf, daß dieser Sport in einem anderen Medium, im Wasser, durchgeführt wird. Schwimmen ist eine Ganzkörperbewegung mit hoher gesundheitlicher Wertigkeit.
Schwimmen, vor allem das Ausdauerschwimmen, aktiviert und trainiert alle Organsysteme des Körpers.

- Der Aufenthalt im Wasser härtet ab und stärkt das Abwehrsystem gegen Erkältungskrankheiten. Die medizinische Erklärung dafür ist einfach. Aufgrund der hohen Wärmeleitfähigkeit des Wassers – etwa 25mal höher als Luft – gibt der Körper vermehrt Wärme ab, dadurch wird die Wärmeregulation angeregt. Bei vielen Menschen aber ist das System der Wärmeregulation gestört, weil durch Umweltbedingungen und Lebensstil, wie überheizte Räume, Klimaanlagen, Automatisation und Inaktivität, die naturgesetzlichen Reize für die Funktion und Anpassung der Organe fehlen. Folge dieser gestörten Wärmeregulation ist eine erhöhte Anfälligkeit gegenüber Erkältungskrankheiten.
- Der erhöhte Energieverbrauch beim Schwimmen führt zu einer enormen Steigerung und Verbesserung sämtlicher Stoffwechselprozesse in unserem Körper. Es addieren sich die Verbrauchswerte aus der geleisteten Muskelarbeit und aus dem Wärmeverlust des Körpers im Wasser. Einerseits kommt es bereits beim Aufenthalt in einem 25 Grad warmen Wasser zu einem Wärmeentzug, der den Stoffwechsel um bis zu 100 % steigert. Andererseits ist der Energieverbrauch durch die Muskeltätigkeit beim Schwimmen ungleich höher als bei den anderen Sportarten. Dies hängt mit dem Wirkungsgrad zusammen, das ist das Verhältnis zwischen sportlicher Leistung und dem dafür

benötigten Energieaufwand in Abhängigkeit von der Beherrschung der Schwimmtechnik.

Während z. B. beim Laufen der Wirkungsgrad zwischen 20 und 22 % und beim Radfahren zwischen 20 und 25 % liegt, bewegt er sich beim Schwimmen zwischen 0,5 (Schwimmanfänger) und 8 % (Spitzenschwimmer). So kann ein guter Schwimmer 50 m in der Minute mit einem relativ geringen Energieumsatz zurücklegen, während ein ungeübter Schwimmer für die gleiche Strecke in der gleichen Zeit ein Vielfaches dieser Energie benötigt. Der Energieumsatz hängt also nicht nur vom Tempo, sondern wesentlich von der Beherrschung der Technik ab.

Zügiges Schwimmen ist deshalb auch sehr wirkungsvoll zur Vermeidung des Übergewichts, wobei eine Wassertemperatur von 21 – 23 Grad besser ist als 23 – 25 Grad.

- Schwimmen ist eine besonders sinnvolle sportliche Bewegung bei orthopädischen Fehlhaltungen, bei Haltungsschäden, nach Gelenkverletzungen, Zerrungen und bei Muskelschmerzen. Diese positiven Wirkungen für den Bewegungsapparat hat bereits Aristoteles vor 2000 Jahren erkannt, als er die Entlastung des Körpers durch die Tragfähigkeit des Wassers entdeckte. Das Wasser, das vom Körper verdrängt wird, bewirkt einen dieser Wassermenge entsprechenden Auftrieb. Unser Körper wird gleichsam gehoben, wodurch nur noch eine geringe körperliche Last auf den Bewegungsapparat drückt, so daß dieser beim Schwimmen geschont wird.

  Neben Fahrradfahren, bei dem der Sattel einen Großteil des Körpergewichts trägt, ist deshalb auch das Schwimmen für Übergewichtige die beste Sportart.

  Bei orthopädischen Fehlhaltungen muß aber auf den richtigen Schwimmstil geachtet werden. Während das Rückenschwimmen besonders für Haltungsfehler und -schäden geeignet ist, empfiehlt sich das Brustschwimmen nach Kreislaufproblemen oder bei Arthrosen, ausgenommen davon sind Kniegelenkarthrosen. Die Wassertemperatur sollte bei diesem therapeutischen Schwimmen zwischen 23 und 25 Grad liegen.

- Zügiges Schwimmen ist für jedes Alter ein gutes Ausdauertraining. Beim Schwimmen gilt die Forderung »Bewege Dich regelmäßig von 8–80« in besonderem Maß. Schwimmen stärkt das Herz, den Kreislauf und die Atmung. Besonders herausheben möchte ich dabei die Herzfrequenzverlangsamung, die bei ei-

nem 2- bis 3maligen wöchentlichen Schwimmen mit mindestens 50 % Belastungsintensität und einer Dauer von etwa 10 Minuten bereits nach wenigen Wochen auftritt. Diese Anpassungserscheinung ist in erster Linie auf eine vegetative Umstellung und eine damit verbundene Herabsetzung des Sauerstoffbedarfs des Herzens zurückzuführen, wodurch das Herz besser durchblutet und mit mehr Sauerstoff versorgt wird.
- Wenn Schwimmen gesund und jung erhält, liegt das natürlich nicht nur an den medizinisch-biologischen Wirkungen. Schwimmen entspannt und schafft einen wunderbaren Ausgleich zum Alltag. Die Bewegung im wohltemperierten Wasser erfüllt uns mit Wohlgefühl, erhöht das Körperempfinden und macht herrlichen Spaß.

Die verschiedenen Schwimmstile

Es gibt 4 verschiedene Schwimmstile:
- Brustschwimmen,
- Kraulschwimmen,
- Rückenschwimmen,
- Delphinschwimmen.

Das Delphinschwimmen ist für den Untrainierten nicht nur kompliziert, sondern kommt auch als Ausdauerschwimmtechnik nicht in Frage. Deshalb wird nur auf die ersten 3 Schwimmstile bzw. -techniken eingegangen. Für den Methodikunterricht gibt es genügend ausführliche Schwimmbücher. Hier werden nur die wichtigsten Tips vermittelt, mit denen man den eigenen Stil so verbessern kann, daß jedem das Schwimmen auch als Ausdauersportart Spaß macht.

Brustschwimmen

Das Brustschwimmen ist bei uns mit Abstand die populärste Schwimmtechnik; nicht zuletzt deshalb, weil es in den Schwimmbädern und Schulen als erste Technik gelehrt wird. Ob es auch am leichtesten erlernbar ist, weil dabei der Kopf dauernd über Wasser gehalten werden kann, darüber streiten sich die Experten. In den USA ist das Kraulschwimmen am weitesten verbreitet.
Der gesamte Bewegungsablauf des Brustschwimmens setzt sich aus den 5 folgenden Sequenzen zusammen:

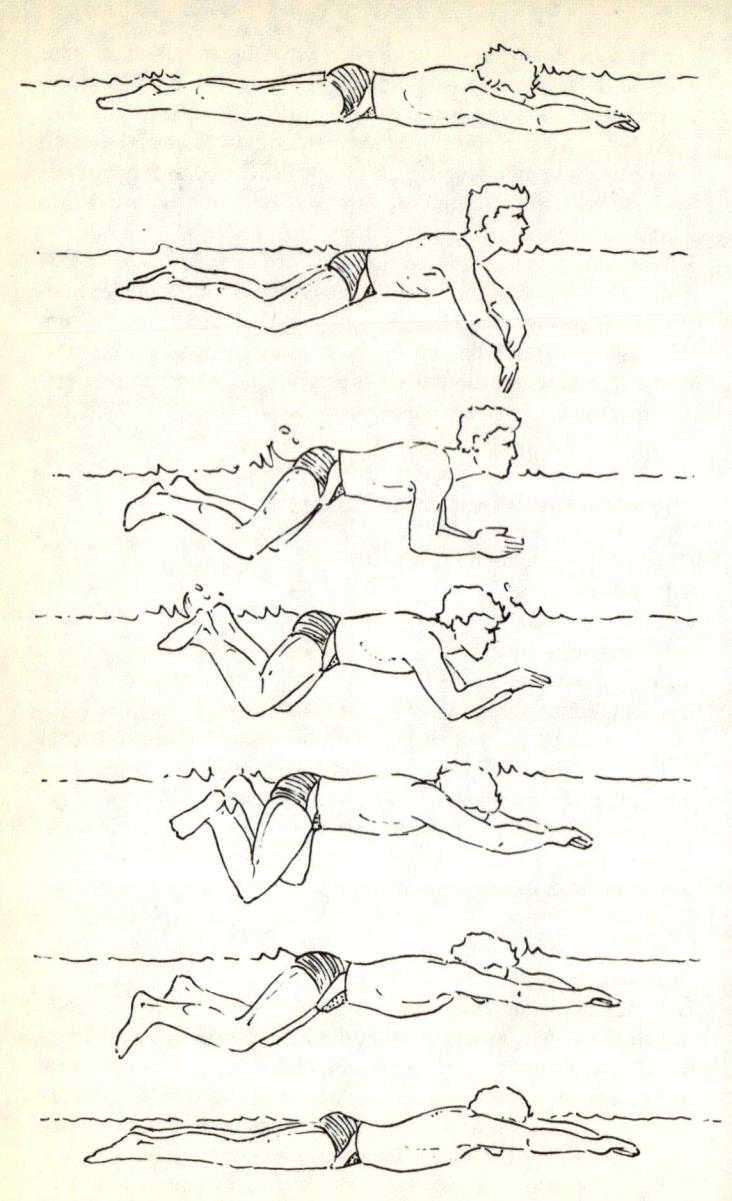

Brustschwimmen

104

- Armzug und einatmen,
- Beine anziehen,
- Arme nach vorne bringen und ausatmen,
- gleichzeitiger Schwung und Schließen der Beine,
- Gleitbewegung.

Beim Armzug werden die Handflächen schaufelartig nach außen gedreht, während die Arme bei gebeugten Ellenbogen nach außen-abwärts ziehen. Die Arme sind bei diesem Zug keinesfalls gestreckt, wie Sie es früher vielleicht einmal gelernt haben. Die relativ starke Ellenbogenbeugung erfordert einige Übung. Der Armzug ist beendet, wenn sich die Arme in Höhe der Schulterlinie und die Hände vor der Brust befinden. Kurz vor Beendigung der Zugphase kann man den Kopf heben und einatmen, denn beim Durchziehen kommt der Oberkörper etwas aus dem Wasser. Der Kopf darf aber nicht zu hoch angehoben werden, weil sonst die Beine zu stark absinken und die Fortbewegung gebremst wird.

Wenn Sie nun die Hände, mit den Zeigefingerkanten aneinandergelegt und dem Handrücken nach oben, wieder nach vorne bringen, tauchen Sie mit dem Gesicht bis zum Haaransatz ins Wasser und beginnen kräftig in das Wasser auszuatmen. Das Ausatmen in dieser Gleitphase ist besonders wichtig, weil nur bei vollständigem Ausatmen die verbrauchte Luft durch neue, sauerstoffreiche ersetzt werden kann und keine zu schnelle Ermüdung eintritt.

Während sich die Hände wiederum nach hinten bewegen, werden die Knie gebeugt und angezogen. Dabei werden die Fußspitzen nach außen gedreht. Nun erfolgt der Rückstoß mit den Beinen. Während dies früher eine Stoßgrätsche war, ähnlich wie sie der Frosch macht, werden bei der Schwunggrätsche die Beine bei hüftbreit gegrätschten Knien in einer runden Bewegung nach außen-hinten geführt, bis sie wieder gestreckt beieinander liegen.

Wenn Sie Ihren Brustschwimmstil ein wenig verbessern wollen, können Sie dies durchaus auch ohne Lehrer oder Trainer tun.

Den *Armzug* können Sie gut im hüfttiefen Wasser üben. Sie stoßen sich vom Beckenrand ab und führen den Armzug in der Gleitlage, ohne Beinbewegung, mehrmals aus.

Die richtige *Beinbewegung* können Sie lernen, indem Sie sich mit beiden Händen an der Überlaufrinne festhalten und dann probieren. Noch besser allerdings klappt die Schwunggrätsche in Bewegung, etwa indem man sich an einem Schwimmbrett oder Ball festhält und übt.

Kraulen

Kraulschwimmen ist der schnellste Schwimmstil. Der gesamte Bewegungsablauf läuft dabei folgendermaßen ab:

- Ein Arm wird aus dem Wasser gehoben und schwingt nach vorne, dabei wird eingeatmet.
- Die Hand taucht zur Zugbewegung ins Wasser, während der Ausführung dieser Zugbewegung erfolgt die Ausatmung; Doppelzugatmung.
- Der Beinschlag wird fortlaufend während der Armbewegung durchgeführt. Auf eine Doppelarmbewegung links/rechts kommen dabei normalerweise 3 Doppelbeinbewegungen links/rechts; Sechserschlag.

Beim Kraulschwimmen haben die *Arme* den größten Anteil an der Fortbewegung. Sie werden in wechselndem Rhythmus aus dem Wasser gehoben, mit hohem Ellenbogen weit nach vorne gebracht und tauchen mit den Fingerspitzen zuerst ein. Wie eine Schaufel wird die offene Hand dicht an der Brust vorbei bis zur Hüfte nach hinten gezogen, wobei der Ellenbogen gebeugt ist. Ein gestreckter Arm während der Unterwasserphase wäre fehlerhaft.

Nach der Zugbewegung wird zuerst der Ellenbogen, dann der ganze Arm aus dem Wasser gehoben und in einem Schwung wieder nach vorne gebracht. In dieser Phase wird eingeatmet. Man dreht dabei den Kopf zur Seite, wodurch eine Bugwelle mit einem Wellental für die Einatmung entsteht. Das Ausatmen erfolgt dann in der gesamten sich anschließenden Zugphase unter Wasser.

Ein ökonomisches und ausdauerndes Kraulschwimmen hängt ganz entscheidend von der richtigen *Atmung* ab. Statt für die Einatmung den Kopf lediglich zu drehen, hebt ihn der Anfänger meist an, wodurch die Beine absinken und der Schwimmer aus dem Rhythmus gerät. Ebenso wichtig ist aber das intensive und kräftige Ausstoßen der verbrauchten Atemluft ins Wasser, um der unverbrauchten, sauerstoffreichen Luft Platz zu machen.

Bei der *Doppelzugatmung* wird nach jedem 2. Armzug, also immer auf der gleichen Seite, eingeatmet. Diese relativ leicht zu erlernende und günstige Doppelzugatmung, auch Zweieratmung genannt, ist die richtige Atemtechnik für den Gesundheitssportler, während kompliziertere Techniken den Wettkampfschwimmern überlassen bleiben sollten.

Der *Beinschlag* ist das Einfachste beim Kraulschwimmen. Die Beine vollführen dabei eine flossenartige Bewegung und schlagen

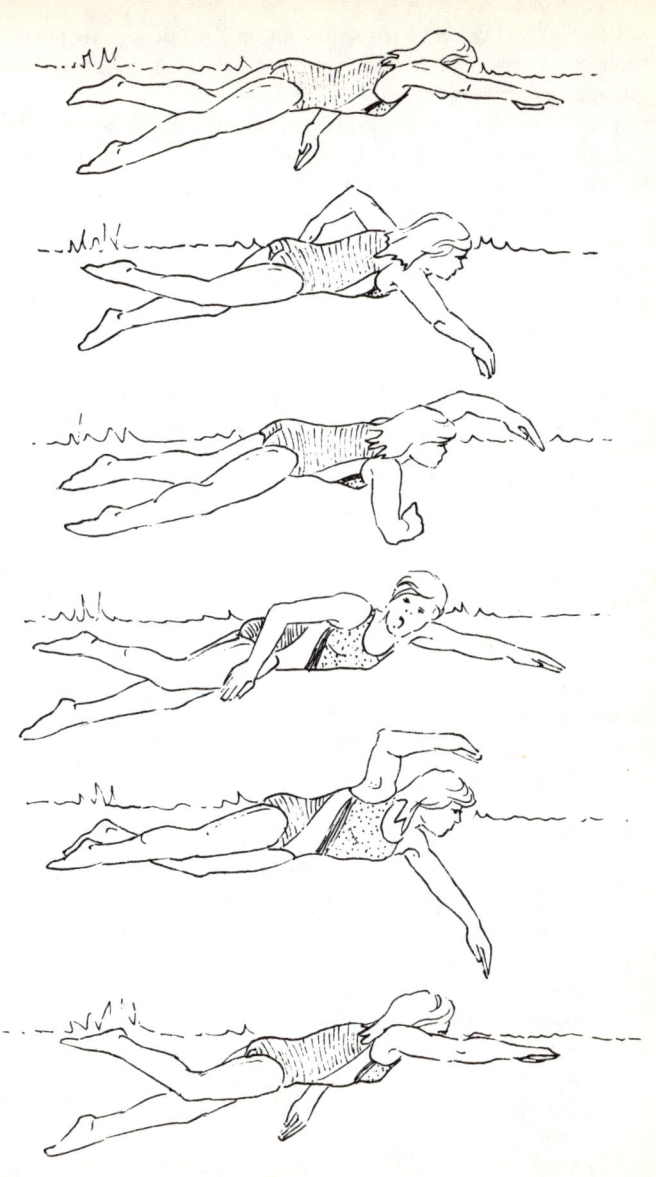

Kraulschwimmen

aus der Hüfte heraus gleichmäßig auf und ab. In der Abwärtsbewegung ist das Bein anfangs gebeugt, Unterschenkel und Füße schlagen kräftig gegen den Wasserwiderstand, wobei die Fußspitzen zur Erhöhung des Antriebs nach innen gedreht werden. Bei der Aufwärtsbewegung wird der Fuß wieder gerade gedreht und das Bein gestreckt. Für den Freizeitschwimmer ist der Sechserrhythmus richtig, auf einen vollständigen Armzug kommen dabei 6 Beinschläge.

Zum Üben und Verbessern der Kraultechnik bieten sich verschiedene Möglichkeiten an. Entweder hängt man sich mit einer Hand in die Überlaufrinne und stützt sich mit der anderen Hand etwa 20 cm darunter an der Beckenwand ab, oder man führt mit einem vorgehaltenen Ball den Beinschlag aus. Dabei wird auch das Aus- und Einatmen geübt. Die Armbewegung können Sie in ähnlicher Weise trainieren, indem Sie einen Fuß in die Wasserrinne bringen, während der andere Fuß abstützt, oder ein Partner gibt Hilfestellung, wobei man unterhalb der Knie zwischen den Beinen festgehalten wird.

Rückenschwimmen

Wer schon etwas älter ist, kennt sicherlich noch das altmodische Rückenschwimmen als »umgekehrtes« Brustschwimmen mit breitem Armzug und Beingrätsche. Dieses Rückenschwimmen ist zwar ganz geeignet, wenn man sich im Wasser mal ein wenig ausruhen oder treiben lassen will – wobei mit den Armen und Händen seitlich einfach etwas gepaddelt wird –, als Schwimmstil für ein Ausdauertraining taugt es aber nicht.

Wenn Sie Ihre Ausdauer verbessern wollen, kommt als Rückenschwimmen allein das *Rückenkraulen* in Frage. Nur bei diesem Schwimmstil ist es möglich, die für ein Ausdauertraining erforderlichen Mindestwerte in der Belastungsintensität und Zeitdauer in ökonomischer Weise, also in einer dem Freizeitsportler zumutbaren Anstrengungsform, zu erreichen.

Die Gesamtbewegung dieses Rückenschwimmens sieht so aus:
- Die gestreckten Arme werden im wechselnden Rhythmus locker und entspannt am Kopf vorbei nach hinten geschwungen und bei offenen Händen zuerst mit der Handkante ins Wasser getaucht.
- Wie Ruderblätter ziehen die Hände dann jeweils bis zum Oberschenkel durch, wodurch der Hauptvorwärtstrieb erzielt wird.

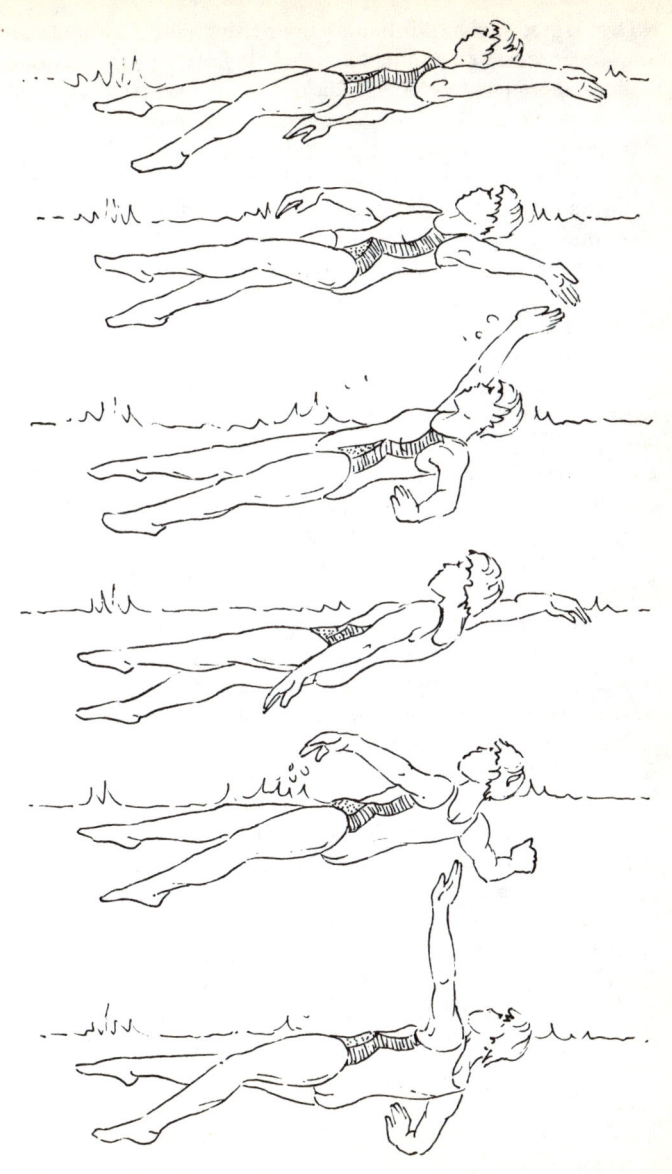

Rückenschwimmen

- Die Armbewegung wird durch das rhythmische Auf- und Abschlagen der Beine unterstützt, wie beim Brustkraulschwimmen, allerdings wegen der Rückenlage in umgekehrter Richtung. Auch hier kommen beim üblichen Sechserschlag 3 Doppelbeinschläge auf einen Doppelarmzug.

Der hauptsächliche Unterschied zum Brustkraul besteht darin, daß Mund und Nase dauernd über Wasser sind, so daß Ein- und Ausatmen keinerlei Schwierigkeiten bereiten. Lediglich beim Zurückschwingen des Armes über den Kopf sollte man den Mund kurz schließen, damit die herunterfallenden Wassertropfen nicht die Atmung stören. Der Gesundheitssportler sollte bei 2 Armzügen links/rechts einmal ein- und ausatmen.

Der beste Vortrieb wird beim Rückenkraul erreicht, wenn der Schwimmer flach und gestreckt im Wasser liegt, also nicht im Wasser »sitzt«, wie es bei Anfängern häufig vorkommt. Die richtige waagrechte Lage haben Sie, wenn Sie in den Himmel oder zur Hallenbaddecke schauen und der Kopf nur so weit aus dem Wasser ragt, daß die Ohren noch im Wasser sind.

Wichtig ist das weite Ausholen mit den Armen über den Kopf nach hinten, wobei das Eintauchen der Hände in Schulterbreite erfolgen sollte. Wenn man nicht in verlängerter Schulterlinie, sondern in einem breiteren Abstand mehr seitlich ins Wasser greift, gerät man leicht in eine unrhythmische und unökonomische Zickzackbewegung, die viel Kraft erfordert. Das weite, aber möglichst parallele Nach-hinten-Führen der Arme erfordert eine gute Beweglichkeit in den Schultern.

Der Beinschlag beim Rückenkraul unterscheidet sich von dem des Brustkraul lediglich durch die umgekehrte Körperlage. Einen guten Antrieb erreicht man, indem beim Abwärtsschlag des Beins der Fuß nach innen gedreht wird, um den Widerstand zu erhöhen.

Die Technik der Armbewegung kann man sehr verbessern, wenn ein Partner in hüfthohem Wasser die gegrätschten Beine festhält. Zur Übung des Beinschlags hält man sich an der Überlaufrinne, der Schwimmbeckenleiter oder an einem Schwimmbrett fest. Beide Arme müssen dabei hinter dem Kopf sein.

Tips zur Sicherheit beim Schwimmen

Zur eigenen Sicherheit sollten Sie diese Ratschläge genauer ansehen und vor allem beherzigen.

- Niemals mit vollem Magen ins Wasser gehen! Der Verdauungsprozeß ist bis zu 2 Stunden nach Einnahme einer Mahlzeit in vollem Gange, Magen und Darm brauchen dazu Blut. Eine beeinträchtigte Blutversorgung kann aber Blutleere im Gehirn, Herzbeschwerden und Muskelkrämpfe hervorrufen.
- Unsinnig ist es auch, erhitzt ins Wasser zu springen, ohne sich vorher abzukühlen. Der Kältereiz führt zu einer Verengung der Blutgefäße, wodurch wiederum der Blutdruck erhöht wird und das Herz stärker arbeiten muß. Der dadurch bedingte vermehrte Sauerstoffbedarf des Herzens kann unter Umständen nicht mehr befriedigt werden, beklemmende Herzschmerzen bis hin zum Angina-pectoris-Anfall können die Folge sein. Das ist auch ein Grund dafür, weshalb Menschen mit vorgeschädigtem Herzen möglichst nicht in Wassertemperaturen unter 23 Grad Celsius schwimmen sollten.
- Bei Sprüngen in unbekanntes oder flaches Wasser kommt es immer wieder zu schlimmen Verletzungen, manchmal sogar mit Todesfolgen. Vor allem Kinder müssen auf diese Gefahrenquelle hingewiesen werden.
- Bei einer Trommelfellverletzung muß das betroffene Ohr vor eindringendem Wasser geschützt werden. Eine dichtsitzende Badekappe oder ein mit Öl getränkter Wattebausch sind dafür gut geeignet. Würde Wasser bis in die Paukenhöhle im Ohr gelangen, könnte es zu Gleichgewichtsstörungen und damit zu einem Orientierungsverlust kommen.
- Kaltes Wasser ist nicht nur für Herzkranke gesundheitsgefährdend. Bei längerem Aufenthalt in zu kaltem Wasser, etwa unter 20 Grad, können Verkühlungen und später rheumatische Erkrankungen auftreten. Kältebedingte Wadenkrämpfe können einen weniger geübten Schwimmer in bestimmten Situationen, etwa auf einem See, in Ertrinkungsgefahr bringen.
- Kinder ziehen sich leichter eine Unterkühlung zu, weil sie im Verhältnis zu ihrem Körpervolumen eine viermal größere Hautfläche haben als Erwachsene. Sie dürfen deshalb auch nicht so lange im Wasser bleiben, so sehr sie auch protestieren.

- Etwas anderes ist es natürlich, wenn Sie sich als Gesunder kurzfristig, etwa beim Wellenspringen, Wassertemperaturen von 16 oder 17 Grad aussetzen. Das durchblutet nicht nur Ihren Körper, sondern ist ein erfrischendes Abhärtungs- und Gesundheitstraining.

Schließlich sei noch auf eine Selbstverständlichkeit hingewiesen, die aber leider immer noch viel zu wenig ernstgenommen wird: Nach dem Schwimmen muß die Badebekleidung gewechselt werden, denn Verkühlungen mit oft gravierenden Krankheiten, z. B. Nierenbeckenentzündungen, können leicht die Folge sein.

Schwimmen als Ausdauersportart

Für das Training der Ausdauer stehen grundsätzlich 2 Verfahren zur Verfügung, die Dauermethode und die Intervallmethode. Bei allen in diesem Ratgeber vorgestellten Ausdauersportarten wird die Dauermethode empfohlen, nur beim Schwimmen weichen wir etwas davon ab. Das hat seinen Grund vor allem in der Trainingsstrecke und der damit zusammenhängenden Motivation.

Während beim Laufen, Radfahren, Wandern, Skilanglauf und Skiwandern, Paddeln und Rudern die Übungs- bzw. Trainingsstrecke so wählbar ist, daß man über eine längere Distanz mit einer Dauer von etwa 20, 30 oder 40 Minuten in einer interessanten und abwechslungsreichen Umgebung trainieren kann, ist regelmäßiges Schwimmen wegen unserer Witterung vorwiegend nur in einem Schwimmbecken oder in der Halle möglich. Einem Anfänger kann man aber nicht zumuten, daß er stur eine Runde nach der anderen im Becken dreht, zumindest nicht in der Aufbauphase des Schwimmtrainings.

Wenn ein gewisser Trainingszustand und damit auch ein hinreichendes Interesse an der Sportart Schwimmen und an der Erhaltung des eigenen Leistungsvermögens geschaffen wurde, nimmt man auch das relativ eintönige Rundendrehen im Schwimmbad in Kauf.

Hinzu kommt noch eine Besonderheit des Schwimmens, die es nicht ratsam erscheinen läßt, den Anfänger mit Dauerschwimmen zu traktieren. Das ist der schlechte Wirkungsgrad beim Schwimmen, wenn Schwimmtechnik und Schwimmstil noch nicht ausgereift sind. Und dies dürfte bei vielen Sportmuffeln häufig der Fall sein. Für eine längere Strecke wird bei der wünschenswerten Belastungsintensität von 130 Pulsschlägen pro Minute eine so hohe Anstrengung abverlangt, daß viele Anfänger aufgeben. Eine angemessene Dosierung der Belastungsintensität gelingt erst, wenn im Laufe des Trainings Können und Leistungsstand zunehmen.

Im Schwimmtraining steht deshalb erst am Ende der Aufbauphase die *Dauermethode,* d. h. das ununterbrochene Schwimmen in einem zeitlichen Umfang von beispielsweise 10 Minuten, wobei die Belastungsintensität während der gesamten 10 Minuten eine Pulszahl von 130 nicht unterschreiten sollte.

Bei der in der Anfangsphase dominierenden *Intervallmethode* erfolgt ein systematischer Wechsel von Belastung und Pause, wobei die Pause die Erholungszeit zwischen 2 Teilstrecken darstellt.

Ein Beispiel: Sie schwimmen 25 m und machen dann eine Pause von etwa 45 Sekunden, schwimmen dann wieder 25 m und pausieren erneut usw. Die Häufigkeit entspricht jeweils dem Trainingsstand. Je nach der Belastung während der Schwimmstrecken und der Länge der Pausen wird die Intervallmethode noch in ein intensives Intervalltraining mit hoher Belastungsintensität (80–90 %) und längeren Pausen sowie ein extensives Intervalltraining mit mittlerer Belastungsintensität und kürzeren Pausen unterteilt.

Das Training nach der extensiven Intervallmethode ist genau das Richtige für den Untrainierten, weil sie eine bestimmte Anzahl kurzer Teilstrecken in ruhiger bis mittlerer Intensität mit Pausen bis zu 45 Sekunden miteinander verknüpft. So macht das Training auch dem Anfänger Spaß und führt doch zum wünschenswerten Leistungserfolg.

Die Pausen zwischen den einzelnen Teilstrecken dürfen allerdings nicht so lange dauern, daß man sich völlig erholt und der Puls wieder den Ruhewert erreicht. Positive Wirkungen im Herz-Kreislauf-System und Stoffwechsel entstehen nur dann, wenn die Pausen unvollständig sind und die Herzfrequenz nur teilweise absinkt. Die Pausenlänge ist dann richtig gewählt, wenn die Pulsfrequenz am Ende der Pause etwa 20 Schläge unter die Trainingspulsfrequenz abgefallen ist. Dazu muß man natürlich immer wieder Pulskontrollen machen. Vielleicht gibt es im Schwimmbad eine große Uhr mit Sekundenzeiger, oder Sie haben eine wasserdichte Armbanduhr.

Als Schwimmstil für Anfänger eignet sich in erster Linie das Brustschwimmen. Als Ergänzung ist ein Wechsel zum Rückenschwimmen mit Brustschwimmbewegungen oder in der Form des Rückenkrauls sinnvoll.

Schwimmprogramme

Zuerst muß herausgefunden werden, mit welcher Belastungsintensität man auf den einzelnen Teilstrecken schwimmen sollte. Diese individuelle, von Ruhepuls und Alter abhängige Trainingspulsfrequenz, kann man in der nachfolgenden Pulsfrequenztabelle ablesen.

Nehmen wir einmal an, Sie sind 47 Jahre alt und haben einen Ruhepuls von 70 Schlägen pro Minute, dann ist die richtige Trainingspulsfrequenz beim Schwimmen 130 Schläge pro Minute. Um die richtige Schwimmgeschwindigkeit und angemessene Belastungsintensität von Puls 130 zu ermitteln, schwimmt man 3mal hintereinander die gleiche Strecke, etwa 25 m, wobei allerdings immer eine Pause von etwa 5 Minuten zur vollständigen Erholung dazwischenliegen sollte.

Im 1. Versuch schwimmen Sie langsam, im 2. mit einer mittleren Geschwindigkeit und im 3. mit zügiger, aber nicht voller Geschwindigkeit. Unmittelbar nach jedem Versuch messen Sie Ihren Belastungspuls.

Beispiel der Belastungsintensität:
    1. Versuch: 90 Pulsschläge,
    2. Versuch: 120 Pulsschläge,
    3. Versuch: 140 Pulsschläge.

Bei diesem Ergebnis ist ein weiterer Versuch erforderlich, bei dem die Schwimmgeschwindigkeit etwas höher als beim 2. und etwas niedriger als beim 3. Versuch sein sollte. Diese Schwimmgeschwindigkeit hat die richtige Belastungsintensität und sollte zukünftig auf den einzelnen Strecken eingehalten werden, damit Sie sich richtig belasten und es Ihrer Gesundheit guttut.

Nachdem Sie Ihre Schwimmgeschwindigkeit ermittelt haben, geht es um die Streckenlängen und die Anzahl der zu schwimmenden Strecken. Trainingsziel sind 15 Minuten Dauerschwimmen, das

Trainingspulsfrequenz beim Schwimmen

Ruhe-Puls-frequenz pro Minute	Alter in Jahren					
	unter 30	30–39	40–49	50–59	60–70	über 70
unter 50	135	135	130	125	120	115
50–59	135	135	130	125	120	115
60–69	140	140	135	130	125	120
70–79	140	140	135	130	125	120
80–89	145	140	135	130	125	120
90–100	145	145	140	135	130	125
über 100	150	145	140	140	135	125

Orientierungswerte für Gesundheitssportler. Bei Ausdauertrainierten sollte die Frequenz um 10 Schläge pro Minute höher liegen.

Sie am Ende des Trainings-Aufbauprogramms erreicht haben sollten.
Die insgesamt zurückzulegende Schwimmstrecke wird allmählich erhöht, indem die einzelnen Teilstrecken von anfangs 12 – 14 m (Schwimmbeckenbreite) auf 25 m (Schwimmbeckenlänge) und dann auf 50 m (2 Schwimmbeckenlängen) verlängert werden. Mit dem Anstieg der Streckenlänge sollte eine Verminderung der Pausenzeiten zwischen den einzelnen Teilstrecken einhergehen, damit eine kontinuierliche Leistungssteigerung erfolgt.
Kann am Anfang des Trainings das zeitliche Verhältnis von Belastung und Pause noch 1:1 sein, sollte sich das Verhältnis mit der Zeit immer mehr zu Lasten der Pausen verschieben. Am Ende des Aufbauprogramms nach 12 Wochen dürfte es niemand schwerfallen, ohne Pause hintereinander 15 Minuten mit dem richtigen Trainingspuls zu schwimmen. Dabei ist es ziemlich egal, mit welchem Schwimmstil Sie schwimmen, aber Häufigkeit, Intensität

und Dauer müssen eingehalten werden. Das nachfolgende Trainingsprogramm ist für Brustschwimmer konzipiert, weil die meisten Gesundheitssportler diesen Stil schwimmen.

Schwimmprogramme

Programm für Anfänger
Dauer: 12 Wochen,
Häufigkeit: mindestens 2- bis 3mal wöchentlich,
Intensität: siehe Pulsfrequenztabelle,
Schwimmstil: Brustschwimmen im Wechsel mit Rückenschwimmen.

1. Woche: 15mal 12 m Teilstrecke in Intervallform 1:1,
Schwimmzeit ohne Pause: 5 Minuten.
2. Woche: 21mal 12 m in Intervallform 1:1,
Schwimmzeit: 7 Minuten.
3. Woche: 21mal 12 m in Intervallform 1:1,
Schwimmzeit: 7 Minuten;
3 Minuten aktive Pause mit langsamen Schwimmen oder Paddeln in Rückenlage;
15mal 12 m in Intervallform 1:1,
Schwimmzeit: 5 Minuten.
4. Woche: 21mal 12 m in Intervallform 1:1,
Schwimmzeit: 7 Minuten;
3 Minuten aktive Pause mit Rückenschwimmen;
15mal 12 m in Intervallform 1:1,
Schwimmzeit: 5 Minuten;
3 Minuten Dauerschwimmen mit Trainingspuls.
5. Woche: 10mal 25 m in Intervallform 2:1,
Schwimmzeit ohne Pausen: 6 Minuten;
3 Minuten aktive Pause mit Rückenschwimmen;
15mal 12 m in Intervallform 1:1,
Schwimmzeit: 5 Minuten;
3 Minuten Dauerschwimmen.

6. Woche: 12mal 25 m in Intervallform 2:1,
Schwimmzeit: 7 Minuten;
3 Minuten aktive Pause mit Rückenschwimmen;
15mal 12 m in Intervallform 1:1,
Schwimmzeit: 5 Minuten;
5 Minuten Dauerschwimmen.
7. Woche: 12mal 25 m in Intervallform 2:1,
Schwimmzeit: 7 Minuten;
3 Minuten aktive Pause mit Rückenschwimmen;
8mal 25 m in Intervallform 2:1,
Schwimmzeit: 5 Minuten;
5 Minuten Dauerschwimmen.
8. Woche: 12mal 25 m in Intervallform 2:1,
Schwimmzeit: 7 Minuten;
3 Minuten aktive Pause mit Rückenschwimmen;
8mal 25 m in Intervallform 2:1,
Schwimmzeit: 5 Minuten;
7 Minuten Dauerschwimmen.
9. Woche: 6mal 50 m in Intervallform 3:1,
Schwimmzeit ohne Pausen 5 Minuten;
2 Minuten aktive Pause mit Rückenschwimmen;
12mal 25 m in Intervallform 2:1,
Schwimmzeit: 7 Minuten;
8 Minuten Dauerschwimmen.
10. Woche: 8mal 50 m in Intervallform 3:1,
Schwimmzeit: 7 Minuten;
2 Minuten aktive Pause mit Rückenschwimmen;
12mal 25 m in Intervallform 2:1,
Schwimmzeit: 7 Minuten;
8 Minuten Dauerschwimmen.
11. Woche: 8mal 50 m in Intervallform 3:1,
Schwimmzeit: 7 Minuten;
2 Minuten aktive Pause mit Rückenschwimmen;
6mal 50 m in Intervallform 3:1,

> Schwimmzeit: 5 Minuten;
> 10 Minuten Dauerschwimmen.
> 12. Woche: 10mal 50 m in Intervallform 3:1,
> Schwimmzeit: 8 Minuten;
> 2 Minuten aktive Pause;
> 12 Minuten Dauerschwimmen.

Programm für Fortgeschrittene
Häufigkeit: mindestens 2- bis 3mal wöchentlich,
Intensität: siehe Pulsfrequenztabelle,
Schwimmstil: Brustschwimmen im Wechsel mit Rückenschwimmen.

> A. 10 Teilstrecken à 50 m in Intervallform mit dem Verhältnis von Belastung und Pause 3:1.
> B. Aktive Pausen von 3 Minuten mit lockerem Rückenschwimmen.
> C. 12 Minuten Dauerschwimmen.
> Wenn Sie diese Anzahl der Teilstrecken verringern, sollten Sie die Zeit des Dauerschwimmens entsprechend erhöhen, so daß die gesamte Belastungszeit von etwa 20 Minuten erhalten bleibt. Beides können Sie natürlich mit der Zeit noch weiter erhöhen, ganz nach Ihrem Interesse und Leistungsvermögen. Der Daueranteil sollte allerdings nicht unter 12 Minuten zurückgehen.

Auch bei der Durchführung dieses Trainingsprogramms muß man darauf achten, daß man sich einschwimmt, also mit ruhigem Schwimmen von ein paar Bahnen auf die spezifischen Bewegungsabläufe vorbereitet.
Gymnastische Dehnungs- und Lockerungsübungen sind, bevor man ins Wasser geht, für das Aufwärmen äußerst sinnvoll.
Am Ende des Trainingsprogramms steht das Ausschwimmen mit gemächlichem Schwimmen einiger Bahnen, um die Körperfunktionen wieder zu den Ruhebedingungen zurückzuführen.

Radfahren

Die Ölpreisschocks und ein erhöhtes Umweltbewußtsein waren die Auslöser für den Trend zum Fahrrad; wie Jogging wurde das Radeln inzwischen zu einer millionenfachen Volkssportbewegung. Aus dem Verkehrsmittel der einfachen Leute von einst wurde ein Massenvergnügen aller Volksschichten.
Fahrradfahren ist nicht nur eine praktische, sondern auch eine höchst gesunde Angelegenheit, die dazu viel Spaß macht.
Ebenso wie jeder laufen kann, so kann eigentlich auch jeder fahrradfahren, das gilt vom 5jährigen bis zum 75jährigen. Es gibt nur wenig Einschränkungen. Im hohen Alter sollte man nur fahren, wenn man sich sehr fit fühlt und äußerst vorsichtig ist. Das Risiko eines Sturzes mit der möglichen Folge eines Knochenbruchs ist zu groß. Wandern, Schwimmen und Laufen sind im höheren Alter sinnvoller. Im Winter oder auf matschigen Wegen ist das Radfahren ebensowenig empfehlenswert wie in sehr gebirgigem Gelände, jedenfalls für den Freizeitsportler.
Folgende Punkte sprechen für das Fahrradfahren:
- Womit sonst sind so schöne Ausflüge in die freie Natur möglich? Eine Radfahrt auf den Deichwegen in Norddeutschland, eine Tour den Rhein entlang, eine Fahrradfahrt im oberbayerischen Voralpenland oder einfach eine abenteuerliche Radtour durch den nahen Stadtwald können ein großes Erlebnis sein.
- Es gibt nur wenig Freizeitsportarten für einen Untrainierten, die so sehr das Gefühl des Dahinfliegens, der Geschwindigkeit, Schnelligkeit und Aktivität vermitteln.
- Radfahren ist eine besonders geeignete Sportart für Übergewichtige. Das Körpergewicht wird vom Sattel getragen, dadurch werden Herz und Kreislauf entlastet, und die Trainingswirkungen durch die Muskelbewegung kommen voll zur Geltung.

- Wenn Sie Probleme mit den Fuß-, Knie- oder Hüftgelenken haben, kann das Fahrradfahren die Gelenke entlasten, während die kräftigen Tretbewegungen den Sehnen, Bändern und Muskeln des Gelenkapparats äußerst guttun.
- Fahrradfahren ist hervorragend als Gemeinschaftssport geeignet. Am Feierabend, Wochenende oder im Urlaub kann man zu zweit, zu dritt oder in einer Gruppe mit Spaß und Unterhaltung die Gegend erradeln. In Form des Radwanderns ist das Fahrradfahren auch ein echter Familiensport.
- Schließlich ist Radfahren auch ein guter Schlankmacher. Wenn Sie etwa bei einem Körpergewicht von 70 kg auf ebener Strecke mit einer Durchschnittsgeschwindigkeit von 20 km pro Stunde fahren, verbrauchen Sie immerhin 570 Kilokalorien. Und je schneller Sie in die Pedale treten, desto mehr nehmen Sie ab.

Fahrrad, Technik und Strecke

Für den Anfang tut es jedes Fahrrad, auch das alte Stahlroß im Keller. Es sollte lediglich funktionieren und verkehrssicher sein. Prüfen Sie also, ob die Schrauben noch festsitzen, Beleuchtung und Bremsen in Ordnung sind, und geben Sie an die Achsen und Tretlager ein wenig Öl mit Entrostermittel.

Wichtig ist, daß die Lenker- und Sattelhöhe stimmen. Wenn Sie auf dem Sattel sitzen, setzen Sie den Fuß mit dem Schuhabsatz auf das Pedal in seiner tiefsten Position. In dieser Stellung muß das Bein völlig gestreckt, das Knie also nicht abgebeugt sein. Bei diesem Test lehnt man sich mit einer Hand an eine Mauer. Der Lenker sollte ein paar Zentimeter niedriger sein als der Sattel. Die Sattelhöhe ist deshalb so wichtig, weil bei längeren Fahrten mit zu tiefem Sattel Muskelschmerzen in den Oberschenkeln entstehen können, in den Waden und zwischen den Beinen, wenn er zu hoch ist.

Eine besonders aufwendige *Bekleidung* benötigt man beim Fahrradfahren nicht. Bei warmer Witterung tun es eine Sporthose oder ein kurzer Rock und ein T-Shirt, eventuell ergänzt durch eine Mütze als Sonnenschutz. In der Übergangszeit sollten allerdings ein leichter Pullover oder eine Trainingsjacke übergezogen werden, weil der Fahrtwind es in sich hat. Wenn es kälter wird, empfiehlt sich ein guter Trainingsanzug, und für regnerisch-windiges

Wetter muß ein wind- und wasserundurchlässiger Anorak bereitgehalten werden. Eine Wollmütze hat sich gerade beim Radfahren wegen des Fahrtwinds bergabwärts bestens bewährt.

Als Freizeitsportler können Sie auf die von Radrennfahrern benutze schwarze Hose verzichten, die eine Sitzfläche aus weichem, nahtlosem Leder hat und ohne Unterwäsche direkt auf der Haut getragen wird. Die Unterhosennähte würden bei längeren Fahrten die Haut aufreiben. Besondere Schuhe benötigen Sie auch nicht, normale Turnschuhe reichen für das freizeitsportliche Fahrradfahren aus. Allerdings sollte die Sohle nicht zu dünn oder sehr weich sein, damit sich der Druck der Pedale auf die ganze Fußsohle verteilt.

Wenn man sich ein neues *Fahrrad* zulegen will, sollten ein paar Kriterien beachtet werden, damit später der Spaß am Radfahren ungetrübt bleibt. Es gibt 3 verschiedene Fahrradtypen:

- das Tourenrad,
- das Klapprad,
- das Rennrad.

Außerdem kommen neuerdings BMX-Crossräder in Mode, sie werden aber in erster Linie von Kindern und Jugendlichen gefahren.

Das **Klapprad** hat zwar gegenüber allen anderen Fahrrädern den Vorteil, daß es durch ein paar Handgriffe leicht zerlegt und deshalb bequem im Kofferraum verstaut werden kann, aber das ist auch fast alles. Die Idee für das Klapprad war eigentlich gut, ist aber bis heute noch nicht richtig gelöst. Die meisten von uns können nicht gleich von der Haustür aus eine Radtour unternehmen. Die Anfahrt zu einem hübschen und interessanten Radweg führt meist durch gefährliche und abgasbelastete Straßen und dauert häufig auch sehr lange. Die Mitnahme des Rades im Auto bis zum eigentlichen Radweg ist durchaus sinnvoll, vor allem am Wochenende, wenn man ein Stück hinausfahren will, um in einer schönen und abwechslungsreichen Landschaft eine Radtour zu machen. Das Klapprad ist dafür aber keine Lösung, denn es ist wegen seiner kleinen Räder und der durch die veränderten Rahmenmaße bedingten ungünstigen Körperhaltung für längere Fahrten nicht geeignet. Das Klapprad taugt allenfalls zu kleinen Einkaufsfahrten, aber dafür kann man auch jedes andere Rad nehmen.

Das **Rennrad** stellt inzwischen ein Meisterwerk an Leichtigkeit und Präzision dar. Die Hauptkennzeichen des Rennrads und des

Halbrenners sind ein besonders leichter Rahmen, Rennlenker, Rennsattel, schmale Reifen, Kettenschaltung mit bis zu 12 Gängen, Leerlauf und Felgenbremsen sowie Pedale mit Rennhaken. Nicht zu vergessen ist der höhere Preis von DM 600,– bis 700,– aufwärts! Mit diesem Hinweis soll das Rennrad keinesfalls abqualifiziert, sondern lediglich richtig eingeordnet werden. Es ist nichts für den Freizeitsportler, sondern nur etwas für den wirklich Radsportbegeisterten!

Bei Jugendlichen spricht eigentlich nichts gegen einen *Halbrenner*. Rennlenker, Rennsattel, Kettenschaltung und die außerordentlich eindrucksvoll aussehende Trinkflasche vermitteln ein »Rennfahrergefühl« und können die Radfahrbegeisterung nur erhöhen! Man sollte lediglich darauf achten, daß die Reifen nicht zu schmal sind, damit bei Familienausflügen auch Fahrten auf Feldwegen noch halbwegs möglich sind. Und natürlich auf den Preis, denn gerade in dieser halben Rennklasse lohnt sich ein Preisvergleich ganz besonders.

Das **Tourenrad** ist das richtige Rad für den Freizeitsportler. Das moderne Tourenrad hat mit dem etwas schwerfälligen und schweren Drahtesel von früher nichts mehr gemein. Es unterscheidet sich oft nicht sehr vom *Sportrad,* deshalb werden häufig beide Begriffe synonym gebraucht. Ein Tourenrad wird dann zum Sportrad, wenn die sportlichen Elemente überwiegen, wenn das Rad z. B. einen ausgesprochenen Sportlenker und Sportsattel hat, eine über die 3-Gang- hinausgehende Mehrfachschaltung, nur Felgenbremsen oder schmalere Reifen. Die Hauptcharakteristika eines Tourenrads sind leicht zu erkennen.

- Die richtige Rahmenhöhe ist bei Touren- und Sporträdern durch die Norm vorgegeben. Herrenräder haben eine Rahmenhöhe von etwa 57 cm und Damenräder etwa 52–55 cm, dabei wird von der Tretlagerachse bis zum oberen Rand des Sattelrohrs gemessen. Lediglich bei Rennrädern wird die Rahmenhöhe genau auf den Fahrer abgestimmt.
- Der Sattel muß bequem, aber nicht zu breit sein, weil sonst die Oberschenkel- und Gesäßmuskeln bei ihrer Arbeit beeinträchtigt werden.
- Beim Lenker sollten Sie darauf achten, daß er etwa schulterbreit ist. Nach unten gebogene Lenker sind nur etwas für Rennmaschinen. Ob Sie einen waagerechten Sportlenker wählen oder einen nach oben gebogenen »Gesundheitslenker«, ist fast

schon Geschmackssache. Beim Gesundheitslenker muß man den Rücken nicht so stark krümmen, das ist bei längeren Fahrten natürlich sehr angenehm.
- Für den Freizeitsport hat sich die 3-Gang-Schaltung in der Nabe am besten bewährt. Sie reicht für den Radwanderer völlig aus und ist nicht so aufwendig wie eine Kettenschaltung. Ganz sollte man auf eine Gangschaltung nicht verzichten, denn bei Steigungen sind die 3 Gänge eine ganz schöne Dosierungshilfe.
- Die Reifen dürfen nicht zu schmal sein, damit man auch auf unbefestigten Wald- oder Feldwegen fahren kann. Bei den breiten bis mittleren Reifen des Tourenrads sind Schlauch und Reifen getrennt, nur die schmalen Reifen der Rennräder sind schlauchlos. Bei der Reifengröße empfehlen sich die 28-Zoll-Räder. Außerdem würde ich Ihnen auf jeden Fall zu rostfreien Speichen und Felgen raten. Sie haben sich sehr bewährt und sind heute leicht gegen einen geringen Aufpreis zu erhalten.
- Bei den Bremsen werden zunehmend Felgenbremsen mit Leerlauf angeboten. Rücktrittbremse hinten und Felgenbremse vorne sind beim Tourenrad das Vernünftigste und Robusteste.
- Wichtig ist noch, daß ein Rad nicht zu schwer ist. Moderne Tourenräder sind heute schon bis auf ein Gewicht von 12–13 kg »abgemagert«. Das ist ein nicht zu unterschätzender Vorteil für den Radwanderer, denn das Fahrrad muß immer mal wieder angehoben und ein kleines Stück getragen werden.

Technische Aspekte beim Fahrradfahren

Was nützt das beste Fahrrad, wenn man über keinerlei Technik verfügt und sich mühsam abquälen muß. Es gibt zwar nicht allzu viele technische und stilistische Tricks, aber ihre Kenntnis und Anwendung erleichtern das Radfahren auch in schwierigen Situationen, erhöhen den Fahrgenuß und bewahren davor, daß man das Fahrrad bald wieder in die Ecke stellt.
Auf die richtige Sattel- und Lenkerhöhe wurde schon hingewiesen. Damit kann man verhindern, bei längeren Fahrten wegen fehlerhafter Sitzposition und der damit verbundenen ungünstigen Hebelverhältnisse in den Beinen schnell zu ermüden. Bei den Tretbewegungen sollte der Oberkörper ruhig gehalten werden, nur die Beinmuskulatur arbeitet.

Getreten wird mit dem Fußballen, weil er die eingesetzte Kraft am besten überträgt.
Bei den Gängen sollte bei der empfohlenen 3-Gang-Nabenschaltung der 2. Gang der Normalgang sein, während der 3. Gang auf einer längeren Ebene, der 1. Gang bei ansteigendem Gelände eingesetzt wird. Der 3. Gang sollte wirklich nur benutzt werden, wenn die Tretbewegung nicht zu mühsam wird und die Fahrt schön flüssig bleibt. Um den Bewegungsfluß zu erhalten, sollte man beim Bergfahren rechtzeitig auf den kleineren Gang umschalten. Bei einem längergezogenen oder steilen Anstieg muß der Radfahrer aus dem Sattel. Er »steht« dann in den Pedalen und fährt im sogenannten *Wiegetritt,* wobei das Fahrrad jeweils zur entgegengesetzten Seite gekippt wird und das Körpergewicht durch Körperverlagerung die Tretarbeit unterstützt. Mit einem flüssigen Wiegetritt können auch längere Steigungen kräftesparend bewältigt werden.
Wenn Sie schon etwas älter sind, beispielsweise über 50 Jahre, brauchen Sie sich den Wiegeschritt nicht unbedingt anzueignen. Sie fahren in normaler Sitzposition einen Anstieg so weit hinauf, wie mit einer gewissen Anstrengung möglich ist, dann steigen Sie ab und schieben das Rad ein wenig. Denn auch beim Gesundheitssport Fahrradfahren gilt: Wenn es zu anstrengend wird, muß man langsamer werden!
Beim Bergabfahren sollte man möglichst gleichmäßig, also nicht ruckartig, bremsen, wobei Hinterrad- und Vorderradbremse zusammen benutzt werden. Wenn Sie nur die Rücktrittbremse nehmen, verlängert sich der Bremsweg, und bei einer plötzlich notwendigen Bremsung rutscht das Hinterrad weg. Dies kann vor allem bei nassen Straßen leicht passieren. Und daß Sie nicht nur die Vorderradbremse einsetzen, versteht sich wegen der Überschlaggefahr von selbst!
Beim Kurvenfahren muß immer das innenliegende Pedal hochstehen, damit es nicht am Boden streift, also: Linkskurve – linkes Pedal oben, Rechtskurve – rechtes Pedal oben. Normalerweise werden Gesundheitssportler ohnehin nicht mit einer so großen Geschwindigkeit durch die Kurven rasen, daß diese Gefahr auftritt.
Der Radsport ist als regelmäßiges Ausdauertraining nur sinnvoll, wenn folgende Voraussetzungen gegeben sind:
- Die Fahrtstrecke sollte leicht erreichbar sein, in etwa 5–10 Mi-

nuten. Die wenigsten nehmen einen aufwendigen Transport des Fahrrads mit dem Pkw bis zum eigentlichen Fahrtweg in Kauf.
- Die Fahrtstrecke darf nicht zu viele und zu hohe Steigungen aufweisen.
- Die Fahrtstrecke sollte einen Rundkurs bilden, so daß man am Ende wieder zum Ausgangspunkt zurückkehrt.
- Die Fahrtstrecke sollte hauptsächlich über befestigte Wege durch Felder, Wälder und Wiesen führen und wegen der Unfallgefahr und der schädlichen Autoabgase nur wenigbefahrene Straßen berühren.
- Die Fahrtstrecke sollte durch eine abwechslungsreiche Landschaft führen und variabel sein.

Aber auch wenn diese Voraussetzungen nicht vorliegen, brauchen Sie keineswegs auf das Fahrradfahren zu verzichten. Abgesehen davon, daß Sie bei vielen Alltagsbeschäftigungen, wie Fahrten zur Arbeitsstätte, zum Einkaufen um die Ecke, zum Besuch von Veranstaltungen usw., Ihr Stahlroß benutzen können, wird das Fahrrad vor allem für 2 Gelegenheiten empfohlen:

- Am Wochenende zu einer Radwanderfahrt in einer hübschen Umgebung, für die sich auch eine etwas aufwendigere An- und Abfahrt mit Pkw und Dachgepäckträger lohnt. So ein Wochenendausflug mit der Familie oder mit Freunden per Rad ist auch deshalb ein unvergeßliches Erlebnis, weil man mit dem Rad in 4 oder 5 Stunden eine wesentlich größere Strecke zurücklegen kann als zu Fuß. Außerdem sind Kinder und Jugendliche erfahrungsgemäß viel eher zum Radeln als zum Wandern zu bewegen. Besorgen Sie sich dafür eine übersichtliche Wegekarte, auf der auch die Radfahrwege gut markiert sind.
- Im Urlaub, der durch regelmäßige Fahrradausflüge nur bereichert werden kann. Natürlich setzt dies voraus, daß man den Urlaub an einem entsprechend geeigneten Ort verbringt und in einer Jahreszeit, die nicht zu heiß ist. In der Bundesrepublik Deutschland stellen sich die Feriengebiete zunehmend auch auf Urlaubsgäste ein, die in den Ferien ausgiebig radeln möchten. Für solch einen Fahrradurlaub sind vor allem »mittlere Lagen« und natürlich die Nord- und Ostseeküstengebiete sowie die Nordseeinseln geeignet.

Radfahrprogramme

Programm für Anfänger
Dauer: 12 Wochen,
Häufigkeit: mindestens 2- bis 3mal wöchentlich,
Intensität: siehe Pulsfrequenztabelle,
Fahrtroute: möglichst ebene Strecke.

1. Woche:	30 Minuten mit einem Tempo wie bei einer längeren Radtour.
2. Woche:	30 Minuten mit Tempo »Radtour«, wobei 2 – 3 Phasen à 5 Minuten mit etwas erhöhtem Tempo eingeschaltet werden.
3. und 4. Woche:	Radtourtempo und Trainingstempo (»Puls 130«) im Wechsel: 10 Minuten Radtourtempo, 3 Minuten Trainingstempo, 5 Minuten Radtourtempo, 3 Minuten Trainingstempo, 10 Minuten Radtourtempo.
5. und 6. Woche:	Radtourtempo und Trainingstempo im Wechsel: 10 Minuten Radtourtempo, 5 Minuten Trainingstempo, 5 Minuten Radtourtempo, 5 Minuten Trainingstempo, 5 Minuten Radtourtempo.
7. und 8. Woche:	Radtourtempo und Trainingstempo im Wechsel: 5 Minuten Radtourtempo, 8 Minuten Trainingstempo, 5 Minuten Radtourtempo, 8 Minuten Trainingstempo, 5 Minuten Radtourtempo.
9. und 10. Woche:	Radtourtempo und Trainingstempo im Wechsel: 5 Minuten Radtourtempo, 10 Minuten Trainingstempo,

> 5 Minuten Radtourtempo,
> 10 Minuten Trainingstempo,
> 5 Minuten Radtourtempo.
> 11. und 12. Woche: Radtourtempo und Trainigstempo im Wechsel:
> 5 Minuten Radtourtempo,
> 20 Minuten Trainingstempo,
> 5 Minuten Radtourtempo.

Programm für Fortgeschrittene
Häufigkeit: mindestens 2- bis 3mal wöchentlich,
Intensität: siehe Pulsfrequenztabelle.

> Radfahrtraining von 20 Minuten, wobei sich die Belastungsdauer je nach individuellem Interesse und Leistungsvermögen auf 30, 40 oder mehr Minuten erhöhen kann und in eine Phase der Stabilisierung einmünden sollte, die dann beibehalten wird.

Zum Fortgeschrittenenprogramm, das Sie nach Absolvierung des 3monatigen Anfänger-Aufbauprogramms in einem zeitlichen Umfang von mindestens 20 Minuten durchführen sollten, kommen jeweils 5 Minuten »Einfahren« zur Erwärmung und 5 Minuten »Ausfahren« am Ende. Jede Trainingseinheit Ausdauer-Radfahren umfaßt also insgesamt ½ Stunde.

Bei 3 Trainingseinheiten pro Woche, beispielsweise montags, mittwochs und samstags, wären das insgesamt etwa 1½ Stunden Zeitaufwand für Ihre Gesundheit, der Ihrem Zeitbudget sicherlich zumutbar ist.

Wenn Sie diese 20 Minuten im Trainingstempo, also mit einer Pulsfrequenz von ca. 130 Schlägen pro Minute, mindestens 2mal pro Woche absolvieren, erzielen Sie auf die Dauer einen recht positiven Effekt für Ihre Gesundheit. Noch besser werden Leistungsfähigkeit und Gesundheitszustand allerdings, wenn man ein 3maliges Fahrradtraining schafft, also zweimal während der Woche und zusätzlich noch einmal am Wochenende. Das Wochenendtraining kann man dabei gut in eine längere Radtour »einpacken«, wobei immer mal wieder kürzere Strecken schneller gefahren oder Steigungen ohne abzusteigen bewältigt werden. In solchen Phasen sollte Ihr Puls dann mindestens eine Frequenz von 130 pro Minute erreichen. Genauere, für Sie gültige Werte entnehmen Sie der folgenden Tabelle:

Trainingspulsfrequenz beim Radfahren

Ruhe-Pulsfrequenz pro Minute	Alter in Jahren					
	unter 30	30–39	40–49	50–59	60–70	über 70
unter 50	140	140	135	130	125	120
50–59	140	140	135	130	125	120
60–69	145	145	140	135	130	125
70–79	145	145	140	135	130	125
80–89	150	145	140	135	130	125
90–100	150	150	145	140	135	130
über 100	155	150	145	145	140	130

Orientierungswerte für Gesundheitssportler. Bei Ausdauertrainierten sollte die Frequenz um 10 Schläge pro Minute höher liegen.

Das Anfängerprogramm ist so konzipiert, daß man jeweils in den Pausen der Radtourtempophasen die Möglichkeit zum Pulsmessen hat. Eine gelegentliche Kontrollmessung während der Trainingseinheiten ist sinnvoll.
Wer niemanden aus der Familie, keinen Freund, keine Freundin oder Bekannte zum Mitfahren überreden kann, aber nicht gern allein mit dem Rad seine Runden drehen möchte, sollte beim

Bund Deutscher Radfahrer, DSB, Postfach, 6000 Frankfurt am Main, anfragen, wo ein »Radfahrtreff« besteht. Es gibt nicht nur Lauftreffs für Laufbegeisterte, sondern inzwischen auch eine ganze Anzahl von Radfahrtreffs für Fahrradbegeisterte, die lieber mit anderen zusammen radeln. Diese Radfahrtreffs werden von Radsportvereinen an bestimmten Tagen regelmäßig während der Sommermonate veranstaltet und sind besonders für Anfänger geeignet. Das gemeinsame Fahrradfahren erleichtert das Training, es ergeben sich interessante Kontakte, und die Teilnehmer erhalten vom ausgebildeten Radsport-Übungsleiter wertvolle Tips zu Fragen der Ausrüstung, Bekleidung und Ernährung.

Streckenführung und Fahrgeschwindigkeit werden der Leistungsfähigkeit der einzelnen Gruppen angepaßt. Radfahrtreffs werden zunehmend auch für besondere Zielgruppen organisiert, z. B. für Hausfrauen und Senioren; sie können dann auch vormittags durchgeführt werden. Die Geschwindigkeit richtet sich immer nach dem leistungsschwächsten Teilnehmer der Gruppe, denn auch im Fahrradtreff steht nicht der Leistungsaspekt, sondern das gesundheitliche Sporttreiben mit Spaß, Ausgleich und Geselligkeit im Vordergrund.

Skilanglauf und Skiwandern

Kennen Sie etwas Erfrischenderes, Belebenderes und Ausgleichenderes, als durch eine tiefverschneite Winterlandschaft zu gleichten? Wenn dann noch die Sonnenstrahlen im Schnee glitzern und die reine Luft des Winterwaldes die Lungen durchströmt? Wer hat sonst noch einen so intensiven Kontakt mit der Natur wie der Skilangläufer, insbesondere, wenn er die Loipe verläßt und seine Spur durch den unberührten Schnee zieht?

Jede der hier vorgestellten Ausdauersportarten entfaltet ihre vollen Reize und Wirkungen erst in der freien, unzerstörten Natur. Dazu gehört das Laufen im weichen Sand am Meer, Schwimmen in einem ruhigen See, Radfahren auf endlosen Deichwegen, Paddeln entlang eines romantischen Flußlaufs oder Wandern in einer Schwarzwaldlandschaft. Das sind besondere Höhepunkte, die aus dem Alltag des Freizeitsportlers herausragen. Beim tagtäglichen Training muß sich der Gesundheitssportler mit weniger aufregenden Sportstätten begnügen. Gelaufen wird auf dem Sportplatz oder auf dem Waldweg am Stadtrand, geradelt wird auf einem Feldweg oder am Flußufer, geschwommen wird im Hallen- oder Freibad, gepaddelt wird auf einem Baggersee oder Flußseitenarm, gewandert wird in der näheren Umgebung.

Beim Skilanglauf und Skiwandern ist das anders! Diese Sportart kann man nur in einer natürlichen Umgebung und in schneebedeckter freier Natur mit Hügeln und Bergen regelmäßig ausüben.

Sicherlich, in strengen Wintern ist Skilanglauf auch in den Flachlandgebieten Norddeutschlands praktizierbar, aber wann hält die dafür erforderliche Schneedecke schon mal länger als 2 oder 3 Wochen vor? Und wo sind die auch für das Skilanglaufen und Skiwandern so attraktiven Hügel und Berge?

Die besonderen Merkmale dieser Sportart, Schnee und Skilandschaft, sind zugleich ihre Stärken und Schwächen. Skilanglauf und Skiwandern sind eine jahreszeitgebundene Sportart und können deshalb nie die einzige Ausdauersportart sein. Sie sollten immer nur ergänzend zu einer anderen Ausdauersportart herangezogen werden.

Skilanglauf ist Gehen, Laufen, Gleiten, Steigen und Abfahren im Schnee, aber auch Genießen und Erleben einer verzauberten Winterlandschaft. Der hier vorgeschlagene Skilanglauf hat nur wenig gemein mit dem Langlauf bei Wettkämpfen, den man z. B. aus dem Fernsehen kennt. Von den Grundtechniken abgesehen, sind der Skilanglauf für den Gesundheitssportler und für den Leistungssportler zwei völlig verschiedene Dinge. Der eine läuft Ski, um sich zu entspannen, zu erholen und auch ein wenig fit zu werden, für den anderen steht die Wettkampfleistung im Mittelpunkt. Um diese zwei Welten des Sports auch im Skilanglauf deutlich zu machen, wird zum gesundheits- und freizeitorientierten Skilanglauf auch *Skiwandern* gesagt. In diesem Buch werden beide Begriffe weitgehend synonym gebraucht, das heißt, Skilanglauf und Skiwandern ist ein- und dasselbe. Skilanglauf sollte immer auch Skiwandern sein, entweder in oder außerhalb der vorgespurten Bahn, der Loipe. Der einzige Punkt, in dem sich der Skilangläufer vom Skiwanderer unterscheidet, ist ein klein wenig mehr Anstrengung. Sein Puls kommt auf etwa 130, während der Nur-Skiwanderer langsam durch die Landschaft zieht. Auf den folgenden Seiten wird der Begriff Skilanglauf verwendet, gemeint ist damit Skiwandern mit einem Ausdauereffekt.

Skilanglauf fördert die Gesundheit

- Skilanglauf eignet sich für Kinder ebenso wie für ältere Menschen und ist in jedem Alter leicht erlernbar. Es ist ein idealer Familiensport, denn die Belastung läßt sich so gut dosieren, daß der 7jährige mit dem 70jährigen bei einer Skiwanderung mithalten kann.
- Skilanglauf ist ein vorzüglicher Ausgleichssport in einer noch weitgehend unzerstörten Natur. Wer aktive Gesunderhaltung, Erholung und Entspannung in natürlicher Umgebung sucht, dem bietet sich das Skilanglaufen in der reinen Winterluft gera-

dezu an. Naturerlebnis, Beschaulichkeit und körperliche Betätigung lassen sich zwanglos miteinander verbinden.
- Nicht nur die leichte Erlernbarkeit, sondern auch die geringe Verletzungsquote machen den Skilanglauf besonders attraktiv für die Menschen, die am Wochenende oder im Urlaub gerne einen Sport im Schnee ausüben möchten. Während die Verletzungs- und Unfallquote im alpinen Skilauf mit zu den höchsten aller Sportarten gehört, sind Sportverletzungen beim Skilanglauf äußerst selten.
- Aus medizinischer Sicht gibt es, vom richtig dosierten Laufen abgesehen, keine andere Sportart, die so wertvoll für Herz, Kreislauf, Atmung, Stoffwechsel und die Körpermuskulatur ist wie der Skilanglauf. Gegenüber dem Laufen hat die Bewegung auf Langlaufskiern aber noch den Vorteil, daß die gesamte Rumpfmuskulatur, insbesondere die Rücken-, Bauch- und Schultermuskulatur, beansprucht wird. Das Gleiten auf Skiern ist außerdem schonend für die Knochen, Sehnen und Gelenke des Bewegungsapparats. Als »Wirbelsäulengymnastik« kann Skilanglaufen sogar dazu beitragen, daß sich länger anhaltende Beschwerden im Bereich der Wirbelsäule bessern.
- Die gute individuelle Dosierbarkeit der Belastung reiht das Skilanglaufen auch in die Rehabilitationssportarten für kranke, vor allem Herz-Kreislauf-geschädigte Menschen ein. Das Tempo und damit die Anstrengung kann man leicht so bestimmen, daß die optimalen Belastungswerte für den Organismus gut herausgefunden und eingehalten werden können.
Skilanglauf wird deshalb in zunehmendem Maße in vielen Kurzentren und Sanatorien als Therapie durchgeführt. Der Energieverbrauch beläuft sich beim Skilanglauf wie beim Laufen je nach Anstrengung auf etwa 400–700 Kilokalorien und kann deshalb auch etwas zum Abnehmen beitragen.
- Das Skilanglaufen ist auch ein Paradebeispiel für eine Lifetime-Sportart. Es ist ein ganzes Leben lang durchführbar, für jung und alt geeignet, muß nicht permanent geübt werden und wird praktisch nie verlernt. Man muß weder sportlich talentiert noch besonders konditionsstark oder trainiert sein.
- Schließlich ist das Skilanglaufen im Vergleich zum Abfahrtslauf keine teure Skisportart. Man braucht an keinem Lift Schlange zu stehen, und genügend Loipen gibt es inzwischen überall.

Die richtige Skiausrüstung für Gesundheitssportler

Der Skilanglauf hat in den letzten Jahren einen geradezu boomartigen Aufschwung erlebt und ist inzwischen schon beinahe zu einem Volkssport geworden. Entsprechend groß ist das Angebot an Langlaufskiern, Bindungen, Stöcken, Schuhen, Bekleidung und Zubehör, das in den Sportgeschäften, Kaufhäusern und Supermärkten auf Käufer wartet. Nicht nur der Anfänger, auch ein fortgeschrittener Skilangläufer, der seine Ausrüstung ergänzen oder vervollständigen will, ist deshalb für eine vernünftige Kaufentscheidung häufig überfordert. Die folgenden Hinweise zur Ausrüstung sollen Ihnen bei der Wahl helfen. Außerdem kann man sich im Fachhandel von ausgebildeten Spezialkräften beraten lassen. Wie bei vielen Anschaffungen gilt auch hier: Eine gute Ausrüstung kann durchaus preiswert sein.

Skilänge, Skibreite, Skispannung
Für die Bestimmung der Länge gibt es eine einfache Faustregel: Körpergröße plus 25–30 cm. Will man die Skilänge ganz genau festlegen, sollte die Mittelhand des nach oben gestreckten Arms die Skispitze des senkrecht aufgestellten Skis erreichen. Für Anfänger, Frauen und ältere Personen 5–10 cm weniger.
Bezüglich der Skibreite gibt es 4 Hauptgruppen, auf die sich die Skihersteller inzwischen geeinigt haben: L, W, A, S.
Sie müssen sich überlegen, wozu Sie den Ski brauchen!
- Freizeitsport, Gesundheitssport: Skityp L + A.
- Wandern in gespurten Loipen: Skityp L.
- Wandern in ungespurten Loipen: Skityp W.
- Sportliches Training: Skityp S + A.
- Leistungssport, Wettkampf: Skytyp S.

Welcher Skityp ist der richtige für Sie?
- Skityp L: für den ungeübten Skiläufer und Skiwanderer in der Loipe.
- Skityp A: für den fortgeschrittenen Läufer, der jedes normale Skilanglaufgelände beherrscht.
- Skityp W: für den Skiwanderer, auch außerhalb gespurter Loipen.
- Skityp S: für den sportlichen, stilistisch perfekten Skiläufer.

Entscheidendes Kriterium für die Typeneinteilung ist die Skibreite, die neben der Lauffläche und Länge ganz wichtig für die Skiwahl ist.

Für Anfänger und bereits etwas fortgeschrittene Läufer, die Skilanglauf als Freizeitvergnügen betreiben und dabei auch ihre Gesundheit und Ausdauer stärken wollen, kommen nur die Skitypen L oder A in Frage. Sie haben eine Breite von 47–50 mm (A-Typ) bzw. 50–55 mm (L-Typ). Während die Rennskier mit einer Breite von 44–46 mm natürlich nur den Spitzenläufern vorbehalten bleiben, sind die 55–60 mm breiten Wanderskier vor allem für Skiwanderer geeignet, die vornehmlich abseits der präparierten Loipen im ungespurten Schnee wandern wollen.

Grundsätzlich gilt: Je besser und schneller Sie laufen, desto schmaler sollte der Ski sein. Die schmaleren Skier gleiten leichter in den vorbereiteten Loipen, machen aber in tieferem Schnee eine größere Spurarbeit erforderlich. Andererseits sind die ganz breiten Langlaufskier mit 60 mm Breite zwar gut für das Wandern geeignet, aber ungünstiger zum Fahren in der Loipe.

Deshalb sollten Sie als Anfänger eine Skibreite zwischen 50 und 55 mm wählen, damit Sie einerseits zwar die gespurte Bahn verlassen können, um hin und wieder geruhsam zu wandern, andererseits aber auch in der gespurten Loipe gut vorankommen.

Das Fahren in der Loipe ist deshalb so wichtig, weil richtig dosierter Ausdauersport mit einer gleichmäßigen, optimalen Belastung für das Herz- und Kreislaufsystem nur in der gespurten Bahn möglich ist. Mit zunehmendem Können und Leistungsvermögen werden Sie sowieso zu Skiern mit einer Breite von 47–50 mm (A-Typ) greifen, denn je rhythmischer der Bewegungsstil wird, desto wichtiger sind schmale Skier, mit denen man locker und elegant in den Loipen dahingleiten kann.

Ein wichtiger Gesichtspunkt beim Skikauf ist auch die Skispannung bzw. Tritthärte, die dem Körpergewicht angepaßt sein soll. Als Faustregel gilt: Schwere Läufer – mehr Mittelspannung, leichte Läufer – weniger Mittelspannung. Skier haben dann die richtige Spannung, wenn man auf den Skiern stehend ein Blatt Papier unter den gleichmäßig belasteten Brettern noch hin- und herbewegen kann.

Wachs- oder Nowaxski

Die Entwicklung der Nowaxskier hat inzwischen einen so hohen Stand erreicht, daß für den Freizeit- und Gesundheitssportler lediglich ein Skityp in Frage kommt: der Nowaxski. Der herkömmliche Wachsski ist nur etwas für Könner und Profis.

Das Wachsen ist zwar keine allzu große Kunst, aber wegen des damit verbundenen Aufwands nur etwas für ausgesprochene Langlauffans oder Rennläufer. Das Problem ist die richtige Wachsmischung, mit der man zugleich optimal gleiten, ansteigen und abfahren kann. Je nach Schneeart, Schneefeuchtigkeit und der mit einem Thermometer gemessenen Schneetemperatur wird aus einem Sortiment von mehreren Hartwachsen und Klister die richtige Wachssorte zusammengestellt und nach einem Spezialverfahren auf die Laufsohle des Skis aufgetragen. Wenn Ihr Skilanglauf-Können so weit entwickelt ist, daß Sie zu einem Wachsski greifen, sollten Sie sich in der entsprechenden Spezialliteratur informieren.

Für den Gesundheits- und Freizeitsportler ist also der Nowaxski angebracht. Allerdings gibt es verschiedene Ausführungen hinsichtlich der eingearbeiteten Steighilfen. Ob man Skier mit Schuppen, eingefrästen Stufen oder aufgeklebten Fellstreifen wählt, ist Geschmackssache. Die Entwicklung auf diesem Gebiet ist aber noch nicht abgeschlossen. Die heute angebotenen Nowaxskier haben jedenfalls einen Stand erreicht, der kaum einen Wunsch des Freizeitsportlers offenläßt.

Welche Lauffläche der Nowaxski auch immer hat, ganz ohne Wachs geht es auch bei ihm nicht. Wollen Sie die Gleit- und Laufeigenschaften optimal nutzen, müssen Sie die Laufflächen mit Gleitwachs präparieren. Das geht ganz einfach mit einem handelsüblichen Wachsspray. Die richtige Bindung, gute Schuhe, passende Stöcke und eine sinnvolle Kleidung ergänzen die Skilanglaufausrüstung.

Das Bindung-Schuh-System
Bindung und Schuhe bilden beim Skilanglauf eine Einheit, die nicht beliebig variierbar ist. Sie sollten deshalb immer beides zusammen kaufen.

Inzwischen haben sich die Hersteller bei den *Bindungen* auf normierte Systeme festgelegt. Je nach Art des Langlaufs muß die Bindung gewählt werden.

Für den Freizeit- und Gesundheitssportler kommt eigentlich nur die althergebrachte »Nordic-Norm«-Bindung in Frage. Sie hat eine einfache Konstruktion, kostet nicht viel und kann aufgrund ihrer Unabhängigkeit von einem speziellen System weitgehend ausgetauscht werden. Etwa 80 % aller Langlaufbindungen und Schuhe werden nach dieser Nordic-Norm hergestellt.

Für den Skiwanderer, der in erster Linie außerhalb der Loipen durch die Landschaft fahren will, gibt es die »Touring-Norm«-Bindung, während die »Racing-Norm«-Bindung ausschließlich für Rennläufer entwickelt wurde. Die neueren Systeme, wie etwa das SNS- oder Contact-System, haben eine noch genauere Paßform, einen müheloseren Einstieg und eine bessere Skiführung. Aber wer sich dafür entscheidet, muß tiefer in die Tasche greifen und hat sich mit der Entscheidung für das Bindungssystem auch für den dazugehörigen Schuh festgelegt.

Für Gesundheitssportler, die ihre Ausdauer trimmen und dabei auch Spaß haben wollen, ist die Nordic-Norm-Bindung völlig ausreichend. Wichtig ist nur, daß die nach vorne verlängerte Schuhsohle mühelos und trotzdem millimetergenau in die Bindung paßt. Der Bindungsmechanismus muß einerseits eine möglichst große Bewegungsführung der Ferse nach oben gewährleisten, andererseits soll die seitliche Bewegungsfreiheit oder Verwringung so gering wie möglich sein. Zur Bindung gehören auch auf den Ski montierte Fersenplatten bzw. Fersenkeile, wodurch die Führung der Skier verbessert wird und sich unter dem Schuh keine Schneestollen bilden.

Bei der Entscheidung für eine Bindung-Schuh-Kombination ist die Wahl der richtigen *Schuhe* besonders wichtig. Für den Anfänger ist die Schuhqualität sogar noch entscheidender als die Skiqualität, denn das schönste Langlaufvergnügen wird zur Qual, wenn der Schuh nicht richtig sitzt, drückt oder Blasen verursacht. Im Zweifelsfall sollte man deshalb nicht beim Schuh, sondern eher am Ski sparen. Achten Sie vor allem auf die richtige Größe und eine gute Paßform. Der Schuh darf weder zu groß noch zu klein sein, sollte ein orthopädisches Fußbett haben, muß in der Ferse einen festen Sitz gewährleisten und geräumig im Vorderteil sein, weil sich dort der Fuß bei längerer Belastung verbreitert. Ein paar Millimeter Spielraum in der Spitze sind deshalb ratsam. Die Schuhsohle muß gut biegsam sein, damit das vertikale Abrollen des Fußes in keiner Weise behindert wird. Als Freizeitsportler sollten Sie aber auch auf eine ausreichende Sohlendicke von etwa 10 mm achten, denn Sie benutzen die Schuhe bei einer Unterbrechung oder nach Beendigung Ihres Langlaufs sicherlich auch ein-

mal zu einem kurzen Einkauf oder Besuch eines Cafés, und dabei ist eine ausreichende Wärmeisolation schon wichtig.
Während der Langlaufspezialist zum leichten und flachen Rennschuh aus Nylon oder Leder greift, sollte sich der Freizeitsportler für einen Schuh entscheiden, dessen Schaft bis über den Knöchel reicht. Das gibt mehr Halt und Sicherheit, außerdem ist der hochschaftige Langlaufschuh wärmer und wetterfester.
Nicht unwichtig ist schließlich das Schuhobermaterial, das möglichst wasserundurchlässig sein sollte. Hier haben sich vor allem spezialbeschichtete Lederschuhe, aber auch Schuhe aus wasserundurchlässigem Nylon mit entsprechender Innenfütterung bewährt. Von den relativ billigen »Gummiskischuhen« wird wegen des verstärkten Schwitzens abgeraten.

Langlaufstöcke
Skilanglaufstöcke werden heute in nahezu allen Preislagen und in den verschiedensten Materialien angeboten. Für den Freizeitsportler muß es nicht gleich der teure Stock aus Fiberglas oder Karbon sein, die wesentlich preiswerteren Langlaufstöcke aus Bambus, Kunststoff oder Metall genügen vollauf.
Wichtiger ist die passende Länge. Hier gilt als Regel, daß der senkrecht auf dem Boden stehende Langlaufstock genau unter die Achselhöhle paßt, wenn man den Arm seitlich waagrecht ausstreckt. Anders ausgedrückt: Schulterhöhe minus 6 Zentimeter. Langlaufstöcke sind immer länger als Alpinstöcke.
Die Form der Teller an den Langlaufstöcken, ob rund oder halbrund, ist Geschmackssache. Wesentlich ist, daß die Stöcke abgeschrägte Stahlspitzen haben und die Schlaufe am Griff so verstellbar ist, daß der Stock nicht bei jedem Schwung am Handgelenk baumelt.

Bekleidung
Für die Skilanglaufkleidung gilt das gleiche wie für andere schweißtreibende Ausdauersportarten. Bei der Sportart Skilanglauf kommt aber noch hinzu, daß die Umgebungsluft immer relativ kalt ist. Die Kleidung muß nicht nur luftdurchlässig sein, um die Körperwärme nach außen abzuführen, sondern den Körper auch vor Kälte, Wind und Nässe schützen. Auch darf sie nicht allzu schwer sein, und sie muß dem Langläufer volle Bewegungsfreiheit ermöglichen.

Folgende Grundregeln haben sich bewährt:
- Mehrere dünne Kleidungsstücke übereinander sind besser als ein dicker Anzug oder ein wattierter Anorak. Luftundurchlässige Kunststoffjacken, z. B. Anoraks aus Perlon, sind völlig ungeeignet.
- Kniebundhosen mit Wollstrümpfen sind durchaus angebracht. Achten Sie aber darauf, daß die Strümpfe genügend lange Stulpen haben und unter der Kniehose bis über das Knie hinaufreichen, damit der Kniebereich vor Unterkühlung geschützt wird. Um Druckstellen und Blasenbildungen zu vermeiden, sollten Langlaufstrümpfe Frotteesohlen haben und kein zu grobes Strickmuster aufweisen.
Ein Pullover und, je nach Wetter, ein leichter Anorak ergänzen die Bundhosenkleidung.
Wer keine Bundhose mit entsprechenden Kniestrümpfen hat, kann auch im Trainingsanzug laufen.
- Ein zweiteiliger Laufanzug mit hochgeschnittener Latzhose und separater Jacke, die bei warmem Wetter ausgezogen werden kann, ist für den Freizeitsportler aber empfehlenswerter. Er schützt und wärmt die kälteempfindliche Rücken- und Nierenpartie und ermöglicht die beim Skilanglauf erforderlichen weiträumigen Bewegungen. Die Hose mit langem Bein bis zum Schuh hinunter ist dabei der knielangen Bundhosenform vorzuziehen.
- Eine Kopfbedeckung, eine leichte Wollmütze oder ein Stirnband, sollte in jedem Fall getragen werden. Vor allem bei wärmerem Frühlingswetter. Die Kopfbedeckung schützt nicht nur vor Kälte, sondern saugt auch den Schweiß auf.
- Auch Handschuhe gehören zur Ausrüstung. Während für den Skiwanderer, der nur die winterliche Landschaft erleben will, normale Fausthandschuhe aus Wolle ausreichen, sollte der Freizeitsportler spezielle Langlaufhandschuhe tragen. Diese Fingerhandschuhe wärmen nicht nur, sie bieten auch erheblich mehr Bewegungsfreiheit, sind für eine gute Stockführung wichtig und schützen bei einem Sturz vor Abschürfungen.
- Schließlich sollte nicht unerwähnt bleiben, daß beim Skilanglaufen möglichst Unterwäsche getragen werden sollte, die besonders schweißaufsaugend ist. Bestens geeignet ist die spezielle Gesundheitswäsche, die den Schweiß nicht nur aufsaugt, sondern in einem System von Hohlkanälen ableitet. Haut und

Kleidung fühlen sich immer trocken an, und nach dem Schwitzen kommt kein Frösteln auf.

Abc der Skilanglauftechnik

Um so elegant und rhythmisch dahingleiten zu können wie ein Rennläufer, müßten Sie sicherlich mehrere Jahre intensiv üben und trainieren. Für den Gesundheitssportler reicht es aus, wenn die Grundtechniken beherrscht werden und der Skilanglauf als Ausdauersport Spaß macht.
Die Grundtechniken des Skilanglaufs bestehen aus:
- Diagonalschritt und Doppelstockschub,
- Spurwechsel zur Vorwärtsbewegung,
- Gräten- und Treppenschritt zum Ansteigen,
- Abfahrtshaltung, Bogentreten, Pflugbogen zum Abfahren und Bremsen.

Diese Grundelemente sind in der Grobform durchaus in 2–3 Tagen erlernbar. Wer allerdings beim Punkt Null anfängt, sollte zusätzlich einen Anfängerkurs in einer Lerngruppe in Betracht ziehen. Für den Autodidakten ist die Gefahr groß, sich trotz genauen Studiums der Technik Fehler anzueignen, wenn ein Vorbild und die Korrektur durch den Lehrer fehlen. Die folgenden Technikhinweise sind deshalb auch in erster Linie für diejenigen gedacht, die bereits einige Erfahrungen mit dem Skilanglauf haben, bisher aber einfach in die Loipe gingen, ohne besonders auf ihren technischen Stil zu achten. Die Verbesserung der Technik macht den Skilanglauf rhythmischer, harmonischer und ökonomischer, so daß der Ausdauersport zunehmend leichter von den Füßen geht.

Diagonalschritt

Die wichtigste Grundtechnik beim Skilanglauf und Skiwandern ist der Diagonalschritt. Er wird in der Ebene, im welligen Gelände und in der ansteigenden Spur verwendet. Der Diagonalschritt ist der Normalschritt, seine Bewegungsfolge bildet die Grundlage für alle anderen Langlaufschritte.
Er geht von der normalen Geh- und Laufbewegung aus und erweitert diese durch das Gleiten. Man stößt mit einem Fuß ab und gleitet auf dem anderen, wobei die Arme die Vorwärtsbewegung durch abwechselnden, diagonalen Stockeinsatz unterstützen. Ver-

Diagonalschritt

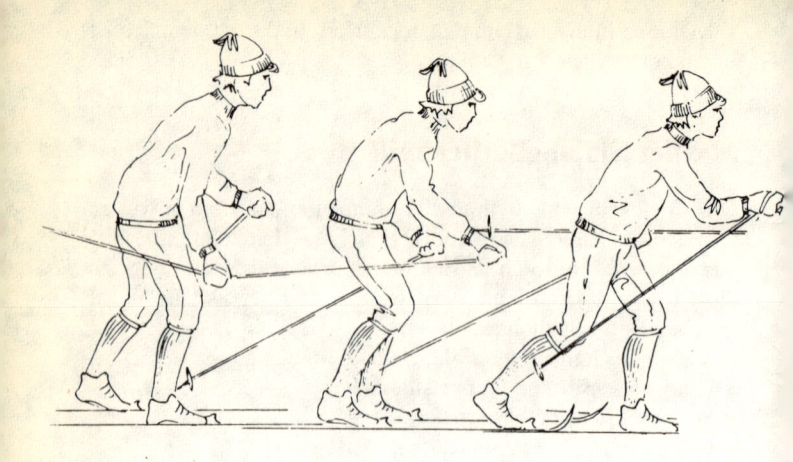

Diagonalschritt richtig

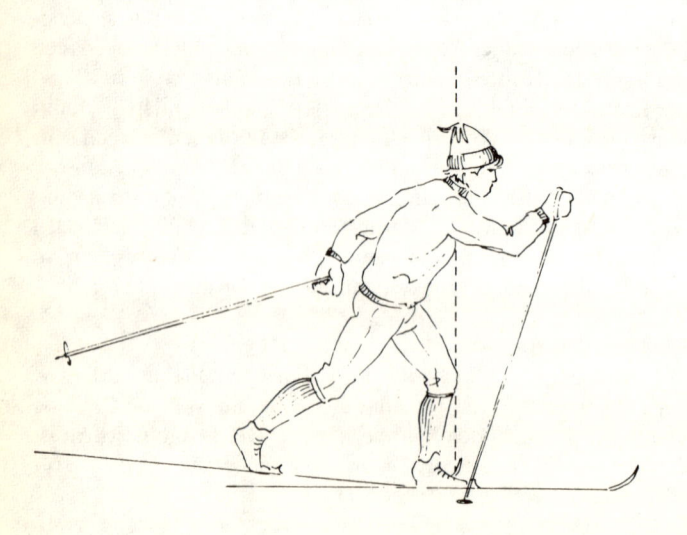

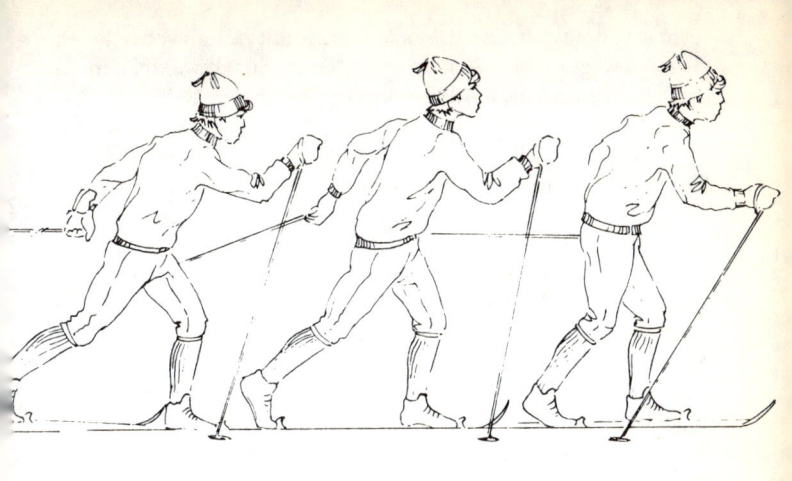

Diagonalschritt falsch

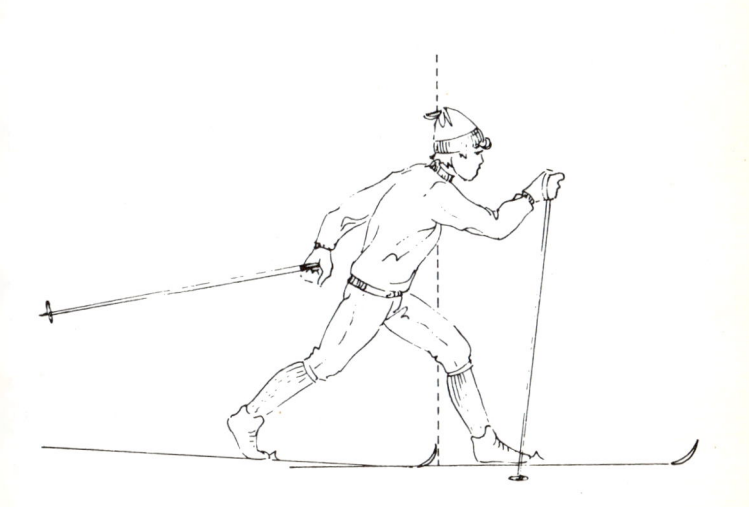

suchen Sie einfach, das normale Gehen mit der abwechselnden Gegenbewegung von Armen und Beinen auf das Skilaufen zu übertragen. Erfolgt der Abstoß mit dem rechten Bein und dem linken Arm, gleitet man auf dem linken Ski, während der rechte Arm nach vorne schwingt.

Der Diagonalschritt besteht aus den 3 Phasen Abstoßen – Gleiten – Zurückschwingen, die praktisch ineinander übergehen. Wenn das nach vorne schwingende Bein in der Spur das Gleitbein passiert, beginnt der Abstoß. Dabei ist wichtig, daß man Hüft-, Knie- und Fußgelenk des Abstoßbeins beugt und den Oberkörper nach vorne neigt. Das Abstoßbein streckt sich und schiebt den Körper nach vorne, während der Läufer dabei auf dem anderen Ski in der Spur gleitet. Der Beinabstoß wird durch den Stockschub unterstützt.

Nach dem Abstoß mit Bein und Arm gleitet der Läufer auf einem Ski, wobei das belastete Gleitbein so stark gebeugt ist, daß der Unterschenkel mit dem Ski nach vorne einen Winkel bildet, der kleiner als 90 Grad ist. Beim Gleiten wird der Stock des vorschwingenden Arms etwa auf der Höhe des Gleitfußes eingesetzt, während der andere Arm fast gestreckt nach hinten schwingt.

In dieser Phase tritt einer der häufigsten *Anfängerfehler* auf: Das Gleitbein wird zu weit nach vorne geschoben, so daß der Unterschenkel mit dem Ski nach vorne einen wesentlich größeren Winkel als 90 Grad bildet, das Knie ist nicht mehr über dem Vorderfuß. Der Körperschwerpunkt liegt nicht über dem Gleitbein, sondern zu weit hinten, dadurch kommt man aus dem Gleichgewicht. Um das Gleichgewicht nicht zu verlieren, muß man das andere Bein, das nach hinten ausschwingen soll, sofort wieder in die Spur setzen. Das Schwungbein wird nachgezogen, aus dem Gleiten wird ein Rutschen, das den flüssigen Lauf beeinträchtigt.

Voraussetzung für einen rhythmischen und flüssigen Diagonalschritt ist, daß Ihr Körpergewicht über dem Gleitbein liegt. Dies erreichen Sie dadurch, daß Sie mit Ihrem Abstoßbein kräftiger abstoßen und bewußt auf das einbeinige Gleiten achten. Die Stellung von Ober- und Unterschenkel des Gleitbeins ist dann richtig, wenn Sie das Knie so weit nach vorne über den Vorderfuß schieben, daß Sie nur noch die Schuhspitzen von Ihrem Gleitbein sehen.

In der Schwungphase pendeln das Abstoßbein und der gegengleiche Arm nach hinten, also z. B. rechtes Bein und linker Arm, und schwingen dann wieder entspannt nach vorne. Der Fuß des vorschwingenden Beines wird dabei ohne Abstoppen der Schwungbewegung knapp hinter dem Gleitbein oder auf dessen Höhe in die Spur geschoben. Darauf erfolgt wiederum ein Abstoß.

Hier einige Übungen für den Diagonalschritt:

- Das rhythmische Zusammenspiel der Arme und Beine kann man üben, indem man bei kurzem Gleiten in der Spur das betonte Vor- und Zurückschwingen der Arme zunächst einmal ohne Stöcke probiert.
- Wird dieser Bewegungsablauf beherrscht, sollte man die Übung mit Stöcken ausführen, wobei der Stockeinsatz zunächst nur angedeutet wird, um eine flüssige Koordination zu erzielen.
- Danach wird der Stockeinsatz verstärkt, so daß der Abstoß zu einem merkbaren Schiebeeffekt führt und das Gleiten verlängert.
- Um den Beinabstoß und das Gleiten mehr zu betonen, muß der wechselseitige Stockeinsatz noch kräftiger werden, während das Schwungbein locker nach hinten ausschwingt. Dabei sollte versucht werden, auf dem vorderen, belasteten Ski länger zu gleiten.

Doppelstockschub

Der Doppelstockschub wird ausgeführt, wenn der Diagonalschritt nicht mehr ökonomisch ist. Bei dieser Technik wird das Gleiten der Skier durch den gleichzeitigen, beidarmigen Stockschub unterstützt. Geht dem Stockeinsatz ein beschleunigender Schritt voraus, heißt diese Bewegungsfolge *Doppelstockschub mit Zwischenschritt*. Diese Kombination aus Diagonalschritt und Doppelstockschub ist für den Anfänger allerdings nicht ganz einfach.

Die Bewegungsfolge des Doppelstockschubs läuft folgendermaßen ab:

Sie gleiten mit Ihren Skiern in der Spur. Der Oberkörper richtet sich auf, und beide Arme schwingen gleichzeitig nach vorne. Nun erfolgt der Stockeinsatz vor den Füßen neben der Spur, und zwar in Höhe zwischen Bindung und Skispitzen. Es folgt ein kräftiger Schub nach hinten, wobei sich der Oberkörper schwungvoll zu den Oberschenkeln vorbeugt und die Schubbewegung unterstützt. Der kraftvolle Stockschub endet so spät wie möglich. Während die Arme nach dem letzten Abdruck locker gestreckt nach hinten schwingen, richtet man den Oberkörper wieder auf.

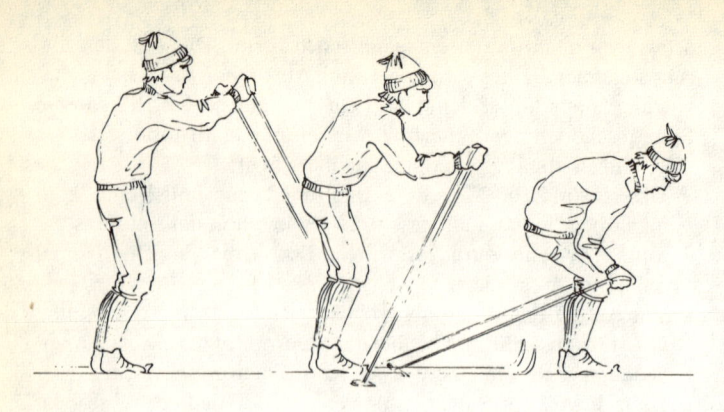

Doppelstockschub

Wichtig sind das kräftige Ausatmen beim Beugen sowie das Einatmen beim Aufrichten des Oberkörpers.

Den Doppelstockschub kann man etwas üben, indem man diese Technik vor allem in der leicht abfallenden Spur anwendet. Auf folgende *Fehler* sollten Sie achten:
- Der Oberkörper ist nicht weit genug zu den Oberschenkeln gebeugt, sondern zu aufrecht.
- Der Körper wird nicht an den Armen bzw. Stöcken vorbeigeschoben.
- Das Aufrichten des Oberkörpers erfolgt bereits während des Schubs und nicht erst nach dem letzten Abdruck.

Der *Doppelstockschub mit Zwischenschritt*, eine Kombination aus Doppelstockschub und einem Beinabstoß wie beim Diagonalschritt, ist nicht ganz einfach und dient dem geübteren Läufer dazu, die Geschwindigkeit in leicht abfallendem Gelände oder in der Ebene zu erhöhen. Dabei werden während des Beinabstoßes gleichzeitig beide Arme und Stöcke nach vorne geschwungen. Der Doppelstockeinsatz erfolgt am Ende der Gleitphase, wenn das nach dem Abstoß pendelnde Bein wieder nach vorne gebracht wird (Zeichnung Seite 146/147).

Um diese Kombination zu lernen, sollten Sie anfangs einen schwachen Abstoß mit einem leichten Doppelstockschub kombinieren. Erst wenn beide Bewegungen fließend ineinander übergehen, kann man Abstoß und Schub verstärken.

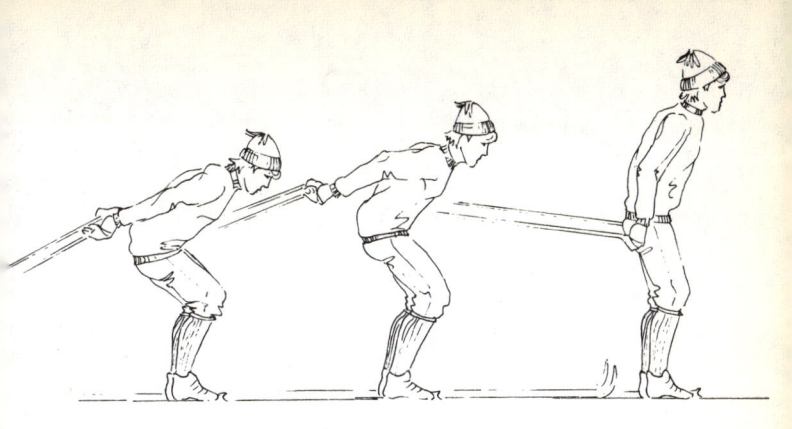

Spurwechsel

An einem schönen Langlaufwinter-Wochenende kann es leicht passieren, daß man öfter die Spur wechseln muß. Man möchte den Vordermann überholen, oder es kommt jemand entgegen.
Der Spurwechsel ist ganz einfach. Sie heben den Ski auf der Seite etwas an, auf die Sie wollen, winkeln ihn seitwärts, setzen ihn auf und ziehen den anderen bei.
Das Einsetzen der Skier in die andere Spur erfolgt im gleichen Bewegungsablauf: Auswinkeln des Skiendes – Einsetzen in die Spur – Beiziehen des zweiten Ski.
Der sportlich geübte Läufer gleitet auf dem ausgewinkelten Ski mit Schwung zur neuen Spur, setzt den anderen Ski in die Spur ein und zieht dann den zweiten Ski nach. Geschwindigkeit und Laufrhythmus werden dadurch kaum beeinträchtigt.

Gräten- und Treppenschritt

Solange es möglich ist, sollten Sie die Höhenunterschiede im Diagonalschritt bewältigen. Dabei gehen Sie etwas mehr in die Knie, damit der Körperschwerpunkt weiter nach vorne kommt. Die Schritte werden kürzer und schneller, die Skier werden kräftiger in die Spur gedrückt. Stockeinsatz und Armarbeit müssen ebenfalls verstärkt werden.
Steigt das Gelände so steil an, daß Sie es mit dem Diagonalschritt nicht mehr schaffen, müssen sie in den *Grätenschritt* übergehen.

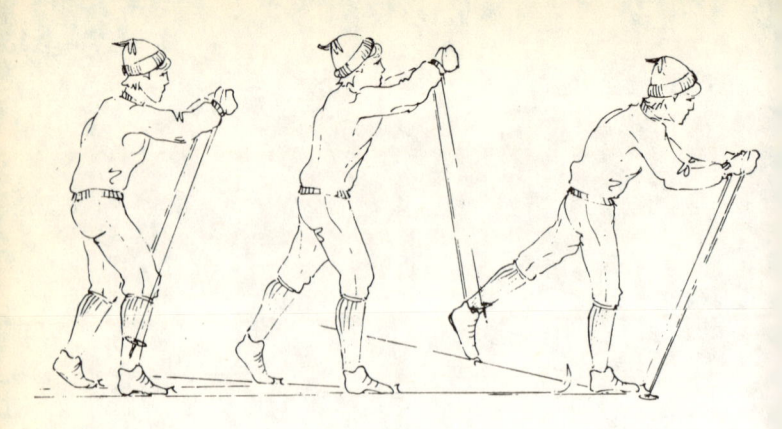

Doppelstockschub mit Zwischenschritt

Im Gehrhythmus werden die Skispitzen nach außen gestellt und die Skier bei nach innen gedrückten Knien so mit der Innenkante aufgesetzt, daß sie nicht zurückrutschen. Je steiler der Anstieg wird, desto größer muß der Ausstellwinkel der Skier und der Krafteinsatz bei der Stockarbeit sein. Der Skiabdruck im Schnee gleicht einem Grätenmuster (Zeichnung Seite 148).
Wird das Gelände noch steiler, sollten Sie zum *Treppenschritt* übergehen. Der Läufer steigt dabei seitlich wie auf einer Treppe hoch, mit parallel geführten Skiern. Zuerst wird der bergseitige Ski zusammen mit dem bergseitigen Stock hochgesetzt, Talski und Talstock folgen.
Ist der Hang nicht sehr steil, kann auch der *Halbtreppenschritt* angewendet werden. Das ist eine abgewandelte Form des Treppenschritts, wobei der bergseitige Ski nicht nur seitwärts, sondern auch schräg vorwärts aufgesetzt wird.

Abfahren
Das ideale Skilanglaufgelände besteht nicht nur aus einer ebenen Fläche, sondern weist auch Anstiege und Abfahrten auf. Bei den Bergabfahrten ergeben sich für den Langläufer vor allem deshalb einige Schwierigkeiten, weil nur die Schuhspitzen mit dem Schuh verbunden sind und die fersenfreie Bindung die Kontrolle über

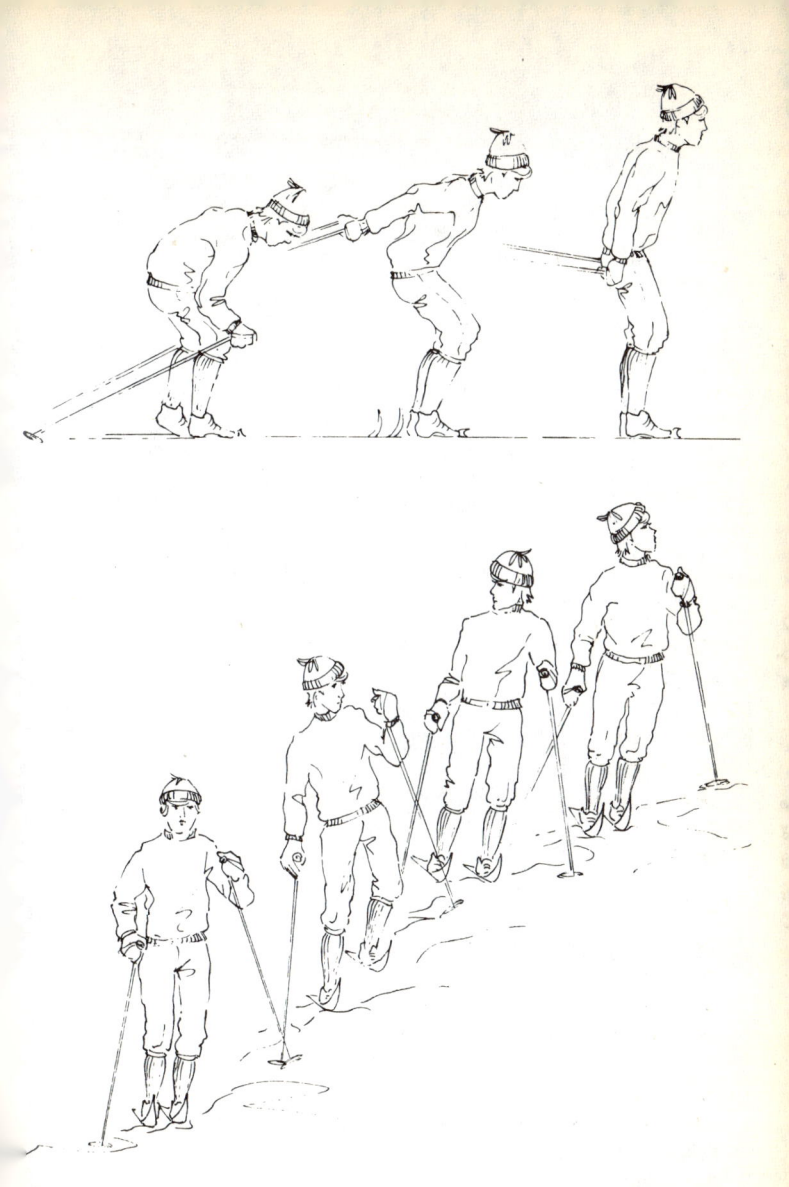

Treppenschritt

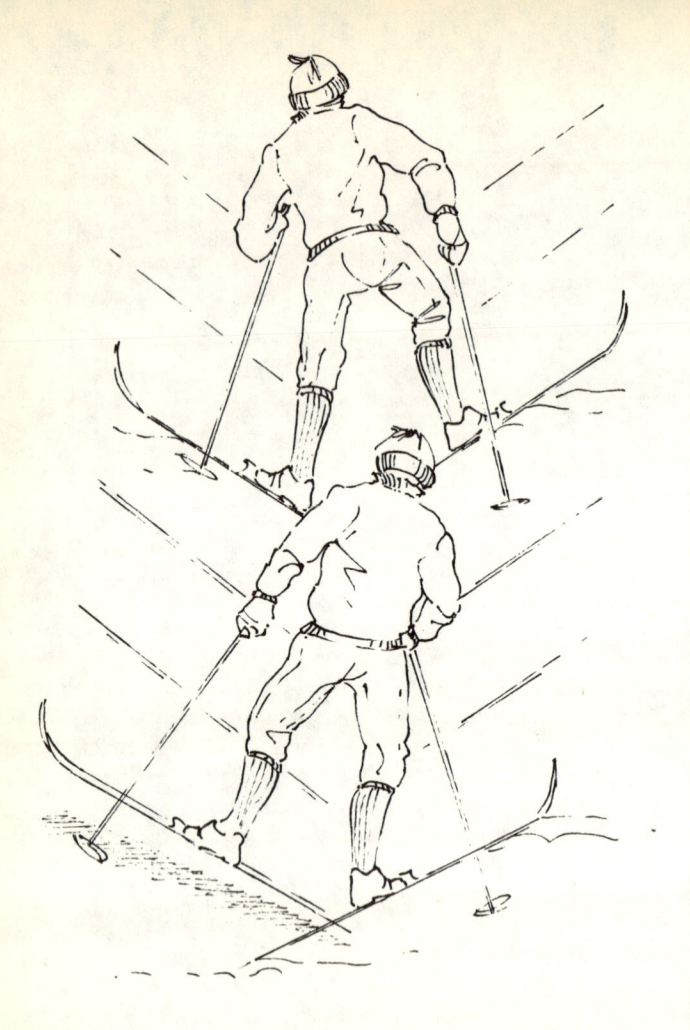

Grätenschritt

die Skier erschwert. Das geht auch geübten Fahrern so. Bei Beachtung der folgenden technischen Tips bekommen Sie aber auch die Abfahrten in den Griff.
Die normale *Abfahrtshaltung* sieht so aus: Der Läufer steht bequem und locker auf den Skiern, die Knie sind etwas gebeugt, der

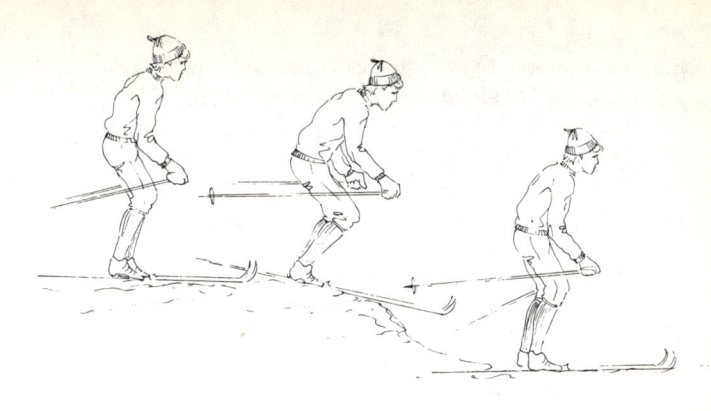

Abfahrtshaltung

Oberkörper ist nahezu aufrecht. Die Stöcke werden mit seitlich angewinkelten Armen gehalten, die Stockspitzen zeigen nach hinten.
Zu dieser aufrechten Abfahrtsstellung gibt es noch 2 Varianten: die tiefe Abfahrtshaltung und die Abfahrtshocke. Während letztere nur im Rennsport üblich ist, kann die tiefe Abfahrtshaltung auch der Freizeitsportler gelegentlich einmal anwenden, etwa bei steileren Abfahrten. Die Knie- und Hüftgelenke sind stärker gebeugt, der Oberkörper nimmt eine gebückte und tiefe Haltung ein. Die Arme mit den Stöcken werden zur besseren Balance ein wenig zur Seite gehalten.

Bogentreten
Manche Loipen haben besonders enge Kurven, die Sie mit Hilfe des Bogentretens meistern können. Aber auch als Technik zur Richtungsänderung in abfallendem Gelände ist das Bogentreten sinnvoll.
Eingeleitet wird die Richtungsänderung durch einen Doppelstockschub. Nun winkeln Sie den unbelasteten, kurveninneren Ski aus und setzen ihn in die neue Richtung. Es folgt ein Belastungswechsel vom äußeren auf den inneren Ski, während anschließend der äußere Ski unter Doppelstockschub herangezogen wird.

Pflugbogen
Für den Anfänger ist der Pflugbogen die einfachste Richtungsänderung, jeder kennt ihn aus dem alpinen Skilauf. Im Pflug wird jeweils der bogenäußere Ski belastet und gedreht, durch wechselseitiges Drehen der Beine folgt ein Bogen dem anderen.

Bremsen und anhalten
Auf Abfahrten sollten Sie möglichst immer so fahren, daß Sie jederzeit bremsen und notfalls auch anhalten können. Skilanglaufen ist nur dann eine gefährliche Sportart, wenn die Benutzer der Wanderwege und Loipen ihr Abfahrtstempo nicht mehr kontrollieren können. Die Beherrschung der folgenden Brems- und Anhaltetechniken ist deshalb gerade für den Anfänger unerläßlich.

- Wird die Geschwindigkeit in der Loipe zu schnell, sollten Sie aus der Spur heraus in den Tiefschnee fahren. Dadurch wird die Fahrtgeschwindigkeit wirkungsvoll abgebremst. Um bei diesem oft sehr abrupten Bremsvorgang einen Frontalsturz zu vermeiden, schieben Sie am besten einen Ski etwas vor und legen das Körpergewicht ein wenig zurück.
- Zur Verringerung des Tempos oder zum Abbremsen der Fahrt ist auch im Skilanglauf der Pflug geeignet. Dazu beugen Sie die Knie vorwärts einwärts, drehen die Fersen nach außen und drücken die Skienden so nach außen, daß die nach innen gekanteten Skier bremsen. Die Skispitzen bleiben wie bei einem Pflug zusammen.

  Dieser vollständige Pflug kann jedoch nur dort ausgeführt werden, wo die Abfahrten von Wanderwegen oder Loipen plattgewalzt oder nahezu eben sind.

  Ist die Abfahrt gespurt und ein Ausweichen auf ungespurtes Gelände nicht möglich, dann sollten Sie zur Drosselung Ihres Tempos den *einbeinigen Pflug* oder *Halbpflug* anwenden. Bei dieser Bremshilfe lassen Sie einen Ski in der Spur, während Sie mit dem anderen herausgehen und den Pflug anwenden. Dabei verlagern Sie Ihr Körpergewicht auf den Bremsski. Mit diesem einbeinigen Pflug können Sie die Richtung beibehalten und gleichzeitig die Geschwindigkeit regulieren.
- Ist das Tempo so schnell geworden, daß Sie mit den Bremstechniken nicht mehr zurechtkommen, sollten Sie lieber einen kontrollierten *Notsturz* in Kauf nehmen als die Gefahr einer Verletzung. Sie lassen sich dabei am besten seitlich nach hinten fallen

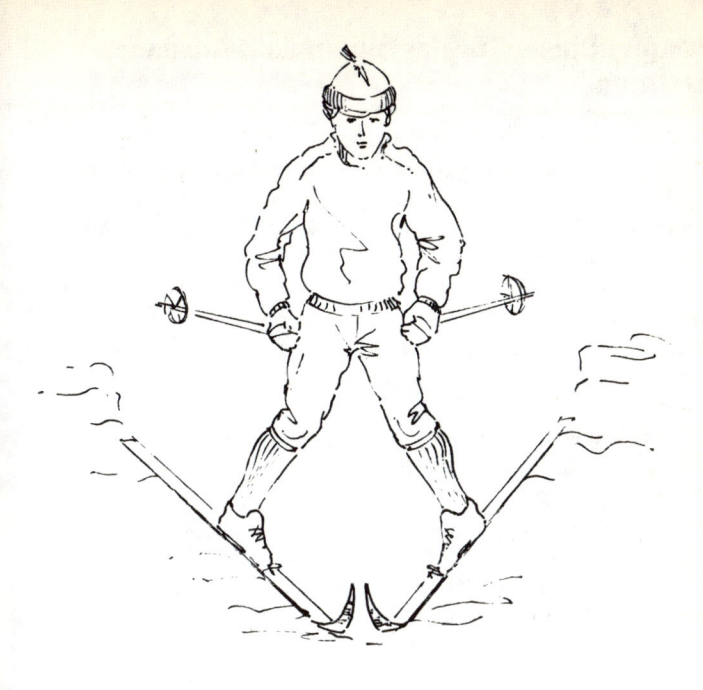

Schneepflug

und können dabei ziemlich sicher sein, daß Sie sich nicht verletzen. Außer der kleinen Freude Ihrer Mitfahrer und einem blauen Fleck am nächsten Morgen an Ihrem Allerwertesten bleibt bestimmt nichts zurück.

Empfehlungen für das Skilanglauf-Ausdauertraining

Bei dem folgenden Ausdauerprogramm wird davon ausgegangen, daß Sie die technischen Grundelemente des Skilanglaufs im wesentlichen beherrschen. Wenn Sie allerdings noch nie auf Langlaufbrettern gestanden haben und am Punkt Null anfangen, sollten Sie an einem 2tägigen Lehrgang in einer Anfängergruppe teilnehmen. Durch solch einen Intensivkurs werden Sie schnell mit den wichtigsten technischen Elementen des Skilanglaufs vertraut, die Sie nach und nach immer mehr verbessern und verfeinern können. Mit der Steigerung des Könnens wachsen Motivation und Freude.

Eine gute allgemeine körperliche Leistungsfähigkeit ist ebenfalls wichtige Voraussetzung für die Durchführung eines Skilanglauf-Trainingsprogramms.

Beim Aufbau des folgenden Skilanglauf-Trainingsprogramms wurde berücksichtigt, daß Sie nur einmal pro Woche Skilanglauf betreiben können und zur Ergänzung noch mindestens 1- bis 2mal pro Woche in einer anderen Ausdauersportart trainieren. Das Trainingsprogramm wurde auf eine Gesamtdauer von 8 Wochen begrenzt, weil eine durchgehende schneesichere Zeit von mehr als 2 Monaten häufig nicht gegeben ist.

Besonderen Wert hat im *Aufwärmungsprogramm* vor dem Skilanglauf die Lockerung und Dehnung der Muskulatur im Arm-, Schulter- und Rückenbereich (siehe Gymnastikprogramme). Bei der Durchführung des Skilanglauftrainings wird in der Aufbauphase zwischen »Skiwandern« und »Skilanglaufen mit Trainingspuls 130« unterschieden. Skiwandern bedeutet ruhiges und gemächliches Gehen in der Loipe, wobei die Gleitphasen jeweils sehr kurz sind. Beim »Skilanglaufen mit Trainingspuls 130« wird vorausgesetzt, daß Sie den Diagonalschritt in der technischen Grundform beherrschen und so Ihren Trainingspuls ohne allzu große Anstrengung erreichen. Den genauen Wert Ihrer Pulsfrequenz können Sie der nachfolgenden Pulsfrequenztabelle entnehmen.

Trainingspulsfrequenz beim Skilanglauf und Skiwandern

Ruhe-Puls-frequenz pro Minute	Alter in Jahren unter 30	30–39	40–49	50–59	60–70	über 70
unter 50	140	140	135	130	125	120
50–59	140	140	135	130	125	120
60–69	145	145	140	135	130	125
70–79	145	145	140	135	130	125
80–89	150	145	140	135	130	125
90–100	150	150	145	140	135	130
über 100	155	150	145	145	140	130

Orientierungswerte für Gesundheitssportler. Bei Ausdauertrainierten sollte die Frequenz um 10 Schläge pro Minute höher liegen.

Skilanglaufprogramm

Programm für Anfänger
Dauer: 8 Wochen,
Häufigkeit: 1mal pro Woche,
Intensität: siehe Pulsfrequenztabelle,
Hinweis: Die Ausdauer wird bei diesem Programm nur dann effektiv trainiert, wenn man zusätzlich zum Skilanglauftraining mindestens 1- bis 2mal wöchentlich ein zusätzliches Ausdauertraining in einer anderen Sportart durchführt.

1. Woche: 10 – 20 Minuten gemächliches Skiwandern.
2. Woche: 15 – 20 Minuten Skiwandern mit unterschiedlichem Tempo.

3. Woche: Skiwandern und Skilanglauf im Diagonalschritt
mit »Trainingspuls 130« im Wechsel:
5 Minuten Skiwandern,
5 Minuten Skilanglauf,
5 Minuten Skiwandern,
5 Minuten Skilanglauf,
5 Minuten Skiwandern.
4. Woche: 3 Minuten Skiwandern,
7 – 8 Minuten Skilanglauf,
3 Minuten Skiwandern,
7 – 8 Minuten Skilanglauf,
3 Minuten Skiwandern.
5. Woche: 3 Minuten Skiwandern,
10 Minuten Skilanglauf,
3 Minuten Skiwandern,
10 Minuten Skilanglauf,
3 Minuten Skiwandern.
6. Woche: 5 Minuten Skiwandern,
15 Minuten Skilanglauf,
5 Minuten Skiwandern.
7. Woche: 5 Minuten Skiwandern,
18 Minuten Skilanglauf,
5 Minuten Skiwandern.
8. Woche: 5 Minuten Skiwandern,
20 Minuten Skilanglauf,
5 Minuten Skiwandern.

Programm für Fortgeschrittene
Häufigkeit: 1mal pro Woche; in Verbindung mit 1- bis 2maligem Training in einer anderen Ausdauersportart.
Intensität: siehe Pulsfrequenztabelle.

Skilanglauftraining von 20 Minuten, wobei sich die Belastungsdauer je nach individuellem Interesse und Leistungsvermögen auf 30, 40 oder mehr Minuten erhöhen kann und in einer Phase der Stabilisierung einmünden sollte, die dann beibehalten wird.

Wandern und Bergwandern

Wandern ist nicht so einfach, wie Sie vielleicht denken! Lediglich loszumaschieren ohne jede Vorbereitung, mit einem vagen Ziel, ohne Kenntnis des Weges und der Entfernungen kann leicht dazu führen, daß alle an der Wanderung Beteiligten fürs erste einmal genug haben vom Wandern. Hoffentlich nicht für immer!
Wandern ist eine der schönsten sportlichen Freizeitbeschäftigungen, die es überhaupt gibt. Die meisten von uns wissen das leider nicht, weil sie es nie ausprobierten. Und wer es tatsächlich mal versuchte, hat möglicherweise so viel falsch gemacht, daß er vom Wandern nichts mehr wissen will. Auch das Wandern will eben gekonnt sein.
Richtiges Wandern ist überhaupt nicht schwierig. Neben dem Laufen ist es die einfachste Sportart, die es gibt. Wandern kann jeder, keinerlei Technik ist dafür erforderlich.
Wandern ist eine ebenso natürliche Bewegung wie Gehen und Laufen. Die einzige Voraussetzung ist, daß der Bewegungsapparat in Ordnung ist und man längere Zeit ohne Gelenkprobleme gehen kann.
Wandern ist weder Spazierengehen noch Laufen. Bei einem Spaziergang gehen Sie gemächlich und ruhig ein Stück des Weges, wie es sich ergibt. Vielleicht am Wochenende, um nach einer opulenten Mahlzeit einen kleinen Verdauungsspaziergang zu machen. So ein Spaziergang kann eine Viertel-, eine halbe oder auch eine ganze Stunde dauern. Es ist ein geruhsames Gehen, ab und zu von einer Pause unterbrochen, um etwas anzuschauen. Natürlich machen Sie den Spaziergang so, wie Sie gerade angezogen sind. Vielleicht mit Anzug und Krawatte oder im eleganten Kleid mit hochhackigen Schuhen. Jedenfalls ziehen Sie sich nicht extra dafür um.
Diese wenigen Aspekte zeigen, worin sich ein Spaziergang von ei-

ner Wanderung unterscheidet. Das Spazierengehen ergibt sich meistens rein zufällig, eine Wanderung erfolgt nicht aus dem Stand und muß vorbereitet werden.

Eine Wanderung dauert länger als ein Spaziergang und ist anstrengender. Wenn Sie weniger als 1 Stunde gehen und vor allem, wenn Sie dabei weniger als 5 km zurücklegen, dann gehen Sie langsam und spazieren. Wenn Sie hingegen länger als 1 Stunde gehen und dies mit einer mittleren Geschwindigkeit, so daß Sie 5 – 6 Kilometer in der Stunde zurücklegen, dann kann man das schon Wandern nennen.

Die Abgrenzung des Wanderns zum Laufen ist viel einfacher als zum Gehen. Laufen, auch in der Form des Joggings, Trimm-Laufens oder Trablaufens, ist eben Laufen und kein Wandern.

Besonderheiten des Wanderns

- Wandern kann jeder, egal, ob jung oder alt. Für das Wandern gilt die Bezeichung Life-time-Sport ohne jede Einschränkung, denn wandern kann man wirklich von 7 bis 70 Jahren. Wandern ist ein vorzüglicher Gemeinschaftssport. Im Unterschied zu vielen anderen Sportarten, die vom Wettkampfgedanken geprägt sind und immer wieder zum Leistungsvergleich herausfordern, steht beim Wandern das Miteinander im Vordergrund. Während des Wanderns kann man sich unterhalten, Kontakte knüpfen, Erfahrungen austauschen, neue Dinge entdecken. Solche Gemeinschaftserlebnisse wirken vor allem auf die Kinder motivierend.
- Zum Wandern brauchen Sie weder eine besondere Kondition noch eine ausgefeilte Technik. In der Wandergruppe geht der sportlich Ungeübte einträchtig neben dem körperlich durchtrainierten Sportler. Nicht sportliche Spezialisierung und Höchstleistung sind beim Wandern gefragt, ein gewisses Maß an Anstrengung und die Bereitschaft, sich zu bewegen, genügen.
- Wandern fördert die Naturverbundenheit. Es erfolgt in frischer Luft und freier Umgebung, ist deshalb gleichbedeutend mit einem Naturerlebnis, mit Loslösung vom Alltag, mit Entspannung und Ausgleich. Wandern in der Ruhe und Schönheit der Natur wirkt beruhigend und entkrampfend auf unseren Körper und steigert damit unser allgmeines Wohlbefinden. Für viele

Krankheiten aus dem psychosomatischen Bereich ist das Wandern deshalb ein hervorragendes Therapeutikum.

- Bereits kleinere Wanderungen mit der Dauer von 1 – 2 Stunden und einer Geschwindigkeit von 5 – 6 km pro Stunde bewirken bei untrainierten oder älteren Menschen merkliche Ausdauerverbesserungen im lokalen Muskelbereich und im Herz-Kreislauf-System. Zu diesen meßbaren medizinisch-physiologischen Wirkungen kommt noch der positive Einfluß des Wanderns auf das vegetative System des Menschen, er führt zu psychischer Erholung und Streßabbau.

  Ein dauerhafter, gesundheitlich wirksamer Trainingseffekt im Ausdauerbereich ergibt sich allerdings erst dann, wenn Sie *sportlich* wandern, d. h., wenn Ihre Wanderzeit mindestens 2 Stunden beträgt und Ihre Belastungsintensität in gewissen Zeitabschnitten 50 % überschreitet; der Puls steigt dabei immer wieder einmal für 5 – 10 Minuten auf 130 Schläge pro Minute an.

- Einen besonderen Erholungswert hat das *Bergwandern*. Wandern im Gebirge führt nicht nur zu einem intensiven Erleben der Schönheiten der Natur, sondern regt durch die physikalischen und klimatischen Reizfaktoren der Höhe in vielfältiger Weise unseren Organismus an. Höhenlagen zwischen 1500 und 2000 m sind für die gesundheitlich wertvollen Anpassungserscheinungen der Herz-, Lungen- und Kreislauffunktionen besonders günstig. So entsprechen Steigungen von etwa 10 % in den Bergen bereits einer mittleren Dauerlaufbelastung.

  Bevor allerdings größere Steigungen bewältigt werden, ist eine entsprechende Akklimatisierungszeit zu berücksichtigen. Dies gilt vor allem für Ältere und für Menschen mit einem schlechten Trainingszustand.

  Wenn Sie aber die ersten 3 – 4 Tage zur Akklimatisierung und individuellen Anpassung Ihrer Leistungsfähigkeit an die Höhe verwenden und es danach nur allmählich angehen lassen, können Sie das Bergwandern mit seinen Naturschönheiten und individuellen Glücksgefühlen in vollen Zügen genießen.

Ausrüstung für eine längere Wanderung

Bei der Auswahl der Wanderausrüstung sollten Sie auf Bequemlichkeit, Zweckmäßigkeit und – vor allem bei einer Wanderung in den Bergen – Sicherheit Wert legen. Die Bekleidung kann dabei durchaus modisch und farbenprächtig sein. Wesentlich ist, daß die Ausrüstung den Jahreszeiten entspricht und den je nach Höhenlage und Region häufig wechselnden Temperaturen und Witterungsverhältnissen angepaßt ist.

Zur Grundausrüstung für kurze Wanderungen über ein paar Stunden oder einen halben Tag auf gut ausgebauten Wanderwegen ist eine bequeme Freizeit- oder Sportbekleidung völlig ausreichend. Bei den Schuhen tut es auch ein guter Sportschuh oder ein leichter Wanderschuh. Besondere Vorsorgemaßnahmen für das Wetter sind bei solchen Wanderungen in der Regel nicht erforderlich, weil man sich beim Wetter für einige Stunden oder einen halben Tag normalerweise auf die Vorhersage verlassen kann.

Bei *Bergwanderungen* muß schon wesentlich mehr auf eine adäquate Ausrüstung geachtet werden. Neben geeigneter Unterwäsche, die wärmen und den Schweiß aufsaugen sollte, wobei sich für kältere Jahreszeiten insbesondere Skiunterwäsche oder Angorawäsche empfiehlt, ist die Bekleidung grundsätzlich nach dem Zwiebelprinzip zu wählen: Lieber mehrere dünne Bekleidungsschichten anstatt einer dicken. Ein Hemd oder eine Bluse aus Baumwolle oder Baumwollflanell, ein Pullover aus reiner Wolle, aber nicht zu dick, und eine Bundhose aus leichtem Mischgewebe mit den entsprechend langen Strümpfen aus Wolle oder Baumwolle haben sich bestens bewährt. Anstelle einer Bundhose können Sie natürlich auch Jeans oder eine Kordhose tragen, wenngleich sich die Bundhose noch immer als am praktischsten erwiesen hat. Ein Anorak als Schutz vor ungünstigem Wetter gehört in das Wandergepäck eines jeden Bergwanderers. Mit Kunstfaser, etwas Polyamid, verstärktes Baumwollgewebe dürfte das geeignetste Material für einen Anorak sein. Obgleich wasserabweisend und winddicht, ist dieses Gewebe noch atmungsaktiv.

Gute *Bergschuhe* sind besonders wichtig, denn sie tragen wesentlich zur Trittsicherheit bei. Es gibt sie von leichten Wanderschuhen bis hin zu schweren Bergstiefeln. Grundsätzlich gilt: Je schwieriger die Wanderstrecke, desto schwerer der Wanderstiefel. Wenn Sie nur auf gut ausgebauten Wegen oder Pfaden wandern, reichen leichte Wanderschuhe aus. Bergwanderungen im Hochgebirge erfordern dagegen einen festen Bergschuh.

Unabhängig davon, ob ein leichter oder schwerer Schuh für Sie in Frage kommt, sollte der Wanderschuh ein orthopädisches Fußbett haben, einen guten Fersensitz und einen mittelhohen Schaft, so daß der Knöchel gut umschlossen wird, dazu eine Fußgelenkstütze und eine rutschfeste, grobstollige Gummiprofilsohle. Die Profilsohle sollte so dick sein, daß Sie keine spitzen Steine spüren, aber wiederum so geschmeidig, daß ein normales Abrollen des Fußes nicht behindert wird. Das Obermaterial des Wanderschuhs sollte aus wasserdichtem Material, etwa aus entsprechend beschichtetem Leder, gefertigt sein.

Für eine längere Bergwanderung ist ein geeigneter *Rucksack* mit verstellbarem Tragriemen erforderlich. Dies gilt vor allem für Bergtouren, die länger als 1 Tag dauern, etwa über ein Wochenende mit Übernachtung auf einer Hütte. Was Sie bei einer größeren Bergwanderung alles in Ihrem Rucksack mitnehmen sollten, erfahren Sie leicht durch den Deutschen Alpenverein (DAV) in München, der entsprechende Checklisten herausgibt. Keinesfalls fehlen sollten auch bei Wochenend- oder Mehrtageswanderungen: Regenschutz, Ersatzbekleidung, Erste-Hilfe-Ausrüstung, Sonnenschutz mit Brille, Creme und Lippenschutz, Mütze und eventuell Handschuhe, Tourenproviant, Taschenmesser, Landkarte.

Für leichtere Tages- oder Wochenendwanderungen können Sie allerdings auch mit einer Nierentasche oder einem kleinen Rucksack auskommen. Dabei versteht sich von selbst, daß Sie vor jeder Wanderung die Wetterberichte, Temperaturverhältnisse und Witterungsbedingungen berücksichtigen.

Selbst kleine Halbtagswanderungen sollten nicht einfach so aus dem Handgelenk unternommen werden. Man muß immer einiges in seine Überlegungen miteinbeziehen. Dies gilt schon für Wanderungen vor der Haustür, erst recht aber für Wochenendtouren oder mehrtägige Wanderungen in den Bergen.

- Wie verläuft die Wanderroute? Führt sie durch welliges Hügelland, durch mittlere Höhenlagen, oder handelt es sich um eine echte Bergwanderung in Regionen über 1500 m? In einschlägigen Wander- und Tourenbeschreibungen können Sie sich leicht eine gute Übersicht über entsprechende Wanderrouten verschaffen. Gute Wanderführer einschließlich Kartenmaterial sind in allen Buchhandlungen erhältlich.
- Wurde die Route so gelegt, daß bei einer Gruppenwanderung einige Gruppenmitglieder gegebenenfalls auf leichtere Teilstrecken ausweichen können, andere schwierigere Abschnitte

nehmen, um zum gemeinsamen Zielort zu gelangen? Dabei können für größere Wanderungen durchaus auch bestimmte Streckenabschnitte mit Bus, Bahn oder Seilbahn zurückgelegt werden.
- Die Streckenführung, die Länge der Route und das Tempo der Wanderung sollten so gewählt werden, daß auch der Schwächste in einer Gruppe das Ziel erreicht, ohne sich körperlich zu überanstrengen. Entscheidend ist, daß die Schwierigkeiten und Belastungen der Wanderung in den ersten beiden Streckendritteln liegen. Unerfahrene sollten sich anfangs in hügeligem Terrain einwandern und erst später gebirgiges Gelände aufsuchen.
- Neben einer adäquaten Ausrüstung muß der Wanderer über eine ausreichende Kondition für die Route verfügen. Zur Bewältigung von längeren Wanderstrecken müssen hinsichtlich Belastungsintensität und Belastungsumfang der Höhenunterschied, die spezielle Beschaffenheit der Strecke, das technische Können und die Kondition des einzelnen Teilnehmers Berücksichtigung finden. Vor allem Wanderungen im Gebirge setzen eine gute körperliche Verfassung voraus.
- Bei der Planung und Berechnung der zeitlichen Dauer ist es wichtig, daß Horizontalentfernung und Höhenunterschied bedacht werden. Hierzu können Sie die Orientierungswerte der folgenden Tabelle heranziehen.

Höhenunterschied, Horizontalentfernung pro Stunde	Kinder 9–12 Jahre	Kinder 13–15 Jahre	Kinder/ Gruppen 16–18 Jahre	Erwachsene über 20 Jahre Kleingruppen (bis 4)
Höhenmeter im Aufstieg	100–200 m	200–300 m	300–400 m	400–500 m
Höhenmeter im Abstieg	200–300 m	300–400 m	400–500 m	500–800 m
Horizontalentfernung	2–4 km	3–5 km	4–6 km	5–7 km

Technik und Belastung beim ausdauernden Wandern

Viele Menschen haben in unserer bewegungsarmen Zeit mit Fahrzeug, Fahrstuhl und Fernseher das Gehen verlernt. Muskeln, Gelenke und Sehnen müssen aber ständig gewissen Reizen ausgesetzt sein, wenn sie nicht verkümmern oder gar erkranken sollen. Auch mit dem Gehen ist es so! Wer wenig oder fast überhaupt nicht mehr zu Fuß geht, wird mit der Zeit feststellen, wie seine Gehwerkzeuge allmählich einrosten und jeder Schritt Schwierigkeiten bereitet. Es entsteht ein eckiger Bewegungsablauf, weil der Bewegungsapparat lange nicht gefordert wurde und teilweise seine Funktionen eingebüßt hat. Beobachten Sie einmal auf der Straße, wie die Menschen gehen: schlurfend, schleichend, tastend, federnd, elastisch, aufrecht, gerade, eckig, gebeugt, trippelnd, tapsig, schwerfällig und manchmal leichtfüßig.

Mit dem Gehen drückt sich auch eine bestimmte Haltung und Einstellung aus. So weist der aufrechte und gerade Gang eines Menschen auf Selbständigkeit und Selbstbewußtsein hin, während ein gebeugt daherkommender Mensch eher Niedergedrücktheit und Verzagtheit ausdrückt. Der Gang eines Menschen spiegelt auch seine Psyche wider.

»Gehen« können ist eine wichtige Voraussetzung für das Wandern, insbesondere für ausdauerndes Wandern. Was aber sind die Hauptkriterien für richtiges Gehen?

Der Mensch wechselt beim Gehen ständig von einem stützenden auf ein schwingendes Bein und setzt dabei jeweils andere Muskelgruppen ein, je nachdem, ob er sich gerade in der sogenannten vorderen oder hinteren Stützphase befindet. Eine Unzahl von Muskeln wirkt dabei mit, deren Zusammenspiel zum Glück automatisiert ist, seitdem wir als Kleinkind die ersten Schritte gemacht haben.

Ein fließender und harmonischer Gang ist sofort gestört, wenn einige Muskeln nicht richtig mitspielen, weil ihre Funktion aufgrund fehlender Reize beeinträchtigt ist. Ein natürlicher und harmonischer Gang zeichnet sich vor allem auch dadurch aus, daß er ökonomisch ist. Das heißt, Kraftaufwand und Wegleistung stehen in einem optimalen Verhältnis zueinander. Nur wer ökonomisch geht oder wandert, bewältigt längere Strecken ohne Schwierigkeiten.

Die *ökonomische Wandertechnik* ist Voraussetzung für eine relativ ermüdungsfreie Bewältigung längerer Touren und Vermeidung von Überbelastungen der Gelenke. Ein Hauptmerkmal ökonomischen Wanderns ist ein gleichmäßiges Tempo, das weder zu hoch noch zu niedrig sein sollte. Das Wandern in der Ebene oder in einem wenig ansteigenden Gelände ist durch die betonten gegengleichen Gliedmaßenbewegungen gekennzeichnet, die wiederum fortlaufende Drehimpulse um die Längsachse der Wirbelsäule bewirken.

Beim Wandern und Steigen im Bergland und im Gebirge müssen Sie Ihre Wandertechnik etwas verändern. Die Schrittlänge sollte beim Bergwandern immer den individuellen Voraussetzungen und den Geländeformationen angepaßt sein. Der Körperschwerpunkt muß dabei deutlich vor jedem Schritt auf das Standbein verlagert werden. Rucksackträger haben jeweils auf eine hüftbreite Fußstellung zu achten, weil dadurch eine größere Stabilität erreicht wird.

Wandern in der Ebene und am Berg können Sie ganz geruhsam oder mit Trainingseffekten für Ihre Gesundheit und Ausdauer durchführen. Das hängt ganz allein von der Belastungsgröße ab. Wie Sie wissen, setzt sich diese Belastungsgröße aus den 3 Faktoren Häufigkeit, Intensität und Dauer zusammen.

Sofern Sie kein Ausdauertraining in einer anderen Sportart durchführen, sollten Sie mindestens 2- bis 3mal in der Woche wandern. Dabei wäre etwa folgende Aufteilung sinnvoll: 2 kürzere Wanderungen à 1–2 Stunden während der Woche und eine längere Halbtags- oder Tageswanderung am Wochenende in einer bergigen Umgebung.

Anhand dieses Beispiels ist schon deutlich geworden, wie groß die Dauer bzw. der zeitliche Umfang einer Wanderung sein sollte. 1 Stunde sollte die Untergrenze für kürzere Wanderungen sein, besser wären 1½ oder 2 Stunden. Es ist egal, ob Sie sich dabei im Intervall- oder in der Form des Dauertrainings belasten. Grundsätzlich ist das Dauer- dem Intervalltraining vorzuziehen, weil es wandergemäßer und mehr auf Dauerhaftigkeit sowie Kontinuität angelegt ist. Dabei kann man durchaus Intervalle einschieben. Wenn Sie sich allerdings nach dem Intervallprinzip belasten, sollten die Intervalle 5 Minuten andauern und bei einer Wanderung mindestens 3mal gesetzt werden.

Intensität der Belastung schließlich, den 3. Trainingsaspekt, kann man nicht unabhängig von den beiden anderen Faktoren betrachten. Entscheidendes Kriterium und objektive Kontrolle für die richtige Belastungsintensität ist die Pulsfrequenz, wie sie sich aus der folgenden Tabelle je nach Ihrem Alter und Trainingszustand ergibt.

Trainingspulsfrequenz für das sportliche Wandern

Ruhe-Pulsfrequenz pro Minute	Alter in Jahren					
	unter 30	30–39	40–49	50–59	60–70	über 70
unter 50	140	140	135	130	125	120
50–59	140	140	135	130	125	120
60–69	145	145	140	135	130	125
70–79	145	145	140	135	130	125
80–89	150	145	140	135	130	125
90–100	150	150	145	140	135	130
über 100	155	150	145	145	140	130

Orientierungswerte für Gesundheitssportler. Bei Ausdauertrainierten sollte die Frequenz um 10 Schläge pro Minute höher liegen.

Wanderprogramme

Programm für Anfänger
Dauer: 12 Wochen
Häufigkeit: mindestens 2mal wöchentlich und zusätzlich eine größere Wanderung am Wochenende. Das Programm bezieht sich nur auf die Wanderungen während der Woche.
Intensität: siehe Pulsfrequenztabelle,
Wanderstrecke: Ebene mit leichten Steigungen.

1. Woche:	30 – 40 Minuten wandern, Normaltempo: 4 – 5 km/h.
2. Woche:	30 – 40 Minuten wandern mit unterschiedlichem Tempo, je nach Geländebeschaffenheit.
3. und 4. Woche:	10 Minuten wandern, Normaltempo, 5 Minuten sportliches Wandern, 10 Minuten wandern, 5 Minuten sportliches Wandern, 10 Minuten wandern.
5. und 6. Woche:	10 Minuten wandern, 8 Minuten sportliches Wandern, 10 Minuten wandern, 8 Minuten sportliches Wandern, 10 Minuten wandern.
7. und 8. Woche:	5 Minuten wandern, 10 Minuten sportliches Wandern, 5 Minuten wandern, 10 Minuten sportliches Wandern, 5 Minuten wandern.
9. und 10. Woche:	5 Minuten wandern, 15 Minuten sportliches Wandern, 5 Minuten wandern.
11. und 12. Woche:	5 Minuten wandern, 15 Minuten sportliches Wandern, 5 Minuten wandern, 15 Minuten sportliches Wandern, 5 Minuten wandern.

Programm für Fortgeschrittene
Häufigkeit: mindestens 2mal in der Woche und eine größere Wanderung am Wochenende,
Intensität: siehe Pulsfrequenztabelle.

Die Wanderung sollte mindestens 30 Minuten dauern, die Belastungsdauer kann je nach individuellem Interesse und Leistungsvermögen auf 45 Minuten oder auch auf 1 Stunde und mehr gesteigert werden. Bei Wanderungen von mehr als ½ Stunde Dauer kann alle 30 Minuten eine 5- bis 10minütige Pause zum gemächlichen Wandern eingelegt werden.

Ein Wanderprogramm mit ebenso wirksamen Ausdauereffekten besteht auch darin, daß Sie im Intervallprinzip wandern, wobei Sie auf einer Wanderung von 1 – 2 Stunden Dauer mindestens 5 Belastungsintervalle à 5 Minuten mit Ihrer Trainingspulsfrequenz einlegen sollten.

Zur Vorbereitung des regelmäßigen Wanderns in der Ebene oder am Berg sind gymnastische Übungen zur Förderung der allgemeinen Kondition und abwechselndes Gehen und Laufen mit der Trainingspulsfrequenz sinnvoll. Diese Trainingsformen fördern die Bewegungsökonomie und dienen als Verletzungsprophylaxe. Während einer Wanderung sollte man ab und zu Dehnungs- und Lockerungsübungen zum Ausgleich belastungsbedingter Funktionseinbußen und zur Entspannung der Gesamtkörpermuskulatur durchführen. Am Ende einer längeren Wanderung empfiehlt es sich, durch ein paar entspannende Gymnastikübungen das Wandervergnügen ausklingen zu lassen.

Paddeln und Rudern

Auch Paddeln und Rudern gehören zu den Ausdauersportarten. Vom Frühjahr bis in den Herbst hinein bietet eine Ruder- oder Paddelwanderfahrt eine herrliche Abwechslung für andere Trainingsprogramme. Wie wäre es zum Beispiel mit einer 1wöchigen Paddeltour auf der Loire mit Besichtigung der Schlösser, vielleicht in einer Gruppe netter Leute? Oder mit einem mehrtägigen Ruderwanderausflug auf der Donau? Sie tun damit etwas für Ihre Gesundheit, können Abenteuer und Romantik erleben, sich an Naturerlebnissen und kulturellen Sehenswürdigkeiten erfreuen und bereichernde Kontakte und Freundschaften schließen.

Dabei ist es keineswegs der Fall, daß man erst zum Paddel oder Ruder greifen kann, wenn man sich zuvor eine ausgefeilte Technik angeeignet hat. Auch muß man sich keineswegs einem Kanu- oder Ruderverein anschließen, um diese herrlichen Sportarten betreiben zu können. Die einzige Voraussetzung ist: Sie sollten schwimmen können!

Paddeln und Rudern sind hervorragend dafür geeignet, den Kreislauf in Schwung zu bringen, die Atmung zu fördern und die Muskulatur insbesondere in den Bereichen Brust, Rücken und Arme zu aktivieren. Zu diesen ausgezeichneten gesundheitlich-organischen Wirkungen kommen im Bootssport noch emotionale Werte durch die Erlebnisse in der Natur und den abenteuerlichen Charakter dieser Wassersportarten.

Besonders die langdauernden Belastungen bei mittlerer Intensität im Kanuwandern oder Wanderrudern stellen für den Gesundheitssportler einen günstigen Belastungsreiz dar. Die motorischen Beanspruchungen sind immer gut dosierbar; denn wenn man eine Pause einlegen will, läßt man sich einfach treiben oder legt am Ufer an.

Das Schöne an diesem gesunden und erholsamen Sport ist auch, daß man ihn in verschiedenen Freizeitsituationen ausüben kann. So ist es möglich, am Feierabend noch eine Runde zu paddeln oder zu rudern, übers Wochenende eine kleine Tour zu machen oder den Urlaub mit Kanu- oder Ruderwandern durchzuführen. Das geht allein, zu zweit, in der Familie, mit Freunden oder in einer Gruppe von Wassersportfreunden.

Was muß man vom Paddeln wissen?

Paddeln wird immer bekannter und beliebter und auch zunehmend von Gesundheitssportlern entdeckt. Die kleinen, wendigen Kanuboote mit den leicht handhabbaren Paddeln ziehen in immer stärkerem Maße diejenigen an, die den Zwängen des Alltags und der Arbeitswelt entfliehen und sich körperlich wie geistig-seelisch in einer natürlichen Umgebung entspannen und erholen wollen.
Gepaddelt wird entweder im Kajak oder im Kanadier. Für beide Bootstypen gilt der Sammelbegriff Kanu. Wenn also jemand zu Ihnen sagt, sein Freizeitsport sei Kanuwandern, dann kann es sich um das Wasserwandern mit einem Kajak oder mit einem Kanadier handeln.
Kajak und Kanadier werden einzeln, als Zweier, aber auch als Mannschaftsboote gefahren. Beiden Bootstypen ist gemeinsam, daß sie in Blickrichtung vorwärts bewegt werden, während Ruderer mit dem Rücken zur Fahrtrichtung fahren.

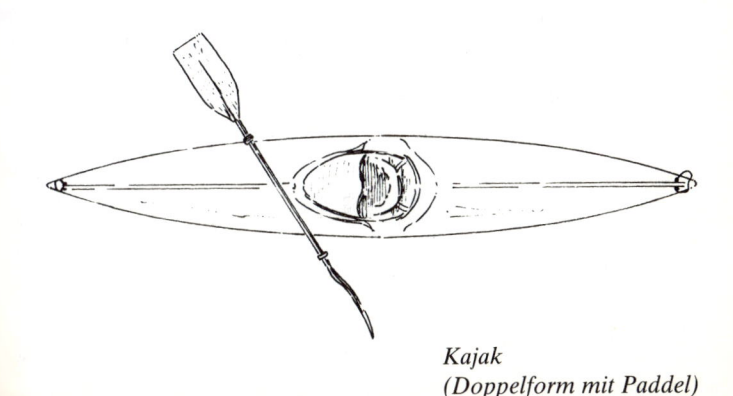

Kajak
(Doppelform mit Paddel)

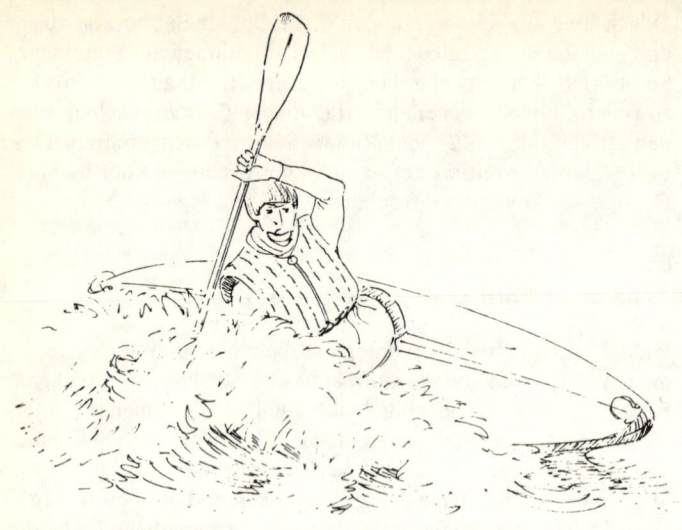

Kajak im Wildwasser

Die *Kajaks* stammen ursprünglich von den Eskimos, die ein Gerüst mit der Haut erlegter Robben oder Rentiere bespannten, um damit an den Küsten der Polarmeere zu fischen und zu jagen. Das Kajak ist bis auf die Einstiegs- bzw. Sitzluke für den Fahrer geschlossen. Der Kajakfahrer sitzt mit leicht angezogenen Knien auf dem Boden des Boots und benutzt ein sogenanntes Doppelblatt- bzw. Doppelpaddel. Das Kajak kann auch mit einem Steuer versehen werden. Sportliche Versionen gibt es vom Einer- bis zum Viererkajak; zum Wandern sind vor allem die Einer und Zweier geeignet.

Die *Kanadier* leiten sich von den Einbäumen der Naturvölker, vor allem von den Kanus der nordamerikanischen Indianer, ab. Bei

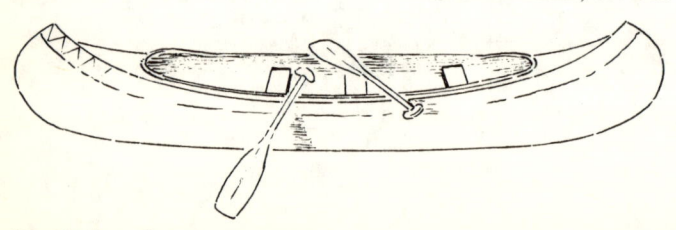

Wanderkanadier mit Stechpaddel

den Kanadiern handelt es sich um leichte Boote mit wenig Tiefgang, ihre typischen Merkmale sind die hochgezogenen Bug- und Heckpartien und das Stechpaddel. Der Fahrer ruht mit einem oder beiden Knien auf einer weichen Unterlage und stützt sich mit dem Gesäß am schräggestellten Sitzbrett ab. Im Wanderkanadier, der allein für Freizeitsportler in Frage kommt, sitzt man beim Paddeln auf Sitzbrettern. Dieser Bootstyp ist das ideale Familienwanderboot, weil es einen großen Gepäckraum hat und den Fahrern viel Bewegungsfreiheit läßt.

Welches Boot ist richtig?

Wer die Wahl hat, hat die Qual, gilt auch bei der Überlegung, für welches Boot man sich von den etwa 200 verschiedenen Kanutypen entscheiden soll. Sieht man einmal von den speziell für den Wettkampf- und Hochleistungssport entwickelten Kajaks und Kanadiern ab, bleibt immer noch eine große Anzahl von Bootsformen übrig, zwischen denen der Käufer wählen kann. Während für den Leistungssportler die Frage nach dem richtigen Boot vom Trainer entschieden und das Boot meistens vom Verein gestellt wird, muß sich der Freizeitpaddler ein eigenes Boot kaufen, auch wenn er sich einem Verein anschließt. Der stellt nur den Bootsliegeplatz.

Der Freizeitsportler sollte sich vor einem Bootskauf über folgende Punkte klarwerden:

- **Für welche Fahrten soll das Boot benutzt werden?**
  Die Frage, ob man sich für einen Einer- oder Zweierkajak oder für das ideale Familienboot, den Wanderkanadier, entscheidet, hängt davon ab, ob man allein, zu zweit oder mit der Familie kanufahren möchte. Für den einzelnen bietet sich natürlich das Einerkajak an. Wenn man zu zweit paddeln will, ist das Zweierkajak bzw. der Zweier nicht in jedem Fall die richtige Lösung, denn 2 Einer bieten jedem eine größere Unabhängigkeit. Darüber hinaus gibt es noch verschiedene Kombinationen, wie z. B. den Einer oder Zweier mit einer besonderen Sitzluke für ein Kleinkind.
  Denken Sie aber auch daran, ob Sie vornehmlich Tagesausflüge, Wochenend- oder Urlaubsfahrten mit der Familie oder sportliche Abenteuerfahrten unternehmen wollen. Für Fami-

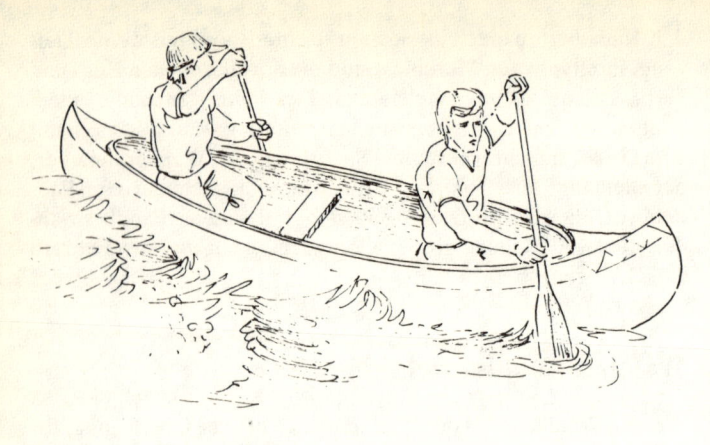

Wanderkanadier in Aktion

lien mit mehreren Kindern ist vor allem der Kanadier ein geeigneter Bootstyp, weil er bei offener Bauweise viel Platz bietet und gut für geruhsame Fahrten auf Flüssen und Binnenseen eingesetzt werden kann.
- **Wo soll das Boot gefahren werden?**

Wenn Sie nur hin und wieder auf einem nahegelegenen See paddeln wollen, empfiehlt sich der bequeme Zweier mit der großen Luke, denn dann können Sie auch eine Begleitung mitnehmen. Auf jeden Fall sollten Sie ein Boot mit einer Steuervorrichtung wählen und auch an die Möglichkeit denken, daß Sie eines Tages vielleicht einmal ein Segel setzen möchten.

Wer jedoch beweglicher und unabhängiger sein möchte, wird sich zu einem Einer entschließen. Vor allem, wenn man von dem bewegteren Wasser, den Wildflüssen, angezogen ist.

Während die Einer, Zweier und die Kanadier heute in der Regel aus Polyester und Kunststoff hergestellt werden, nahezu wartungsfrei, robust und sehr leicht sind, ist auf größeren Flüssen und an der Küste auch noch das Zweierfaltboot anzutreffen. *Faltboote* werden oft als Familienboote benutzt. Das Faltboot ist zwar leicht auf- und abzubauen und auch leicht zu transportieren, aber es ist wartungsintensiver. Vorsicht vor Billigangeboten, sie sind wegen des oft schlechten Materials nicht zu empfehlen. Gute Faltboote sind zudem meist teurer als Kunststoffkajaks, die je nach Art und Ausstattung etwa DM 800,– bis

1200,- kosten. Wenn auch dieser Betrag zu hoch ist, kann man vielleicht von einem Verein schon für DM 200,- bis 300,- ein gut erhaltenes Gebrauchtboot aus Kunststoff erwerben.

- **Wie wird das Boot gelagert und transportiert?**

Von dieser Überlegung kann abhängen, ob man sich für ein starres, für ein teilbares Kunststoffboot oder für das aufblasbare Kajak entscheidet. Für Pkw-Besitzer mit einer Garage ist das Problem leicht zu lösen, weil das starre Kunststoffboot mittels Halterungen rechts- oder linksseitig am Garagenunterdach gut anzubringen ist. Für den Transport gibt es speziell zu diesem Zweck konstruierte Dachträger, auf denen sich Einer, Zweier oder Kanadier transportieren lassen. Wenn diese Voraussetzungen gegeben sind, ist die Wahl des robusteren und nahezu wartungsfreien Kunststoffboots immer zu empfehlen.

Falls Sie keine Garage haben, wäre zu überlegen, ob Sie sich einem Kanuverein anschließen, wo Ihnen normalerweise ein Lagerplatz zur Verfügung gestellt wird.

- **Was gehört zur Erstausstattung?**

Vor Erwerb des Boots sollten Sie probesitzen, denn bei Kunststoffbooten muß die Sitzschale form- und körpergerecht sein. Die Fußstütze muß verstellbar sein. Zur Grundausstattung des Boots sollten auf jeden Fall gehören:

- Paddel und teilbares Reservepaddel,
- Kenterschläuche oder -säcke, die das Boot unsinkbar machen,
- Halteschlaufen an Bug und Heck,
- Bootsleine, etwa 6 – 8 m lang,
- Spritzdecke pro Sitzluke,
- Schwimmwesten.

Für die *Kleidung* gilt der Spruch des zukünftigen Kanuten: »Es gibt kein schlechtes Wetter, allenfalls die falsch gewählte Kleidung!«

Generell ist man mit einem guten Trainingsanzug und Turnschuhen am besten angezogen. Ist es sehr warm oder heiß, reichen auch Turnhose und T-Shirt. Leichte Bootssandalen tun es aber nicht, weil man das Boot auch einmal umtragen oder aussteigen muß und dann vielleicht auf spitze Steine oder Glasscherben tritt.

Da auf dem Wasser die Sonnenstrahlung besonders intensiv reflektiert, sollte man als Sonnenschutz einen Sonnenhut, eine

Sonnenbrille und Sonnencreme bereithalten. Für den Wanderfahrer unerläßlich ist außerdem eine wasserdichte Regenjacke mit Kapuze. Im Frühjahr und Herbst, wenn die Außen- und Wassertemperaturen zu wünschen übrig lassen, sollte man sich mit warmem Unterzeug vor Unterkühlung schützen.
Wer bei kaltem Wetter oder auf kalten Gebirgsbächen paddeln will, muß sich einen Neopren-Kälteschutzanzug zulegen, der auch für den Fall der Fälle eine sehr gute Auftriebskraft besitzt!
Neben dem Witterungsschutz gehören zur Zusatzausrüstung des Wanderpaddlers außerdem: Fluß- und Seekarten, Taschenlampe, Kompaß, Insektenschutzmittel, Kleiderbeutel mit Ersatzkleidung, Proviant.

Ein paar Tips zum Kanufahren

Die Technik des Kanufahrens hängt natürlich vom Bootstyp und dem Gewässer ab, auf dem gefahren wird. Wanderboote reagieren bei Paddelmanövern nicht annähernd so sensibel und exakt wie ein Wildwasserboot.
Für den wanderfahrenden Gesundheits- oder Freizeitsportler ohne Wildwasserambitionen reicht es aus, wenn einige grundlegende Fertigkeiten beherrscht werden.
Am Anfang sollte in stehenden oder langsam fließenden Gewässern geübt werden, in denen durch Rückwärtspaddeln die Strömung noch leicht überwunden werden kann. Ob Sie sich später jemals in wildes Gewässer wagen, wird sich zeigen.
Für das freizeitsportliche Kanuwandern besteht das technische Grundrepertoire aus:
- Paddelhaltung,
- Ein- und Aussteigen,
- Balancieren,
- Paddelschläge für Vorwärts- und Rückwärtsfahren,
- Richtungsänderungen,
- Stoppschläge,
- Kenterübungen.

Bevor man einsteigt, sollte man auf dem Trockenen die richtige *Paddelhaltung* üben. Für die Paddelbewegung im Kajak ist es wichtig, daß man das Paddel in der richtigen Breite faßt. Dabei wird das Paddel so auf den Kopf gelegt, daß die Ober- und Unter-

Paddelhaltung (Kajak)

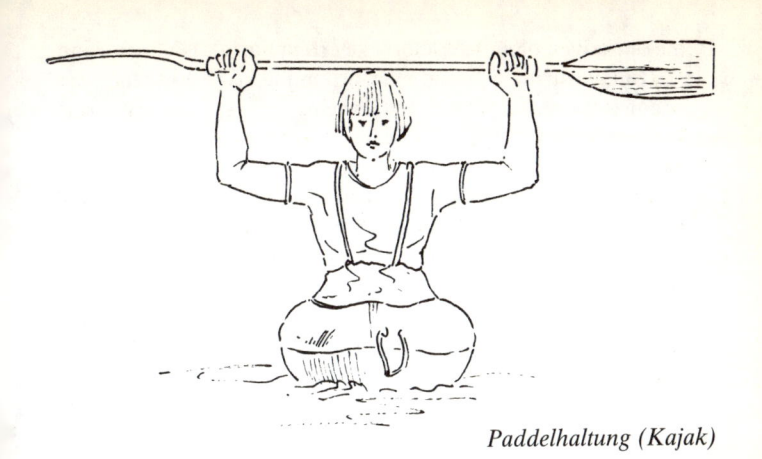

arme zum Paddelschaft einen rechten Winkel bilden und beide Hände einen gleich langen Abstand zu den Paddelblättern haben. Diese Haltung gewährleistet das günstigste Hebelverhältnis und damit eine optimale Paddelführung.

Zum *Ein- oder Aussteigen* muß das Boot bei fließendem Gewässer mit dem Bug gegen die Strömung gerichtet werden. Der Anfänger sollte dabei möglichst eine Uferstelle aussuchen, die etwa so hoch ist wie das Oberdeck des Boots, dann geht es leichter. Es gibt 2 Möglichkeiten zum Einsteigen: mit und ohne Paddelbrücke.

Mit Paddelbrücke geht es leichter, denn dabei wird mit Hilfe des Paddels eine Verbindung zwischen Ufer und Boot hergestellt. Das Paddel wird mit dem kürzeren Ende auf das Bootsdeck vor der Einstiegsluke gelegt, während das längere Ende auf dem Ufer bzw. Steg liegt. Nun werden mit der bootsseitigen Hand der Paddelschaft und der Sitzlukenrand (Süllrand) umfaßt, während die landseitige Hand fest auf den uferseitigen Paddelschaft drückt. Darauf wird das bootsseitige Bein in der Luke auf dem Bootsboden aufgesetzt, dann das andere Bein nachgeholt und bei gleichzeitigem Beugen des Standbeins nach vorne geschoben, bis der Fahrer sitzt.

Bei engen Einstiegsluken ist es günstiger, die Paddelbrücke hinter der Luke zu bilden, wobei man nach hinten greift, sich mit beiden Armen auf den Paddelschaft stützt und die Beine nacheinander ins Boot hebt.

Beim Einsteigen ohne Paddelbrücke erfaßt die bootsseitige Hand die Sitzlukenspitze, während man sich mit der anderen Hand am Ufer aufstützt. Dabei sollte eine Gewichtsverlagerung zur Wasserseite vermieden werden. Der weitere Ablauf des Einsteigens erfolgt so, wie bei der Paddelbrücke dargestellt.
Wichtig ist, daß man erst nach dem Hinsetzen das Ufer losläßt und das Paddel ergreift. Die Spritzdecke muß bereits vor dem Einsteigen übergestreift sein und wird von hinten her am Süllrand befestigt.
Ausgestiegen wird in umgekehrter Reihenfolge.
Das Einsteigen in den Zweier oder in ein mehrsitziges Boot ist einfacher. Zuerst steigt immer der vorne Sitzende ein, während der Hintermann das Boot vom Ufer aus festhält. Dann sichert der Vordermann das Boot, bis der Partner Platz genommen hat. Auch hierbei sollte die Paddelbrücke zur Hilfe genommen werden.
Üben Sie das Ein- und Aussteigen einige Male, bis es sitzt. Dann können Sie es auch unter schwierigeren Bedingungen.
Nach dem Einsteigen sollten Sie möglichst aufrecht, aber locker im Boot sitzen, während die Füße Halt an der Fußstütze finden.
Nun beginnt das *Balancieren*. Das Boot reagiert bei der geringsten Gewichtsverlagerung sehr empfindlich, Anfänger machen meistens falsche Ausgleichsbewegungen. Denn was auf dem Fahrrad oder Balancierbalken sinnvoll ist, z. B. ein Abkippen nach links mit der Verlagerung des Körperschwerpunkts nach rechts, um auszugleichen, ist auf dem Wasser genau falsch. Durch das Abknicken in die entgegengesetzte Richtung wird der bereits zum Wasser geneigte Bootsrand noch tiefer hinuntergedrückt, weil das Boot im Wasser keinen festen Widerstand findet. Die an Land richtige und uns in Fleisch und Blut übergegangene, automatische Reaktion führt im Boot garantiert zum Kentern!
Richtig verhalten Sie sich, wenn Sie bei einer Neigung des Boots nach rechts diese Bewegung durch Herabdrücken des linken Oberschenkels nach links unten auszugleichen suchen.
Also: Kippbewegung nach rechts unten erfordert Abwehrkraft nach links unten und umgekehrt.
Üben Sie dieses Abwehrmanöver ruhig etwas öfter, indem Sie sich durch einen Partner durch Hin- und Herbewegungen aus dem Gleichgewicht bringen lassen. Ihr Boot wird schon bald nicht mehr so leicht kentern!
Nach dem Ablegen sollten Sie einfach lospaddeln. Sie werden se-

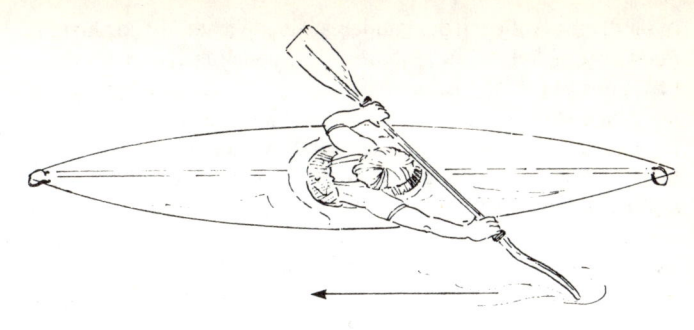

Grundschlag vorwärts (Kajak)

hen, daß ein Boot durch die Ausführung von *Paddelschlägen* zunehmend an Stabilität gewinnt. Während mit dem einen Arm gezogen wird, drückt der andere Arm gleichzeitig. Diese typische Paddelbewegung wird durch die Rumpfmuskeln unterstützt, wobei es zu einer starken Verwringung von Schulterachse und Bekken kommt. Man beginnt, indem man das Paddelblatt mit fast gestrecktem Arm seitlich vorne weich eintaucht. Dann erfolgt der Durchzug im Wasser nach hinten, bis die Zughand auf der Höhe der Hüfte ist, während der andere Arm das Paddel in der Luft in Augenhöhe nach vorne drückt. Zug und Druck wirken immer gleichzeitig.

Bei den ersten Versuchen auf einem ruhigen Gewässer wird es sicherlich erst einmal ein paar Zickzackkurse geben, aber das legt sich, wenn sich die Paddeltechnik verbessert hat.

Eine gut wirkende Maßnahme gegen das Kippen und Schaukeln

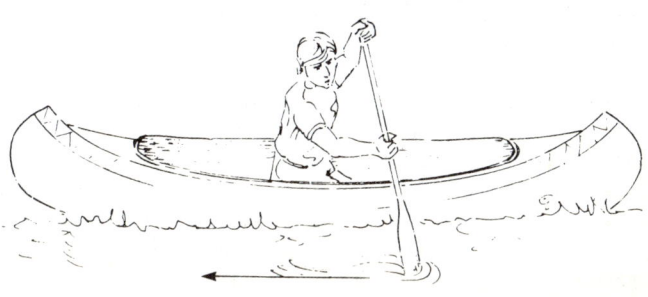

Grundschlag vorwärts (Kanadier)

ist das flache Auflegen des Paddels auf das Wasser, die sogenannte *Paddelstütze*, bei der die Hohlseite des Paddelblatts nach oben zeigen muß. Bei rhythmischer Ausführung können Sie diese Bewegung bald stundenlang durchführen.

Beim *Rückwärtspaddeln* erfolgt der Bewegungsablauf in umgekehrter Richtung und ist um etwa 25 cm nach hinten verschoben.

Um *Richtungsänderungen* zu erzielen, ist einseitig stärkeres oder auch nur einseitiges Paddeln erforderlich. Man kann die Fahrtrichtung des Boots auch beeinflussen, indem man bei gleichmäßigem Weiterpaddeln das Boot durch seitliches Abbeugen der Hüfte auf die kurvenäußere Seite kantet. Gezielt drehen läßt sich das Boot durch den *Bogen- oder Rundschlag*, bei dem das Blatt weiter vom Bootsmittelpunkt entfernt in großem Bogen kraftvoll bis weit nach hinten durchgezogen wird.

Wollen Sie das Boot aus der Fahrt heraus stoppen, dann sollten Sie das Paddelblatt neben Ihrem Körper, etwa im rechten Winkel zur Bootslängsachse, in das Wasser halten und ein Nachgeben durch das Anspannen Ihrer Muskeln verhindern. Das Blatt wird dabei senkrecht zum anströmenden Wasser gehalten. Als Anfänger sollten Sie diesen *Stoppschlag* zunächst aus einem langsamen Paddelzug heraus einleiten, da man auf diese Weise die Wirkung des Wassers auf das Blatt eher erfühlen kann.

Das *Kentern* ist eigentlich keine Grundtechnik des Paddelns, nichtsdestoweniger sollten Sie das Kentern üben, damit Sie im Notfall damit zurechtkommen. Das Kentern ist zwar nicht gerade angenehm, aber ungefährlich. Kentert das Boot, muß die Spritzdecke gelöst werden, so daß der Paddler leicht aus dem Sitz gleiten kann. Nachdem man aus dem Boot heraus ist, sollte man am Boot bleiben. Es ist durch Kenterschläuche unsinkbar und schwimmt durch die Luft in den Hohlräumen gut kieloben. Boot und Paddel sollte man schwimmend ans Ufer bugsieren, wo dann entschieden wird, was weiter geschieht. Man sollte das Kentern in möglichst warmem Wasser ein paar Mal üben, damit es im Notfall nicht zu Überraschungen kommt.

Im *Kanadier*, dem geeigneten Wanderboot für die Familie, ist die Paddelführung mit dem Stechpaddel, das nur ein Blatt hat, wesentlich steiler als im Kajak. Während des Durchzugs wird der obere Arm völlig gestreckt, er übt dadurch einen starken Druck nach unten aus. Der untere Arm, der beim Eintauchen des Blattes gestreckt ist, zieht mit zunehmender Beugung. Im Unterschied zum Kajak wird bei Richtungsänderungen das Paddel häufig mit Unterstützung der Bootskante als Hebel eingesetzt. Um eine unnötige Ermüdung zu vermeiden, sollten bei Kanadiern mit 2 und mehr Paddlern die Paddelbewegungen möglichst synchron ausgeführt werden.

Vom Rudern zum sportlichen Wanderrudern

Die weit ausladenden, etwas schwerfälligen Ruderkähne, die Mietsgondeln, kennen Sie sicherlich von Seen in Parks. Vielleicht haben Sie auch schon einmal »Fische gefangen«, zur Gaudi aller die Ruder halb in der Luft und halb im Wasser durchgezogen. Wenn die Ruderstunde etwas länger dauerte, hatten Sie vielleicht sogar Blasen an den Fingern. Aber Spaß hat es gemacht, auch wenn Sie hinterher dachten, ein Ruderer werde ich nie. Das Dahingleiten auf dem See, das Sich-treiben-Lassen auf dem Wasser, das Schauen in die tiefgründigen, geheimnisvollen Wellen, das Beobachten der auf dem blauen Himmel dahintreibenden Wolken, das Genießen der reinen Luft und natürlichen Umgebung – das alles bewirkte eine Stimmung und ein Gefühl der Erholung, Ruhe, Entspannung und des Wohlbefindens, das Sie gern öfter wiederholen würden. Wenn nur das Rudern nicht so anstrengend wäre! Dabei kommt es aber nur auf das richtige Boot und ein paar technische Tricks an. Was das Boot betrifft, hat uns die Industrie in den letzten Jahren mit der Entwicklung neuer Typen sehr geholfen, und die paar technischen Grundfertigkeiten, die uns das Rudern zum Genuß machen, sind schnell eingeübt.

Welches Ruderboot ist richtig?

Es gibt heute eine große Zahl von Bootstypen, die Einer, Zweier, Vierer, Achter sowie die Doppelzweier und Doppelvierer. Andererseits wird häufig zwischen Rennbooten, breiten Gigs, Renngigs und Seegigs unterschieden. Um Sie damit nicht zu verwirren, soll hier nach den beiden Anwendungsbereichen, dem Wanderrudern einerseits und dem Rennrudern andererseits, unterschieden werden. Da das Rennrudern für den Freizeitsportler flachfällt, interessieren die verschiedenen Rennboote nicht.

Für den Freizeitsportler ist nur das Wanderrudern von Bedeutung, wozu Fahrten von einigen Stunden an einem Tag, aber auch Wanderfahrten über mehrere Tage zählen. Am Wanderrudern kann man von 8 bis 80 Jahren teilnehmen, es ist allein, zu zweit, in der Gruppe oder Familie durchführbar und eignet sich ganz besonders für einen aktiven Urlaub. Das angemessene Fahrttempo ist dabei für jede Alters- oder Leistungsgruppe ebenso frei wählbar wie die Dauer einer Tagesetappe.

Beim Rudern wird der ganze Körper trainiert. Von den Fingern bis zu den Zehen sind alle Muskelgruppen an der Ruderbewegung beteiligt. Neben der allseitigen Muskelschulung erfolgt zugleich eine intensive Organschulung. Dabei stellen die länger andauernden Belastungen mittlerer Intensität beim Wanderrudern für den Gesundheitssportler einen besonders günstigen Effekt für Herz und Kreislauf dar. Das haben Sie sicherlich bereits bei gelegentlichen Ruderausflügen auf einem See bemerkt. Aber solch ein Ausflug alle 4 Wochen reicht eben nicht aus, um positive Wirkungen in unserem Organismus hervorzurufen.

Während im Kanusport mit dem Gesicht zur Fahrtrichtung gefahren wird, sitzen Sie beim Rudern jeweils mit dem Rücken nach vorne. Im Rudern werden zwei Antriebsarten unterschieden. »Ich gehe rudern« sagt noch nichts darüber aus, ob Sie dann im Zweier, Vierer oder Achter sitzen und mit beiden Händen ein Ruder (Riemen) bedienen, oder ob Sie im Einer, Doppelzweier oder Doppelvierer mit jeder Hand ein Ruder (Skull) bewegen. Rudern sagt man zu beiden Antriebsformen, dem Riemenrudern und dem Skullen. Während im Rennrudern das Riemenrudern vorherrscht, dominiert im Bereich des Wanderruderns das Skullen.

Als Freizeitsportler werden Sie also in der Regel in jeder Hand ein Ruder halten, eben das Skull. Und natürlich rudern bzw. skullen Sie nicht im Rennboot, sondern in dem erst im Rahmen der Freizeitsportbewegung neu entwickelten Freizeitruderboot *Trimmy*. Es handelt sich dabei um ein pflegeleichtes Kunststoffboot mit 3,20 m Länge und 75 cm Breite. Der Trimmy erfüllt mehrere Erwartungen:

- Er ist einfach in der Wartung, kann leicht auf dem Auto-Dachgepäckträger transportiert werden und findet in jeder Garage Platz.
- Er ist leicht zu handhaben, seine Fortbewegung erfordert keine ausgefeilte Technik und kein großes Können.

- Er ist so gebaut, daß die Unfallgefahr so gering wie möglich ist, und hat eine hohe Lebensdauer.
- Er ist ein Feierabend- und Urlaubsboot, das überall ohne große Steganlage eingesetzt werden kann.

Der Trimmy ist allerdings nur für 1 Person geeignet. Wenn jemand mit seiner Familie oder mit Freunden auf eine Wanderruderfahrt gehen will, ist der teilbare Gig-Doppelzweier mit Steuermann das ideale Boot. *Gig* bedeutet dabei im Unterschied zum leichten Rennboot einfach schweres Übungsboot. Die beiden Bootshälften des Gig-Doppelzweiers mit Steuermann können leicht auf einem einachsigen Anhänger verladen werden, so daß Sie mit dem Pkw ohne weiteres auch ein ferneres Urlaubsgebiet ansteuern können. Aber auch ein Aktivurlaub mit Familie am Wochenende inmitten einer schönen Flußlandschaft ist ein besonderes Erlebnis.

Bei einer Familie mit 4 Personen wird das Boot einfach als Doppelzweier mit Steuermann gefahren, wobei sich das abwechselnde Steuern immer gut als kleine Erholungspause anbietet. Wenn Sie mit mehreren Booten auf große Wanderfahrt gehen wollen, sollte dies nur mit einem erfahrenen Fahrtenleiter erfolgen. Zur Planung und Vorbereitung sollte auf jeden Fall das vom Deutschen Ruderverband herausgegebene »Handbuch für Wanderruderer« herangezogen werden.

Tips zur Rudertechnik

Auch als Freizeitruderer sollten Sie ein paar technische Grundelemente kennen, sonst geben Sie bald wieder auf. Die hier aufgezeigten technischen Grundelemente für das Rudern im Freizeitboot Trimmy können ohne Schwierigkeiten auch auf das Familienboot Gig-Doppelvierer mit Steuermann übertragen werden.

- **Einsteigen**
  Die stegferne Hand faßt beide Skullgriffe von oben und zieht diese etwas hoch. Dann wird der stegferne Fuß auf das Einsteigebrett gesetzt, während sich die stegnahe Hand am Ausleger oder an der Bordwand aufstützt. Nun mit dem stegseitigen Fuß kräftig abstoßen und auf den Rollsitz niedersetzen. Wenn der Schub so wirkungsvoll ist, daß ein Boot 2 – 3 m querab versetzt wird, ist das Ablegemanöver gut gelungen.

- **Schaukeln und Kippen**
  Durch abwechselndes Heben und Senken der Skull-Innenhebel wird das Boot absichtlich aus der Normallage gebracht. Solange die Skulls senkrecht zur Bordwand mit den Blättern flach auf dem Wasser liegen, wird das Boot durch die Blattstütze gesichert. Darauf wird das Boot abwechselnd nach Backbord und Steuerbord gekippt, wobei aber beide Skulls so gehalten werden, daß sie eine gerade Linie bilden. Mal liegt das Backbordblatt als Blattstütze auf dem Wasser und das Steuerbordblatt zeigt in die Wolken, dann wieder umgekehrt. Es zeigt sich, daß selbst ein kippendes Boot mit der Blattstütze sicher abgefangen wird.
- **Einseitiges Vorwärtsrudern mit stehendem Blatt**
  Während das Skull der Steuerbordseite als Blattstütze das Boot abstützt, wobei der Innenhebel in Höhe der Hüfte fixiert wird, wird das Backbordskull senkrecht ausgehoben, in die Auslage geführt, eingesetzt und locker durch das Wasser bis an den Körper gezogen. Wenn das Blatt anfangs absäuft, also so tief unters Wasser gerät, daß ein Skull bis zum halben Schaft eintaucht, dann ist die Ursache fast immer eine schräge Blattstellung vor dem Einsetzen.
- **Beidseitiges Vorwärtsrudern mit stehendem Blatt**
  Nun werden die Skulls mit beiden Händen gleichzeitig gezogen, wobei die einseitige Blattstütze entfällt. In der Mittelstellung müssen die Hände dicht hintereinander geführt werden, damit die Daumen nicht einklemmen.
- **Einseitiges Vorwärtsrudern mit Flachdrehen**
  Auf einer Seite wird das Boot wiederum durch eine Blattstütze abgesichert. Nach dem Ausheben wird das Blatt durch Absenken des Handgelenks flachgedreht, in die Ausgangslage geführt und durch Strecken des Handgelenks wieder senkrecht zum Durchzug eingesetzt.
- **Beidseitiges Vorwärtsrudern**
  In der vollen Ausgangslage werden beide Skullblätter gleichzeitig senkrecht gedreht und zum Durchzug eingesetzt. Im Endzug werden beide Skulls senkrecht ausgehoben, die Blätter durch Absenken der Handgelenke flachgedreht und über das Wasser gleitend in die Ausgangslage zurückgeführt. Der Zyklus beginnt von neuem, wobei zunehmend der Rollsitz eingesetzt wird.

- **Stoppen aus der Vorwärtsfahrt**
  Nach einem Stück Vorwärtsrudern werden die Blätter flach auf das Wasser gelegt und immer mehr gekantet. Durch den Druck, den das Wasser gegen die gewölbte Seite des Blatts ausübt, wird die Fahrt des Boots verlangsamt, während das völlige Stoppen durch die Senkrechtstellung der Skullblätter erfolgt.
- **Rückwärtsrudern**
  Die Bewegung des Rückwärtsruderns gleicht der des Vorwärtsruderns mit dem Unterschied: statt gezogen wird geschoben.
- **Wende**
  Die Wende wird aus einem Vorwärtsschlag und Rückwärtsschlag zusammengesetzt. Für den Freizeitsportler ist die sogenannte lange Wende völlig ausreichend. Während bei der kurzen Wende Rückwärts- und Vorwärtsschlag auf beiden Seiten gleichzeitig erfolgen, wird bei der langen Wende nacheinander auf der einen Seite rückwärts und dann auf der anderen Seite vorwärts gerudert, bis der Kurs um 180 Grad geändert ist. Die Hände bleiben während des gesamten Bewegungsablaufs auf einer Höhe.

Diese kurz umrissenen technischen Grundfertigkeiten für das Freizeitboot Trimmy können mit etwas Übung auch von Anfängern erlernt werden. Wer trotz intensiver Übung nicht recht weiterkommt, sollte sich nicht scheuen, an einem offenen Kurs teilzunehmen, sie werden von Rudervereinen auch für Nichtmitglieder angeboten.

Vorschläge für ein Trainingsprogramm

Für die anderen Sportarten ist es zweckmäßig, Trainingsprogramme anzugeben, die exakt nach Tagen, Wochen und Zeiten gegliedert sind. Beim Kanu- und Rudersport erscheinen solche Trainingsprogramme nicht sinnvoll. Die Bedingungen und Voraussetzungen beim Paddeln und Rudern sind so unterschiedlich, daß sie sich nicht einfach in ein tabellarisches Schema pressen lassen. Da sind einmal die verschiedenen Bootstypen und Gewässerarten, zum anderen die unterschiedlichen alters- und leistungsmäßigen Voraussetzungen.
Jeder wird dabei ein eigenes Lerntempo haben und individuelle Fortschritte machen. Hinzu kommt, daß gerade bei diesen erleb-

nisreichen und naturverbundenen Wassersportarten andere Aspekte wichtiger sind als das Absolvieren eines bestimmten Trainingspensums. Beim Kanuwandern und Wanderrudern stehen wie beim Berg- oder Skiwandern neben der Bewegung und Körpererfahrung vor allem auch die Verbundenheit mit der Natur, das Erlebnis in der Gemeinschaft und der Abenteuercharakter im Mittelpunkt.

Wenn Sie bisher mit dem Kanu- oder Rudersport nichts im Sinn hatten, werden Sie Tabellenwerte ohnehin abschrecken, wenn Sie schon ein alter Kanute sind, sagen Ihnen Tabellen nicht viel Neues. Wenn Sie aber Kanufahren oder Rudern als regelmäßige Ausdauersportart betreiben wollen, wissen Sie aus den vorherigen Kapiteln, wie oft, wie intensiv und wie lange Sie paddeln oder rudern sollten, um Ihre Ausdauerfähigkeit zu verbessern. Dabei ist die nachfolgende Tabelle mit der Trainingspulsfrequenz für das »Trainingstempo« im Paddel- und Rudersport gültig.

Trainingspulsfrequenz beim Paddeln und Rudern

Ruhe-Pulsfrequenz pro Minute	Alter in Jahren					
	unter 30	30–39	40–49	50–59	60–70	über 70
unter 50	140	140	135	130	125	120
50–59	140	140	135	130	125	120
60–69	145	145	140	135	130	125
70–79	145	145	140	135	130	125
80–89	150	145	140	135	130	125
90–100	150	150	145	140	135	130
über 100	155	150	145	145	140	130

Orientierungswerte für Gesundheitssportler. Bei Ausdauertrainierten sollte die Frequenz um 10 Schläge pro Minute höher liegen.

Abschließend wird deshalb für alle, die auf ruhigem Gewässer mit dem Paddelboot trainieren wollen, ein Programm empfohlen, mit dem die Ausdauerfähigkeit systematisch erhöht werden kann.

Kanuprogramme

Programm für Anfänger
Dauer: 12 Wochen,
Häufigkeit: mindestens 2 bis 3mal wöchentlich,
Intensität: siehe Pulsfrequenztabelle,
Gewässer: möglichst ruhig.

1. Woche:	30 Minuten mit Tempo Kanuwandern.
2. Woche:	30 Minuten Kanuwandern mit 2 – 3 kürzeren Phasen à 5 Minuten bei etwas erhöhtem Tempo.
3. und 4. Woche:	Kanuwandertempo und »Trainingstempo« im Wechsel: 10 Minuten Kanuwandertempo, 3 Minuten Trainingstempo, 5 Minuten Kanuwandertempo, 3 Minuten Trainingstempo, 10 Minuten Kanuwandertempo.
5. und 6. Woche:	Kanuwandertempo und Trainingstempo im Wechsel: 10 Minuten Kanuwandertempo, 5 Minuten Trainingstempo, 5 Minuten Kanuwandertempo, 5 Minuten Trainingstempo, 5 Minuten Kanuwandertempo.
7. und 8. Woche:	Kanuwandertempo und Trainingstempo im Wechsel: 5 Minuten Kanuwandertempo, 8 Minuten Trainingstempo, 5 Minuten Kanuwandertempo, 8 Minuten Trainingstempo, 5 Minuten Kanuwandertempo.

> 9. und 10. Woche: Kanuwandertempo und Trainingstempo im Wechsel:
> 5 Minuten Kanuwandertempo,
> 10 Minuten Trainingstempo,
> 5 Minuten Kanuwandertempo,
> 10 Minuten Trainingstempo,
> 5 Minuten Kanuwandertempo.
> 11. und 12. Woche: Kanuwandertempo und Trainingstempo im Wechsel:
> 5 Minuten Kanuwandertempo,
> 20 Minuten Trainingstempo,
> 5 Minuten Kanuwandertempo.

Programm für Fortgeschrittene
Häufigkeit: mindestens 2 bis 3mal wöchentlich,
Intensität: siehe Pulsfrequenztabelle.

> Kanu- oder Rudertraining von 20 Minuten, wobei sich die Belastungsdauer je nach individuellem Interesse und Leistungsvermögen auf 30, 40 oder mehr Minuten erhöhen kann und in eine Phase der Stabilisierung einmünden sollte, die beibehalten wird.

Am Anfang jeder Trainingseinheit Paddeln steht ein 5minütiges Einfahren zur Aufwärmung und am Ende das 5minütige Ausfahren zum Ausklang. Je nach Trainingszustand kann man an jeder Stelle des Trainingsprogramms einsteigen.

Gymnastik

Gymnastik führt zu mehr Gesundheit, Schönheit und Lebensfreude. Gymnastische Übungen erhalten fit und gesund, machen die Bewegungen und die Figur schöner und harmonischer und vermitteln eine positive Lebenseinstellung. Gibt es überhaupt vergleichbare Aktivitäten in unserem Leben, durch die auf so einfache Weise und mit so geringem Aufwand eine so befriedigende und erfüllende Wirkung auf unser körperliches, seelisches und geistiges Wohlbefinden erzielt wird wie mit gymnastischen Übungen?

10 Vorzüge der Gymnastik

- Gymnastik kann jeder, sportliches Können ist dazu nicht erforderlich. Gymnastik ist deshalb besonders gut für den sportlichen Einstieg geeignet.
- Gymnastik ist ein Sport für jung und alt, für beide Geschlechter geeignet und kann bis ins hohe Alter ausgeübt werden.
- Gymnastik macht die Figur schlank und schön und fördert die Harmonie der Bewegungen.
- Gymnastik erhält den Körper elastisch und beweglich, lockert Muskelverspannungen und bringt einen Ausgleich zu den Belastungen des Alltags- und Berufslebens.
- Gymnastik ist jederzeit und an jedem Ort ohne großen Aufwand durchführbar.
- Gymnastik macht auch in der Gruppe und mit Musik viel Spaß.
- Gymnastik ist eine Familiensportart par excellence, alle Familienmitglieder können optimal mitmachen.
- Gymnastik umfaßt so verschiedene Formen, wie Heilgymnastik, tänzerische Gymnastik, konzentrative Gymnastik, Aus-

drucksgymnastik, rhythmische Gymnastik, sportmedizinische Zweckgymnastik, und verfolgt entsprechend vielfältige Zwecke.
- Gymnastik kann auch als Ausdauertraining betrieben werden und ruft – bei entsprechender Intensität, Dauer und Häufigkeit – positive Trainingsreize für das Herz-Kreislauf- und Stoffwechselsystem hervor.
- Gymnastik steigert das körperlich-seelische Wohlbefinden und erhöht die Lebensfreude.

Die nachfolgenden Gymnastikprogramme enthalten einerseits Übungen zur Dehnung, Lockerung und Beweglichmachung der Muskulatur und andererseits Übungen zur Kräftigung, Schulung der Koordination und Verbesserung der Kondition.

Sämtliche Gymnastikprogramme sind als Ergänzung einer Ausdauersportart gedacht und setzen deshalb keine wirksamen Trainingsreize für das Herz-Kreislauf-System. Mit einer Ausnahme: Das Intensivgymnastikprogramm ist so konzipiert, daß bei seiner Absolvierung auch ein wirksames Herz-Kreislauf-Training erfolgt. Es ist für diejenigen gedacht, die ihr gewohntes Training in einer Ausdauersportart aufgrund bestimmter Umstände zeitweise unterbrechen müssen und ihren Trainingszustand aufrechterhalten wollen.

Alle anderen Gymnastikprogramme sollen also ein Ausdauertraining sinnvoll dahingehend ergänzen, daß man beweglich und elastisch bleibt und einen guten Ausgleich gegenüber einseitigen Belastungen und Fehlhaltungen hat.

Damit die gymnastischen Übungen zur vollen Wirksamkeit gelangen, sollte man bei der *Durchführung* folgende Punkte beachten:
- Eine besondere Ausrüstung benötigen Sie für Gymnastik nicht. Es versteht sich von selbst, daß Sie bei Übungen im Freien entsprechend den Witterungsverhältnissen gekleidet sein sollten: Sporthemd, Sporthose, barfuß bei warmem und in Trainingsanzug und Turnschuhen bei kühlerem Wetter.
- In der Regel werden Sie Ihre Gymnastik in einem Raum durchführen, zu Hause, im Büro, in einem Hotelzimmer usw. Achten Sie darauf, daß Sie genügend Platz haben und sich bei der Ausführung der Übungen nicht verletzen. Als Grundfläche genügt ein Bereich von etwa 2 × 2 m. Wichtig ist, daß Sie dabei genügend frische Luft haben, öffnen Sie deshalb möglichst die Fenster.

- Bei Übungen im Zimmer genügt eine Turnhose, bei geöffnetem Fenster ist eventuell noch ein Trainingspulli erforderlich. Als Unterlage für Übungen auf dem Boden empfiehlt sich eine kleine Matte, aber ein sauberer Teppichboden reicht auch. Im Freien sollte der Untergrund weich sein und frei von gefährlichen Gegenständen.
- Nehmen Sie sich etwa 10 – 15 Minuten Zeit für Ihre Gymnastikübungen! Gymnastik heißt nicht, daß man mit ein paar Kniebeugen und einigen Rumpfschwüngen fertig ist. So eine Gymnastik bewirkt gar nichts.

Auch in dieser Sportart muß auf einen sinnvollen Aufbau und Ablauf der Übungen geachtet werden. Der geeignetste Zeitpunkt für Gymnastik während des Tages ist der Morgen nach dem Aufstehen und vor dem Duschen. Eine 8- bis 10minütige Gymnastik vertreibt den Schlaf und bringt in Schwung! Je nach individuellem Tagesablauf ist natürlich auch ein anderer Zeitpunkt möglich, für Hausfrauen und Rentner vielleicht der spätere Vormittag, für den eingefleischten Morgenmuffel der frühe Abend vor dem Essen. Wichtig ist nur, daß die tägliche Gymnastik eine liebe und feste Gewohnheit wird.

Für jede Gymnastik sollte die Übungsfolge wie folgt aussehen:
  - Am Anfang steht die Aufwärmphase, damit der Kreislauf in Schwung kommt. Übungszahl und Belastung werden in dieser Phase allmählich gesteigert.
  - Der Hauptteil besteht aus gezielten Übungen, z. B. zur Beweglichmachung der Nacken- und Schultermuskulatur.
  - Den Ausklang bilden Lockerungs-, Dehnungs- und Entspannungsübungen, vor allem für die am stärksten beanspruchten Muskelgruppen.
- Jede Übung sollte mehrere Male wiederholt werden, etwa ½ Minute lang. Je nach Art der Übung, Leistungsfähigkeit und Alter wird sich die Wiederholungszahl in dieser Zeit zwischen 8 und 15 bewegen. Ein guter Mittelwert für die Wiederholungszahl ist 10.
- Während der Übungen sollten Sie niemals die Luft anhalten und herauspressen, sondern immer im rhythmischen Wechsel von Anspannung und Entspannung ein- und ausatmen. Zwischen den Übungen werden kleine Pausen eingeschaltet, die durch bewußte Atmung oder Ausschütteln der beanspruchten Gliedmaßen als Aktivpausen genutzt werden.

- Bei Beschwerden sollten Sie Ihr Gymnastikprogramm unterbrechen. Halten die Beschwerden an oder verstärken sich, sollte gegebenenfalls ein Arzt aufgesucht werden.
- Am Ende der Gymnastik sollten Sie, wann immer es nur geht, duschen, denn nach einer 10minütigen Gymnastik werden Sie in der Regel ganz schön schwitzen. Wenn Sie sich nicht duschen oder umziehen können, müssen die Übungen entsprechend weniger intensiv ausgeführt werden.

Gymnastikprogramme

Aus einer Vielzahl von Übungen wurden 5 verschiedene Gymnastikprogramme zusammengestellt.
- Morgengymnastik,
- Gymnastikprogramm bis zu einem Alter von 40 Jahren,
- Gymnastikprogramm ab einem Alter von 40 Jahren,
- Gymnastikprogramm am Arbeitsplatz,
- Intensivgymnastik als Ausdauertraining.

Morgengymnastik

Übungszahl 10,
Übungsdurchführung:
jede Übung 10mal,
danach jeweils 10–15
Sekunden Pause,
Gesamtübungszeit:
etwa 8 Minuten.

1. *Reckenstrecken*
   Abwechselnd nach oben greifen, auf den Füßen, dann auf den Zehen, fallenlassen und auspendeln.

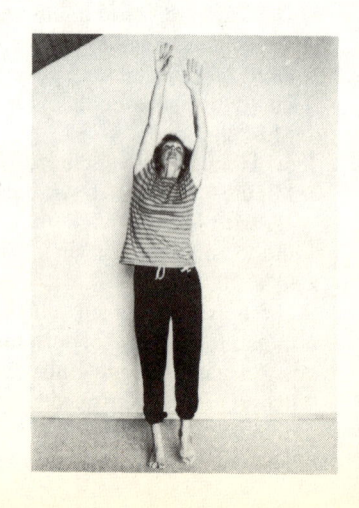

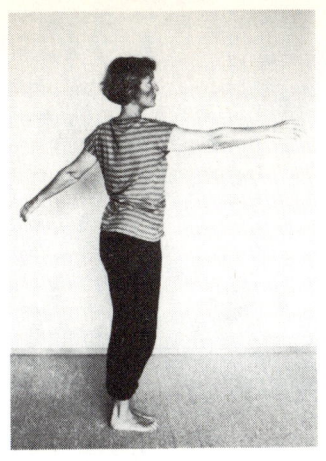

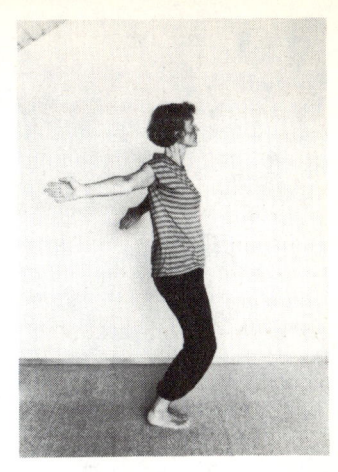

2. *Armkreisen*
Abwechselnd links – vorwärts und rückwärts, dann rechts – vorwärts und rückwärts,
zuletzt beidarmig mit Nachfedern in den Knien.

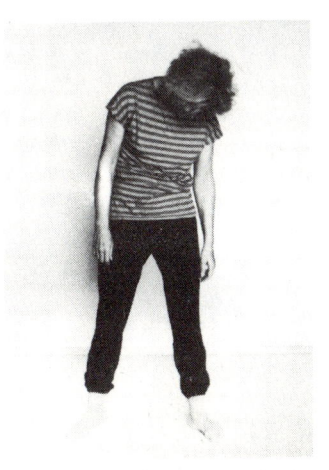

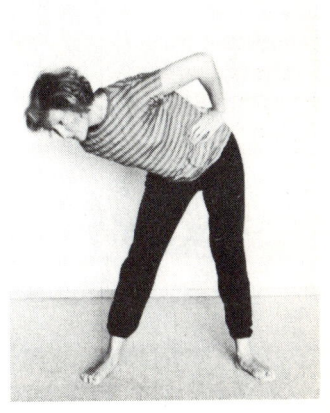

3. *Hals- und Oberkörperkreisen*
Mit dem Hals beginnen, in einer Richtung immer stärker kreisen bis zum Oberkörper, von dort in der anderen Richtung zurück.

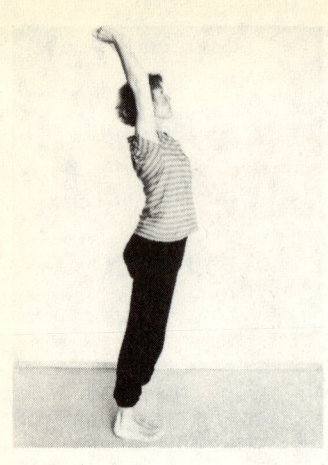

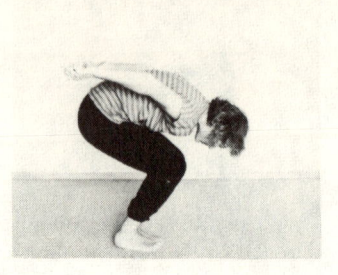

4. Rumpfschwünge vorwärts
Aus der Hochhalte tief durchschwingen, Impuls aus den Knien.

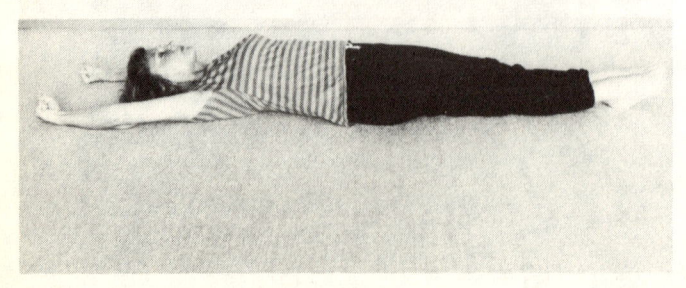

5. Ganzkörperspannung
Im Wechsel alle Muskeln anspannen und lösen, jeweils 3 Sekunden. Gleichmäßig atmen!

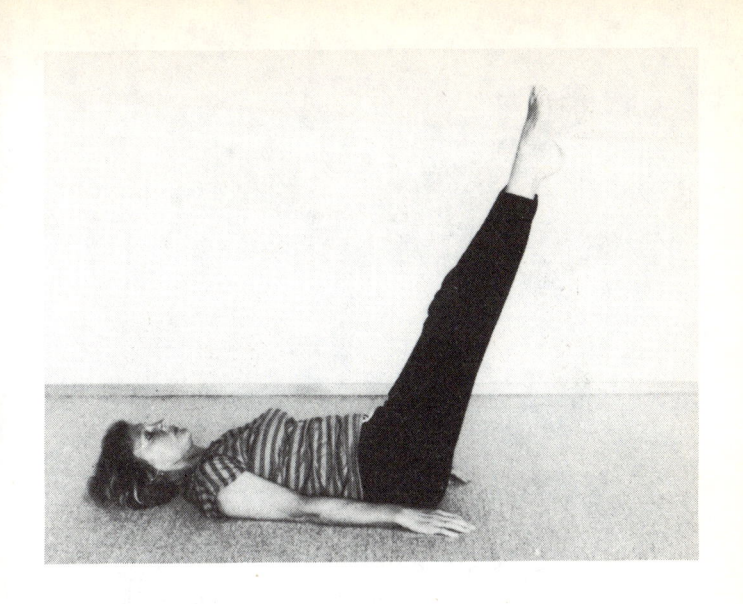

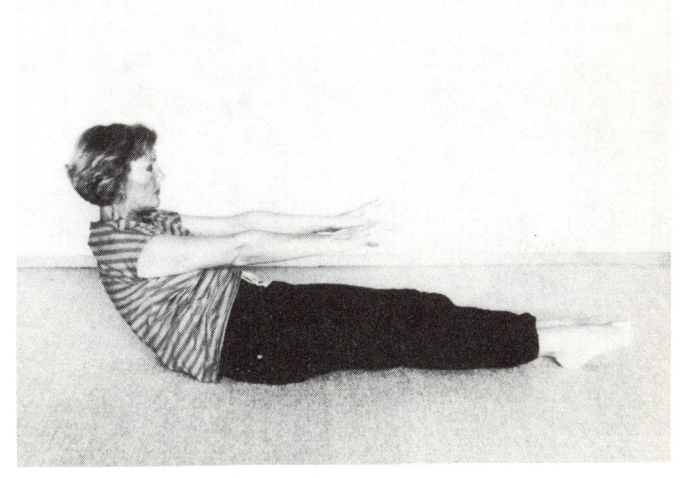

6. *Heben und Senken in Rückenlage*
 Abwechselnd Beine und Oberkörper heben und senken, langsam ausführen, gleichmäßig atmen.

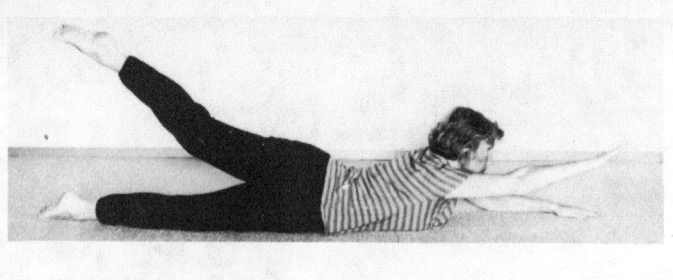

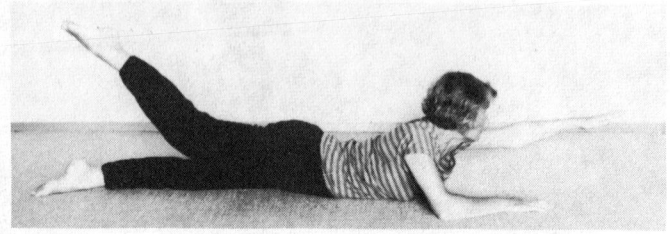

7. *Anheben in der Bauchlage*
Abwechselnd rechtes Bein und linken Arm kurz in der Luft halten, dann umgekehrt.

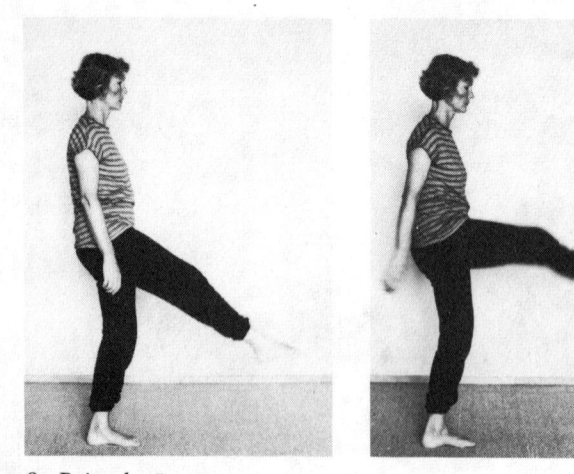

8. *Beinschwünge*
Abwechselnd rechtes und linkes Bein schwingen, mit Festhalten oder ohne.

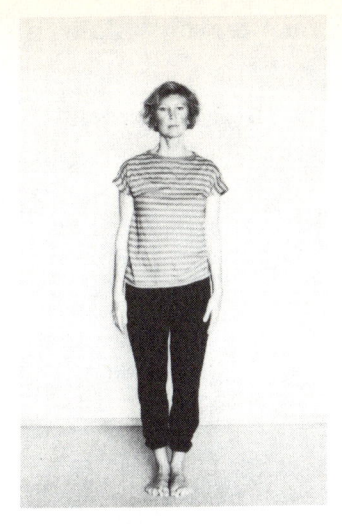

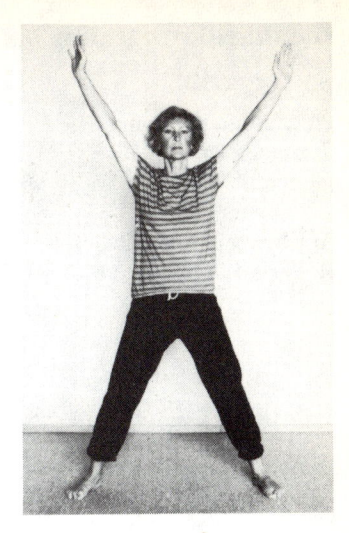

9. Hampelmann
   Locker und schwungvoll hüpfen.

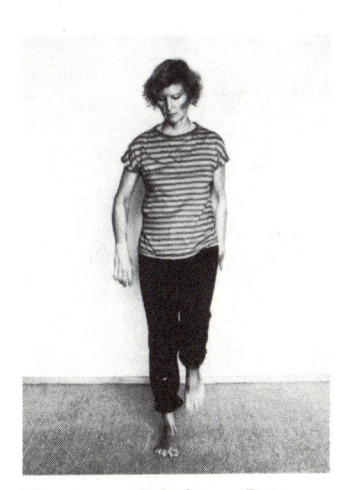

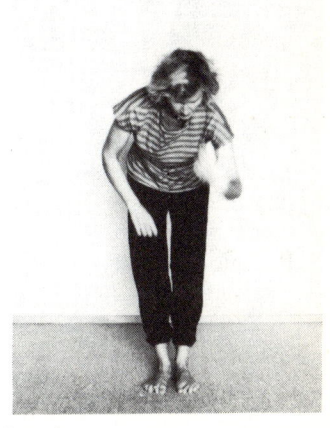

10. Arme, Schultern, Beine ausschütteln
   Erst die Arme und Schultern, dann die Beine und Füße ausschütteln, locker und entspannt.

Gymnastikprogramm bis zum Alter von 40 Jahren

Übungszahl: 12,
Übungsdurchführung: jede Übung 10mal, danach jeweils 10 – 15 Sekunden Pause,
Gesamtübungszeit: etwa 10 Minuten.

A: Übungen für Anfänger,
B: Variation für Fortgeschrittene.

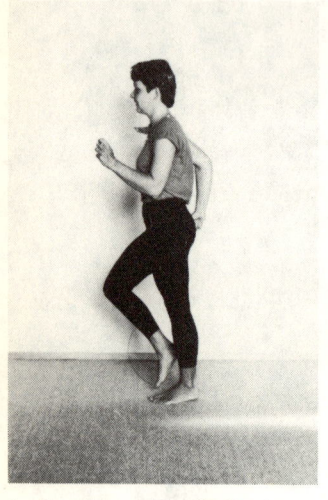

1. *Laufen auf der Stelle*
    A: Auf den Fußballen laufen.
    B: Knie anheben, Fersen zum Gesäß.

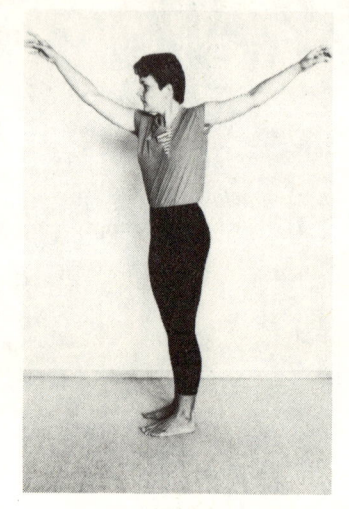

2. *Armschwingen*
    A: Arme gegengleich mit Impuls aus den Knien vor- und zurückschwingen.
    B: Über den Kopf mit Impuls aus Knien schwingen, Richtungswechsel.

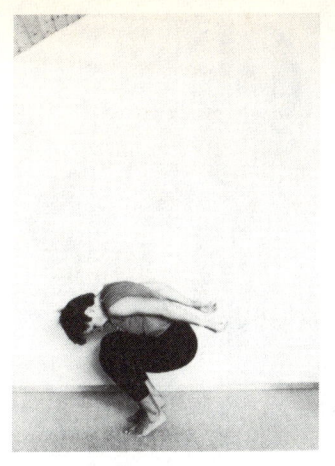

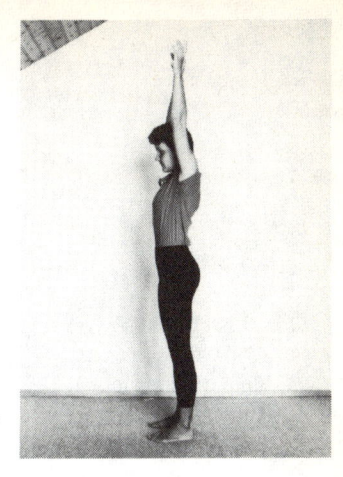

3. *Rumpfschwingen*
    A: Aus der Seithalte schwingen.
    B: Aus der Hochhalte tief durchschwingen.

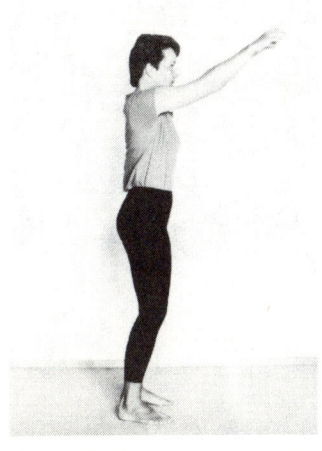

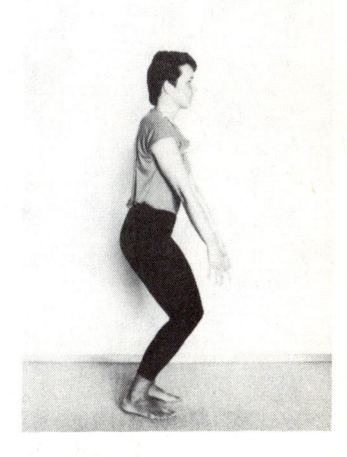

4. *Armkreisen*
    A: Abwechselnd linken und rechten Arm kreisen lassen.
    B: Mit beiden Armen kreisen, vorwärts und rückwärts, Impuls aus den Knien.

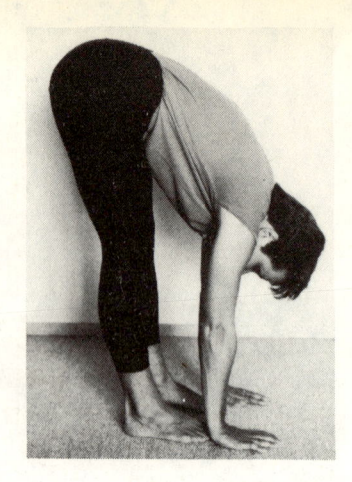

5. *Rumpfbeugen nach vorne*
   A: Arme strecken,
      Knie durchdrücken.
   B: Rumpfbeugen im
      Grätschsitz.

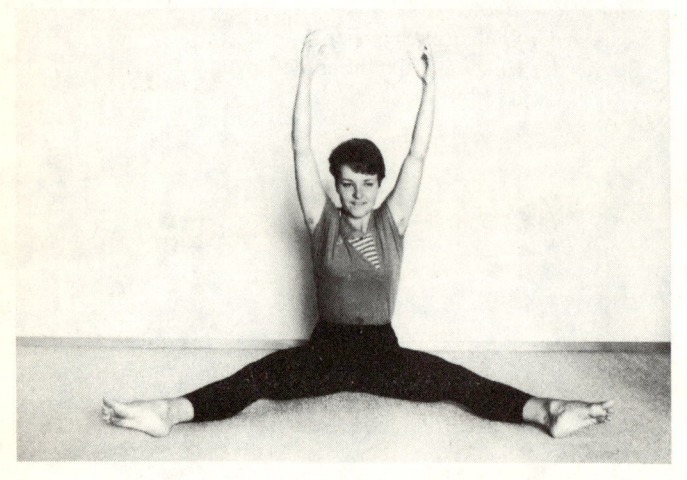

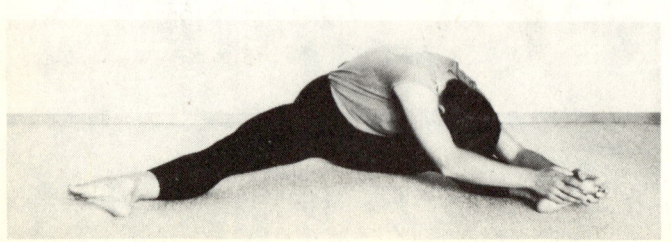

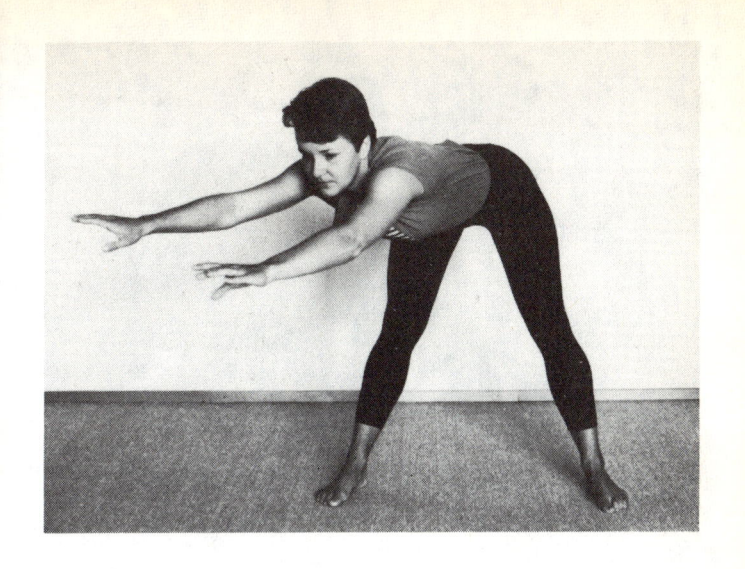

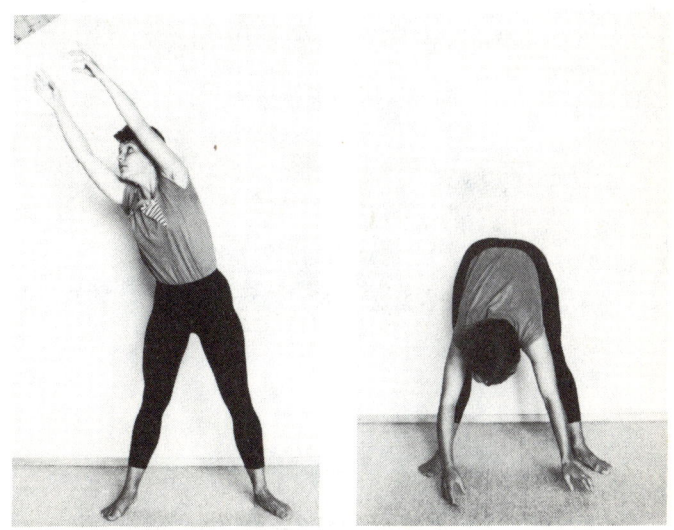

6. *Rumpfkreisen*
   A: Rumpfkreisen nach rechts und links, Kopf nicht unter Hüfthöhe.
   B: Rumpfkreisen aus Hochhalte bis zum Boden.

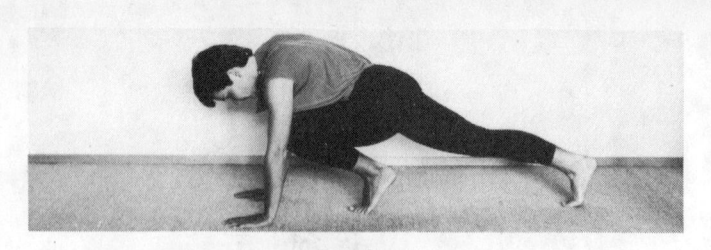

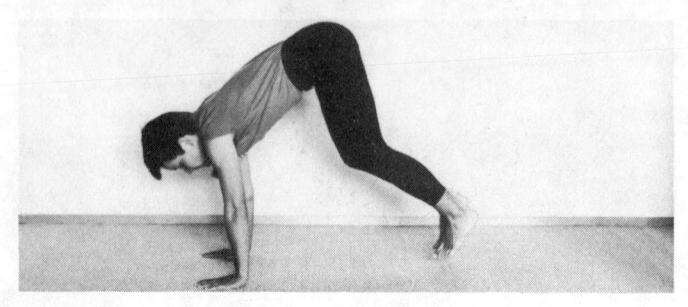

7. *Hockwechselsprünge*
   A: Abwechselnd mit dem linken und rechten Bein abspringen.
   B: Mit beiden Beinen zugleich springen.

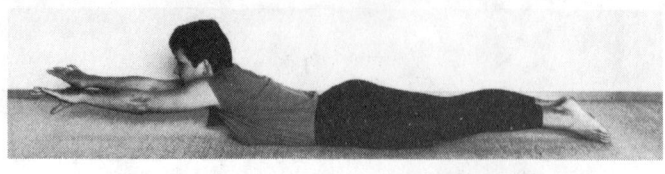

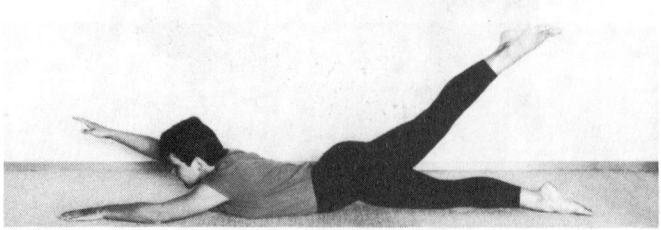

8. *Bewegungen in der Bauchlage*
   A: Schwimmbewegungen, Aufrichten des Oberkörpers.
   B: Arme und Beine gegengleich anheben.

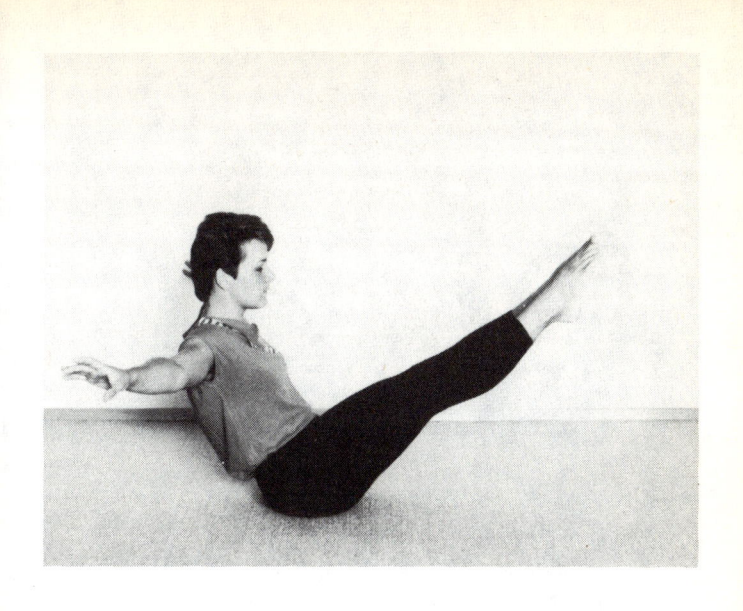

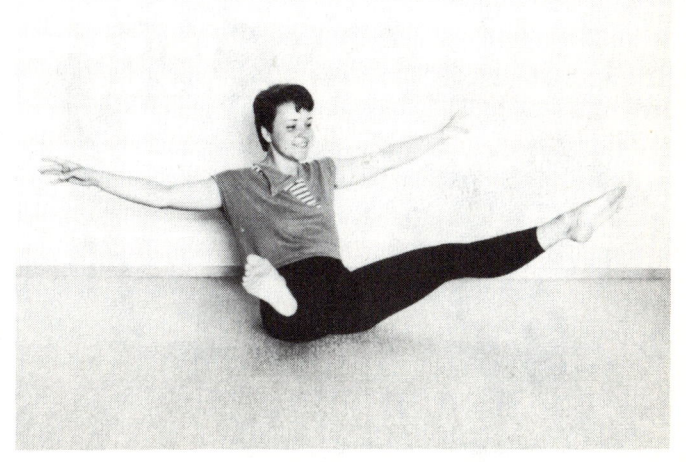

9. *Bewegungen im Schwebesitz*
   A: Anhocken und Strecken der Beine.
   B: Beine werden gegrätscht und beschreiben Figuren.

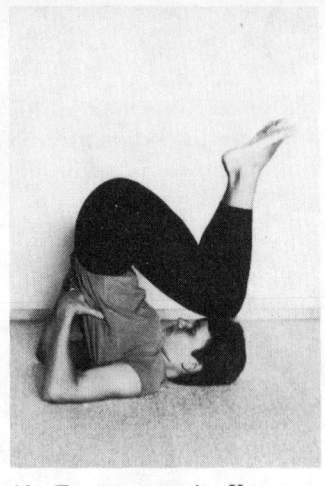

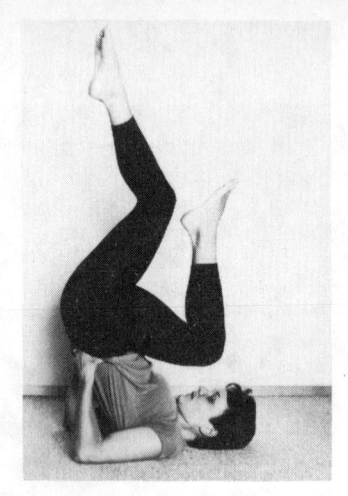

10. Entspannung im Kerzenstand
   A: Hände unterstützen den Nackenstand in der Hüfte.
   B: Radfahren, Grätschen, Strecken der Beine.

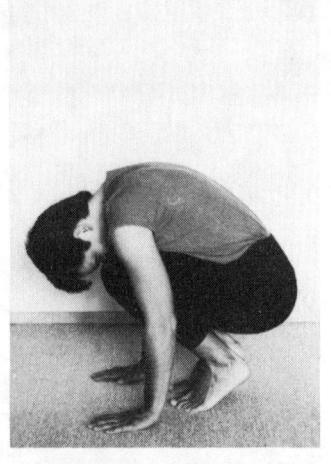

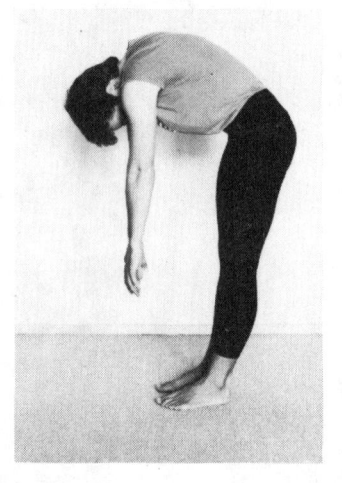

11. Zusammenfallen des Körpers
   A: Aus der Vorhalte locker fallen lassen, langsam aufrichten.
   B: Aus der Hochhalte locker fallen lassen, langsam aufrichten.

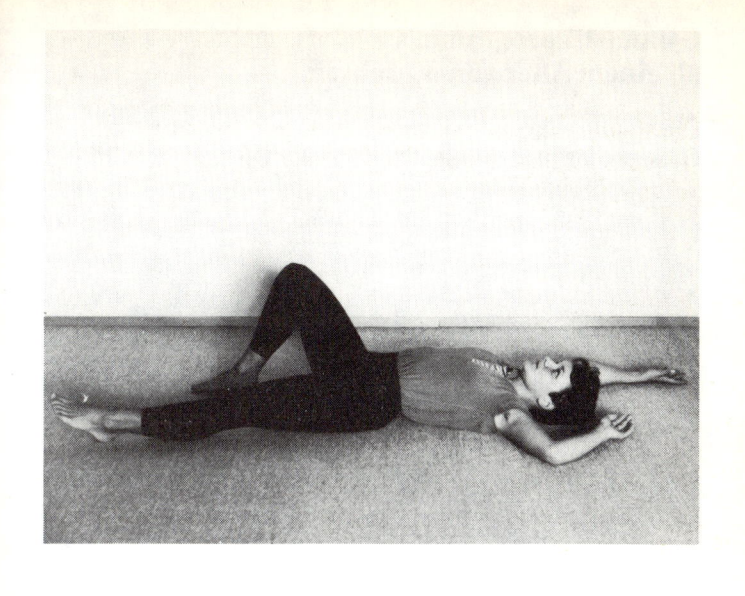

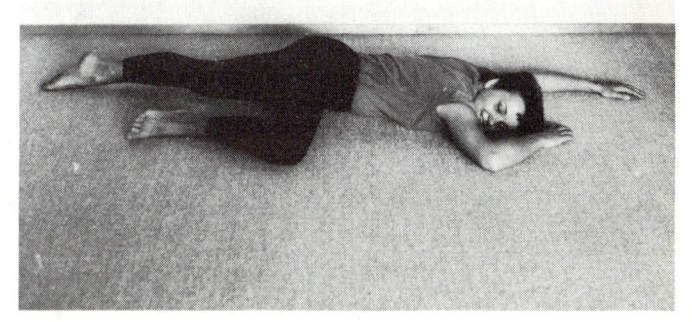

12. Räkeln auf dem Boden
    A: Entspannt in Rückenlage liegen.
    B: Entspannt in Bauchlage räkeln.

Gymnastikprogramm ab einem Alter von 40 Jahren

Übungszahl: 12,
Übungsdurchführung: jede Übung 10mal, danach jeweils 10 – 15 Sekunden Pause,
Gesamte Übungszeit: etwa 10 Minuten.

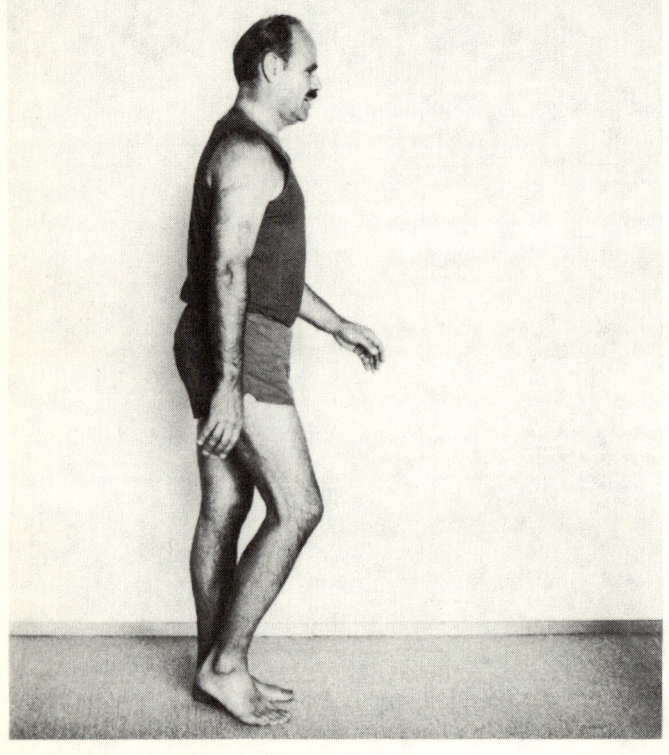

1. Gehen und Laufen auf der Stelle
   A: Betonter Armeinsatz beim Gehen.
   B: Lockeres Laufen auf der Stelle.

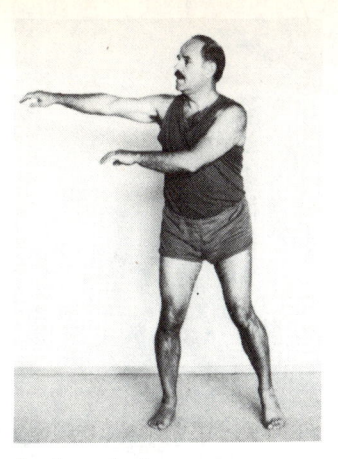

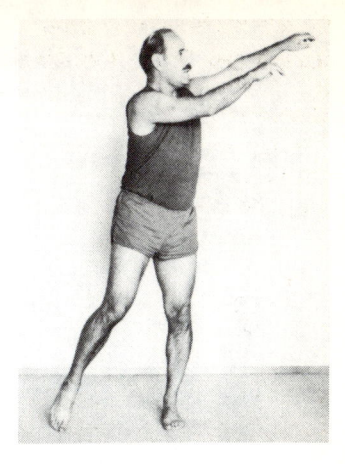

2. *Armschwingen*
   A: Arme vor dem Körper bis Kopfhöhe zur Seite schwingen.
   B: Über den Kopf hinaus im Kreis schwingen, abwechselnd rechts und links mit Impuls aus den Knien.

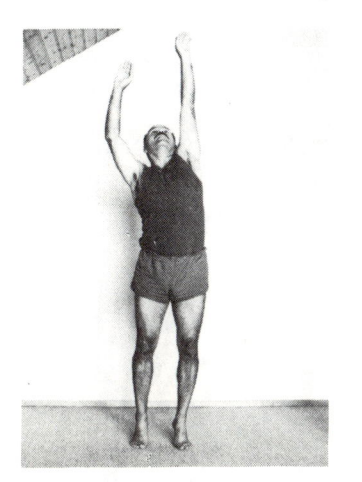

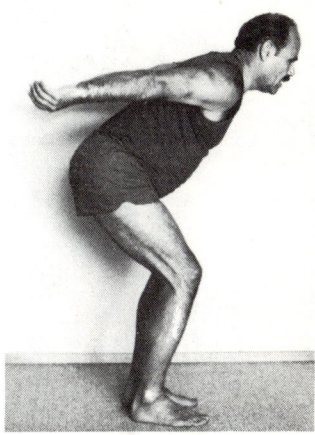

3. *Recken, strecken, entspannen*
   A: Recken und strecken, links und rechts, tief ein- und ausatmen.
   B: Aus der Hochhalte mit beiden Armen bis zur Hüfthöhe durchschwingen, tief ein- und ausatmen.

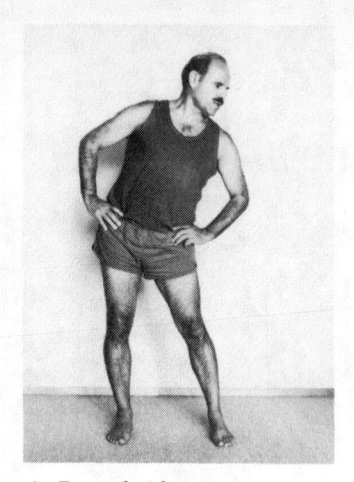

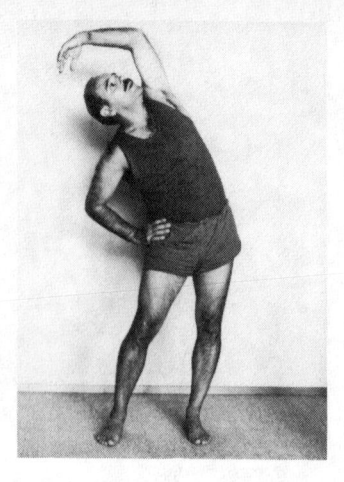

4. Rumpfseitbeugen
  A: Hände in den Hüften mit Nachfedern.
  B: Oberen Arm weit zur Seite ziehen, abwechselnd links und rechts.

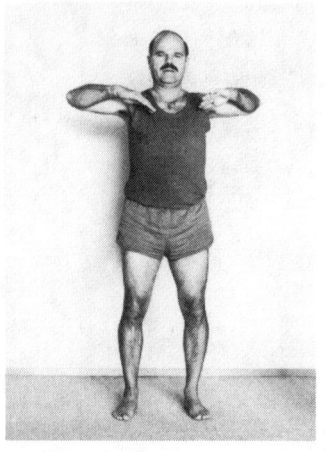

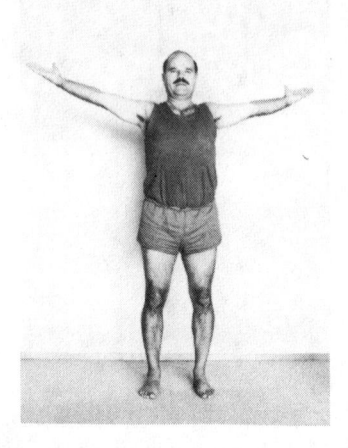

5. Armfedern
  A: Arme abwechselnd gebeugt und gestreckt nach hinten führen.
  B: Beim Nach-hinten-Führen auf die Zehenspitzen stellen.

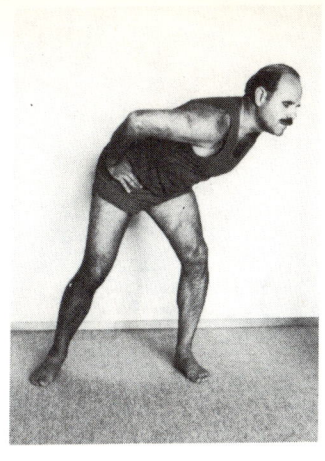

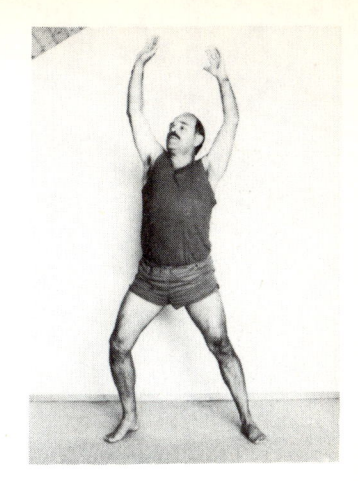

6. *Rumpfkreisen*
   A: Mit dem Oberkörper kreisen, Hände in den Hüften.
   B: Arme strecken, Knie durchdrücken, Kopf zwischen die Arme stecken.

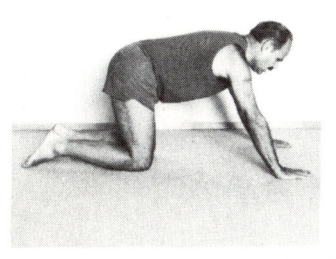

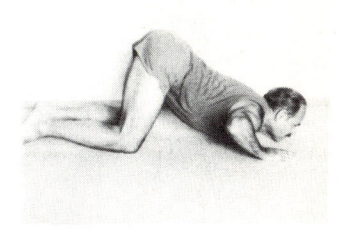

7. *Kleine Bodenwelle aus dem Kniestand*
   A: Langsame, kreisförmige, fließende Bewegung des Rumpfes.
   B: Abwechselnd vorwärts und rückwärts kreisen.

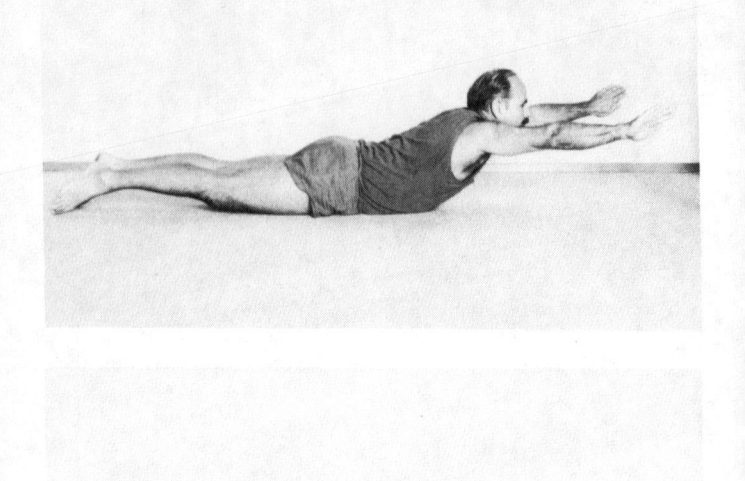

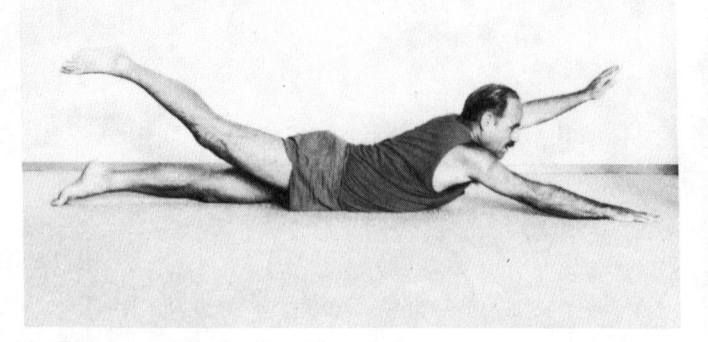

8. *Bewegungen in der Bauchlage*
   A: Kopf und Schulter leicht anheben.
   B: Bewegungen in der Bauchlage.

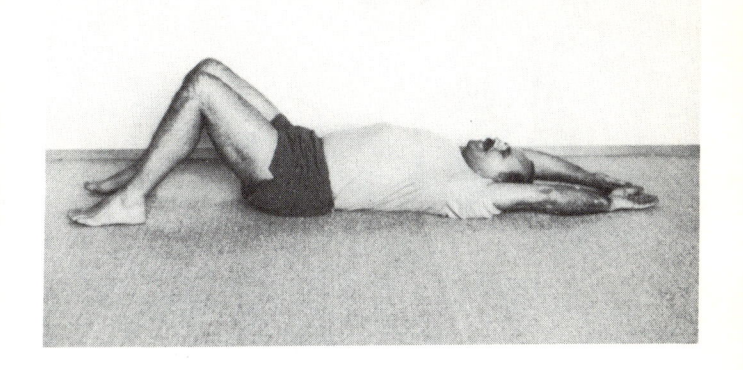

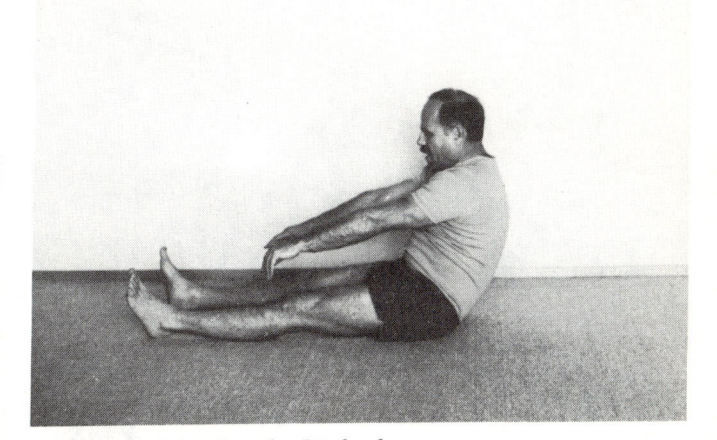

9. *Rumpfanheben aus der Rückenlage*
   A: Rumpf langsam anheben, Beine sind angewinkelt.
   B: Rumpf langsam anheben, Beine sind gestreckt.

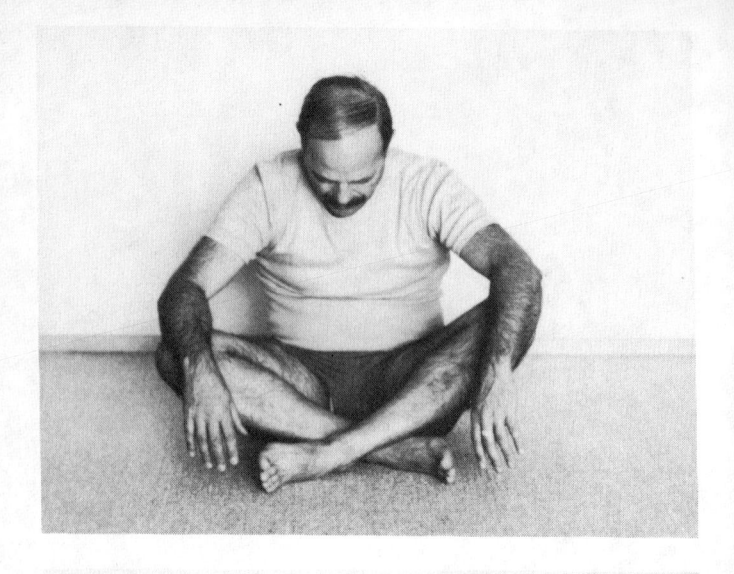

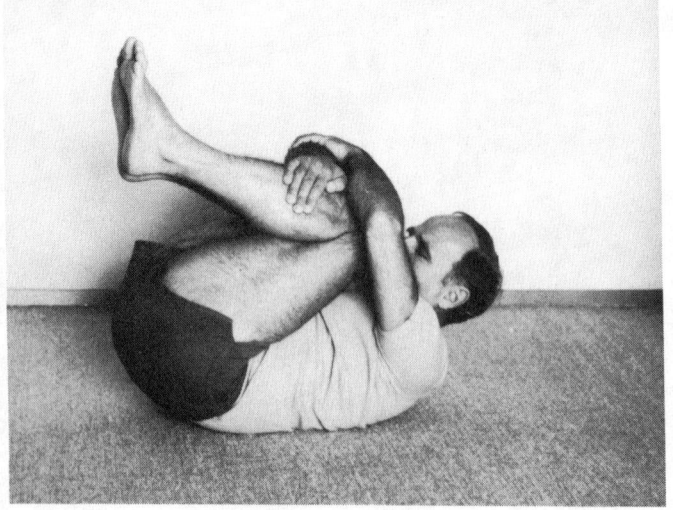

10. *Entspannung im Sitzen*
   A: Schneidersitz – Nacken, Schultern, Arme entspannen.
   B: Schneidersitz – Rückenschaukel.

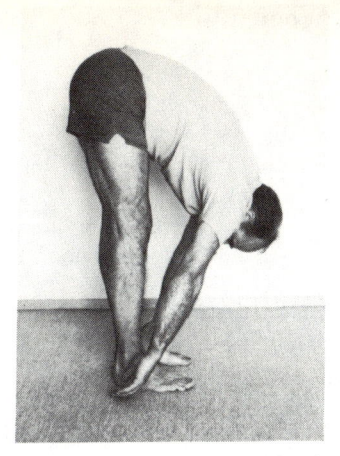

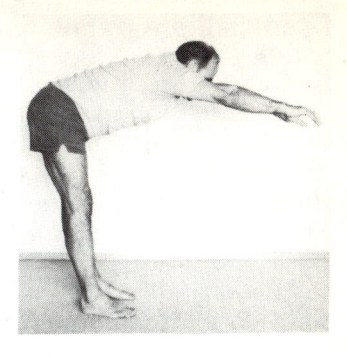

11. Aufrichten aus Rumpfvorbeuge
   A: Langsam aufrichten und strecken; Spannung lösen.
   B: Rumpf fallenlassen und aufrichten.

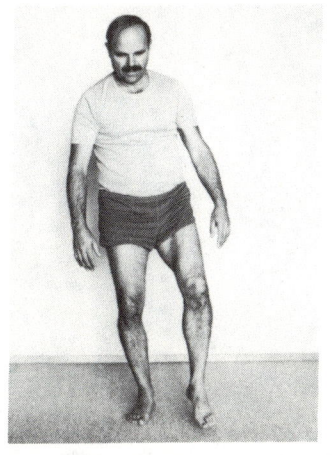

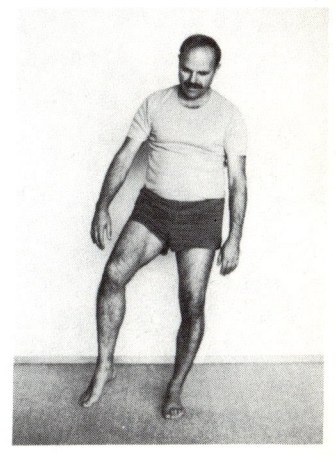

12. Arme und Beine ausschütteln
   A: Im Stehen.
   B: Abwechselnd auf einem Bein federnd.

Gymnastikprogramm am Arbeitsplatz

Programm A: bei überwiegend sitzender Tätigkeit.
Programm B: bei überwiegend stehender Tätigkeit.
Bei beiden Programmen wird davon ausgegangen, daß es während der Arbeitszeit öfter einmal eine 5-Minuten-Pause gibt, in der eine Ausgleichsgymnastik durchgeführt werden kann.
Ziel der Ausgleichsgymnastik ist es, einseitige Belastungen und Fehlhaltungen auszugleichen, die Muskulatur zu lockern und zu entspannen.
Das Gymnastikprogramm kann in normaler Kleidung durchgeführt werden. Erforderlich ist allerdings ein Raum mit weicher Unterlage, wie ein Teppichboden, in dem man während der 5 Minuten möglichst allein ist. Zweimal am Tag durchgeführt, hält Sie die Ausgleichsgymnastik fit. Zusätzlich empfiehlt sich natürlich die Morgengymnastik und ein Ausdauerprogramm.

Programm A: Ausgleichsgymnastik bei überwiegend sitzender Tätigkeit

Übungsanzahl: 6,
Übungsdurchführung: jede Übung 10mal, danach jeweils 5 Sekunden Pause,
Gesamtübungszeit: 5 Minuten.

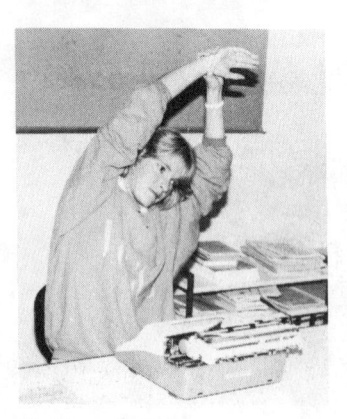

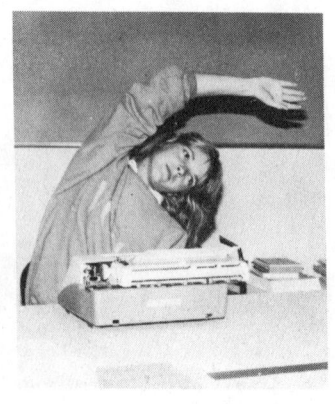

1. Rumpfseitbeugen
 Im Sitzen Arme abwechselnd weit über den Kopf ziehen; Rumpfseitbeugen.

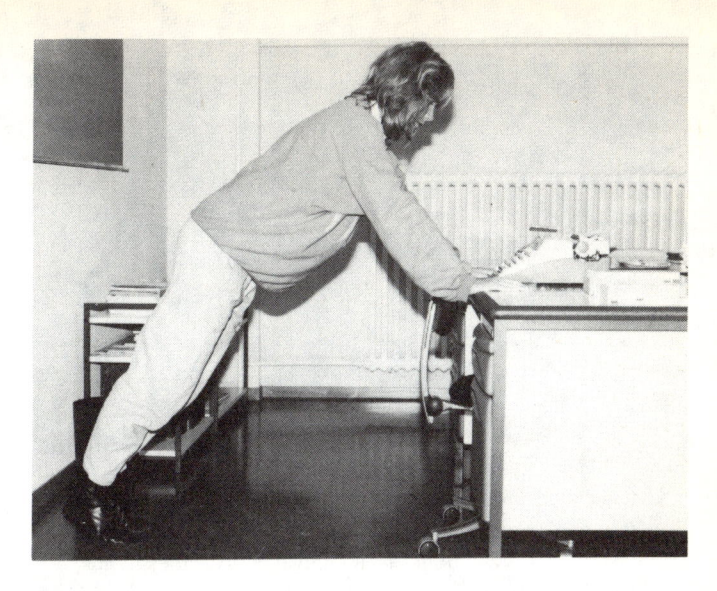

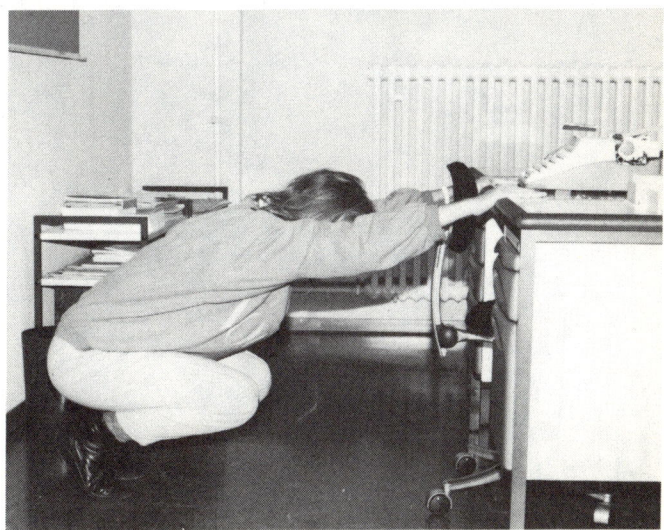

2. *Hocken, strecken*
Streckhaltung am Schreibtisch; tief in die Hocke gehen, Kopf zwischen die Arme.

211

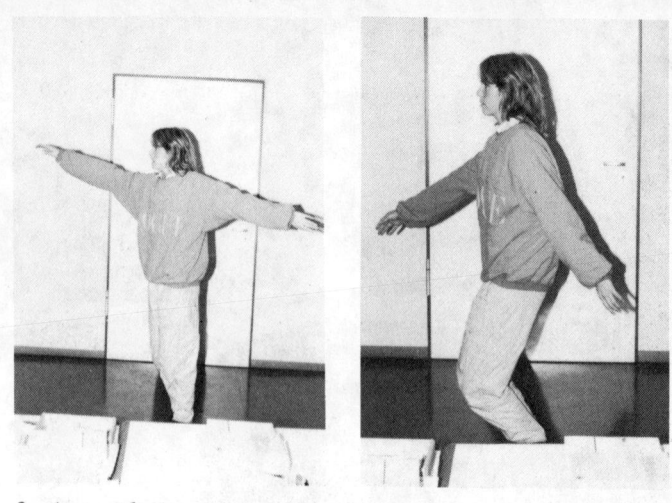

3. *Arme schwingen*
Gegengleich vor- und zurückschwingen; Impulse aus den Knien.

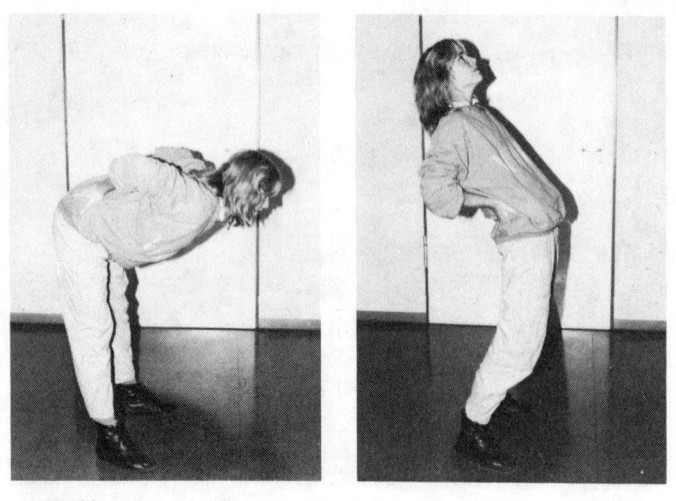

4. *Hüftbeugen – Hüftkreisen*
Oberkörper vor- und zurückbeugen; Hüftkreisen links und rechts herum.

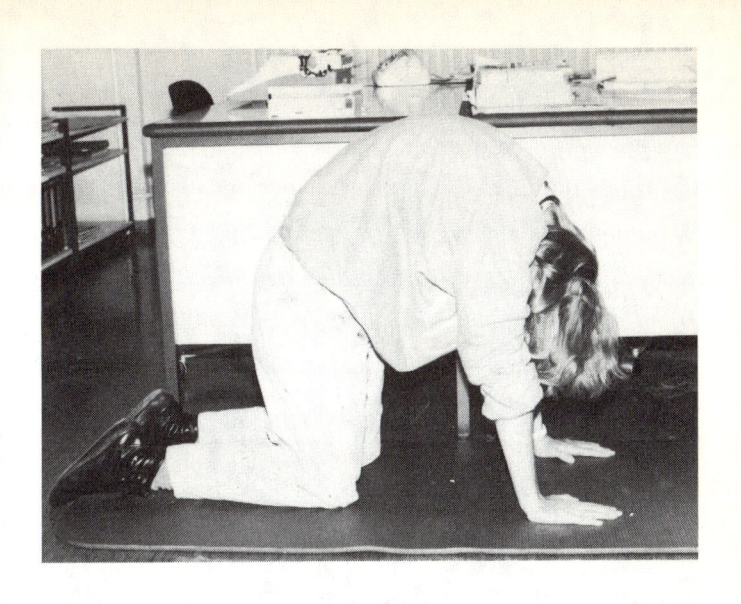

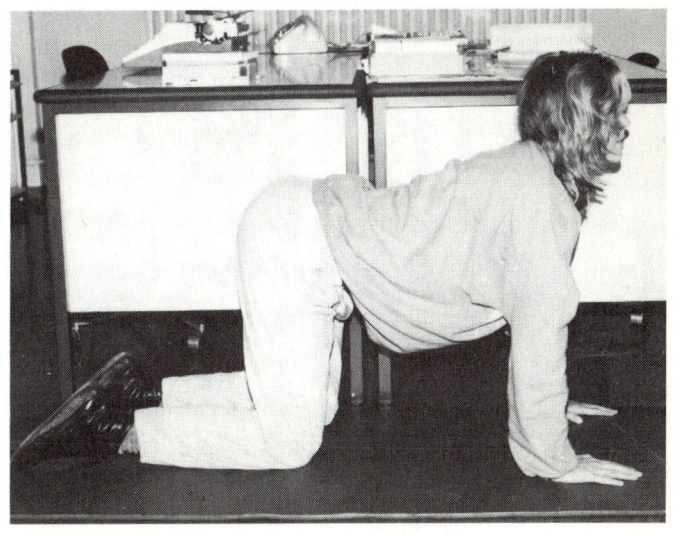

5. *Rumpfwippen im Kniestand*
   Abwechselnd den Rücken rund machen zum »Katzenbuckel«, dann durchdrücken zum »Pferderücken«.

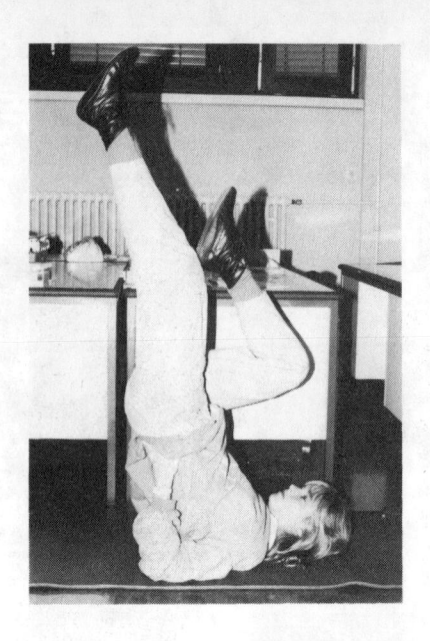

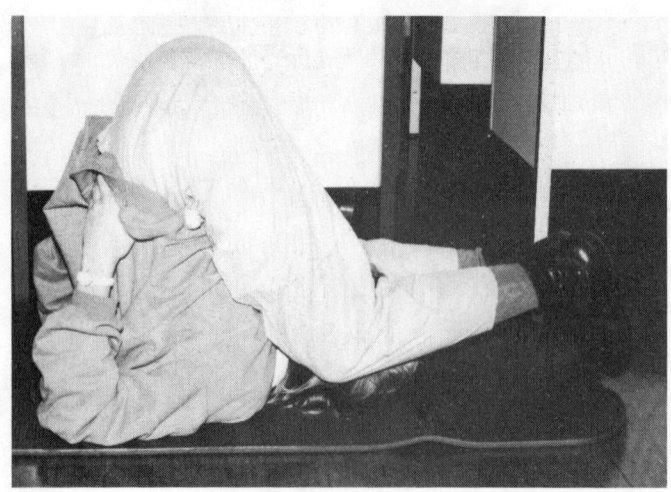

6. *Kerzenstand, entspannen*
Kerzenstand mit Unterstützung der Hände in der Hüfte; lockeres »Radeln«, in Rückenlage zusammenkauern.

Programm B: Ausgleichsgymnastik bei überwiegend stehender Tätigkeit

Übungszahl: 6,
Übungsdurchführung: jede Übung 10mal, danach jeweils 5 Sekunden Pause,
Gesamtübungszeit: 5 Minuten.

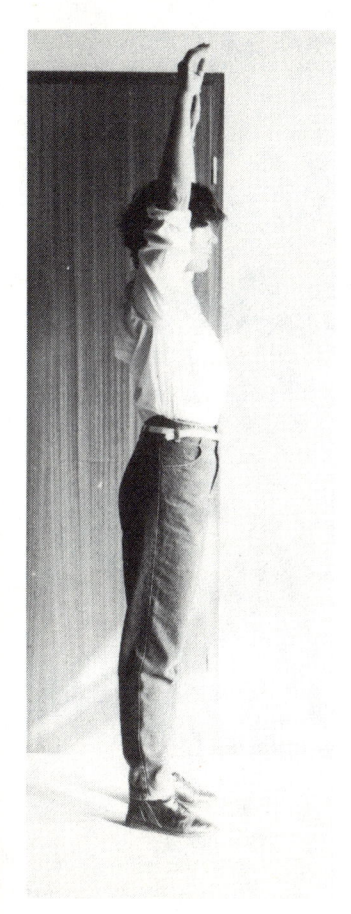

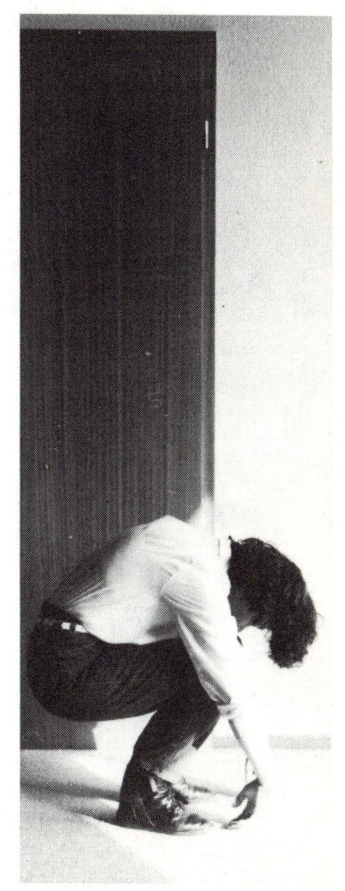

1. Körper fallen lassen
   Aus der Hochhalte den Körper entspannt in die Hocke fallenlassen, langsam Wirbel für Wirbel wieder aufrichten.

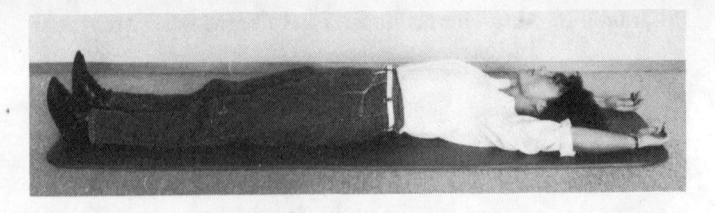

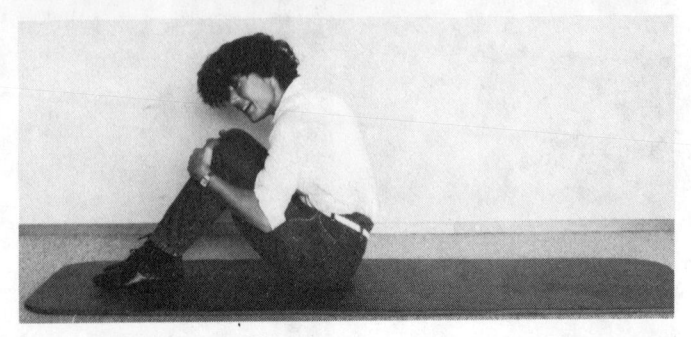

2. *Aus Rückenlage aufsetzen*
Den Rumpf langsam anheben, beide Beine für einen Moment umfassen, wieder hinlegen.

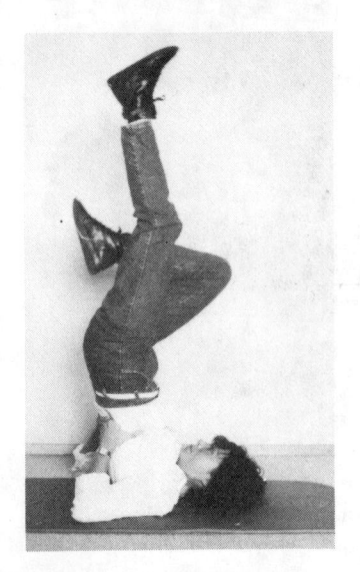

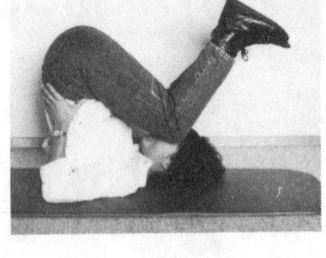

3. *Radfahren in der Kerze – entspanntes Absinken*
Hände in der Hüfte unterstützen den Nackenstand; die angewinkelten Beine entspannt nach hinten absenken.

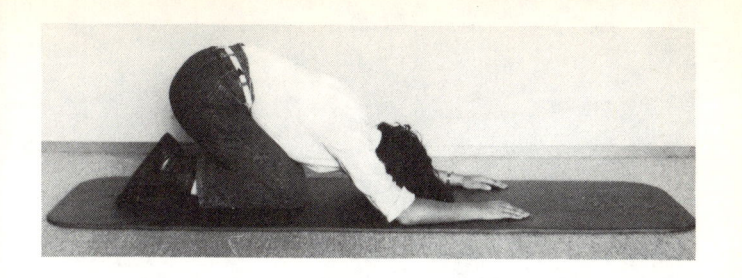

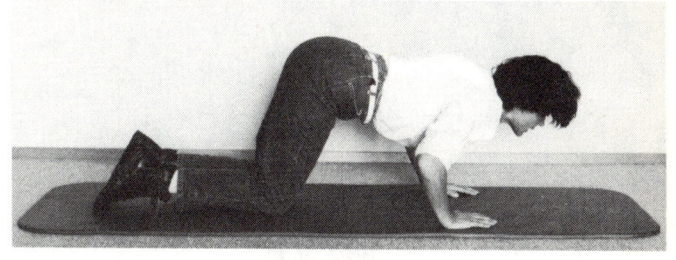

4. Kleine Bodenwelle im Kniestand
Der Rumpf macht eine kreisförmige, fließende Bewegung, nach vorn und nach hinten.

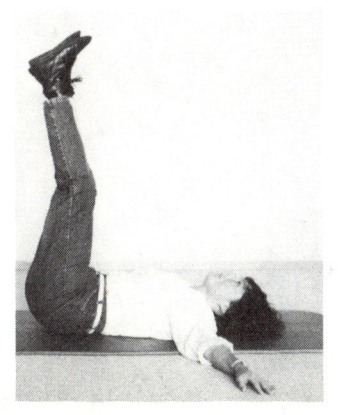

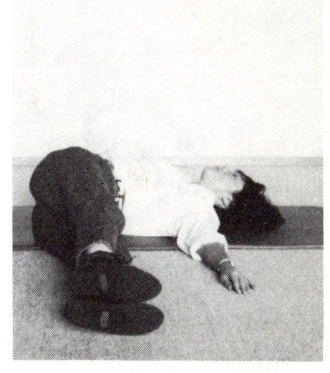

5. Rückenlage – Beine aus der Hochhalte seitwärts abführen
Rückenlage, Beine gestreckt in die Hochhalte; abwechselnd die Beine durch Drehung in der Hüfte nach links und rechts seitwärts zum Boden führen.

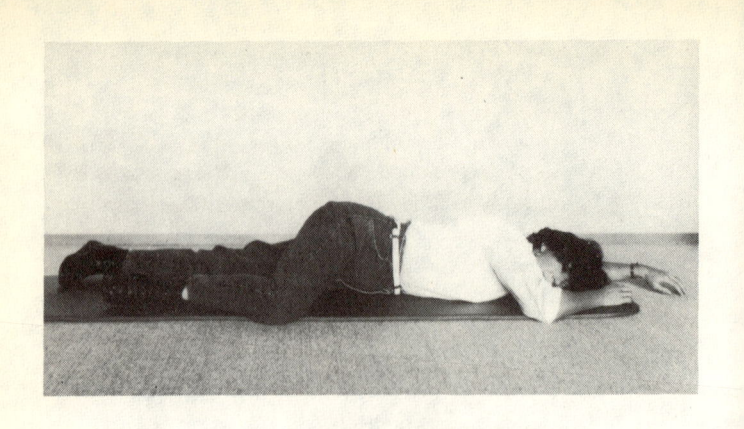

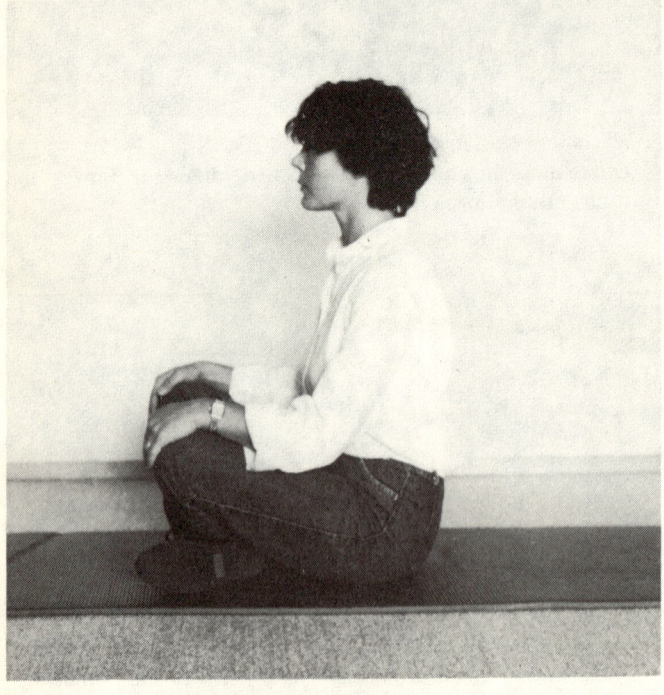

6. *Räkeln, entspannen auf dem Boden*
   In der Bauchlage entspannt auf dem Boden liegen; Entspannung im Schneidersitz.

Intensivgymnastik als Ausdauertraining

Wird nur die Intensivgymnastik durchgeführt, dann sollte 3mal in der Woche, also jeden 2. Tag – außer sonntags – trainiert werden. Absolvieren Sie aber 3mal in der Woche ein Programm in einer Ausdauersportart, ist es sinnvoll, an den Pausentagen die Intensivgymnastik durchzuführen.
Das Programm schließt die tägliche Morgengymnastik nicht aus, sondern ein.

Trainingspulsfrequenz bei der Intensivgymnastik

Ruhe-Pulsfrequenz pro Minute	Alter in Jahren					
	unter 30	30–39	40–49	50–59	60–70	über 70
unter 50	140	140	135	130	125	120
50–59	140	140	135	130	125	120
60–69	145	145	140	135	130	125
70–79	145	145	140	135	130	125
80–89	150	145	140	135	130	125
90–100	150	150	145	140	135	130
über 100	155	150	145	145	140	130

Orientierungswerte für Gesundheitssportler. Bei Ausdauertrainierten sollte die Frequenz um 10 Schläge pro Minute höher liegen.

Ausdauerprogramm: Intensivgymnastik
Übungszahl: 15,
Häufigkeit: mindestens 2- bis 3mal wöchentlich,
Dauer: 10 Minuten,
Intensität: siehe Pulsfrequenztabelle.

Durchführung: Jede der 15 Gymnastikübungen muß 30 Sekunden lang wiederholt werden, wobei der Trainingspuls Ihren individuellen Wert aus der Tabelle erreichen sollte. Der Übergang von einer Übung zur anderen erfolgt praktisch ohne Pause, er dauert etwa 5 Sekunden.

Der individuelle Trainingspulswert sollte während der gesamten Zeit erhalten bleiben. Nur wenn die in der Tabelle angegebene Trainingspulsfrequenz während der 10 Minuten Intensivgymnastik erreicht wird, erfolgt ein entsprechender Ausdauertrainingseffekt.

Die ersten 3 Übungen dienen als Aufwärmung, damit der Kreislauf in Schwung kommt, die letzten 2 Übungen zur Lockerung und Entspannung.

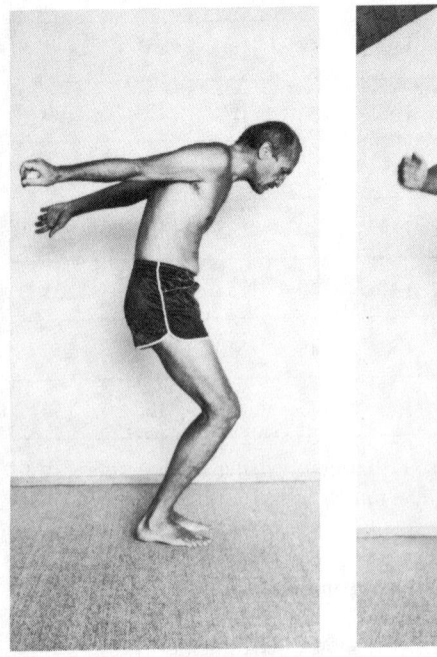

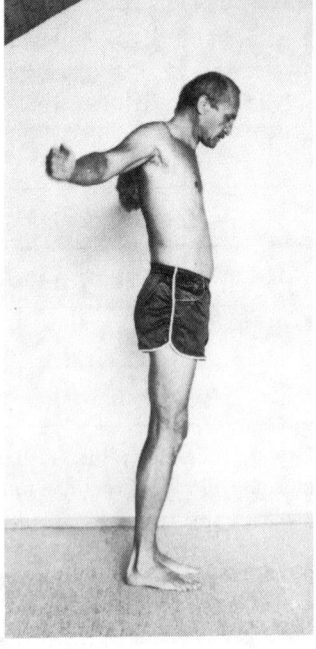

1. Armkreisen
  Beide Arme parallel jeweils 15 Sekunden vorwärts und 15 Sekunden rückwärts kreisen lassen, Impuls aus den Knien.

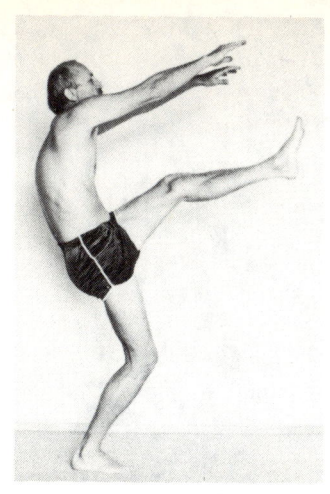

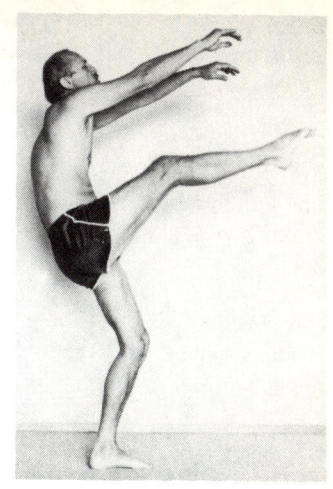

2. *Beinschwung vorwärts*
   Beide Arme in Vorhalte, abwechselnd linkes und rechtes Bein zu den Händen schwingen.

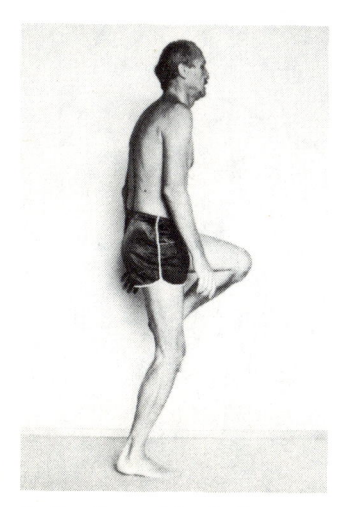

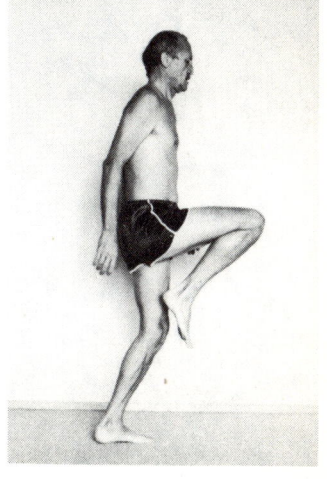

3. *Laufen auf der Stelle*
   Anfangs traben, dann die Knie mehr und mehr anheben.

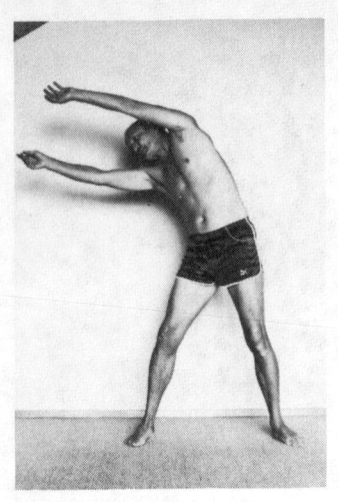

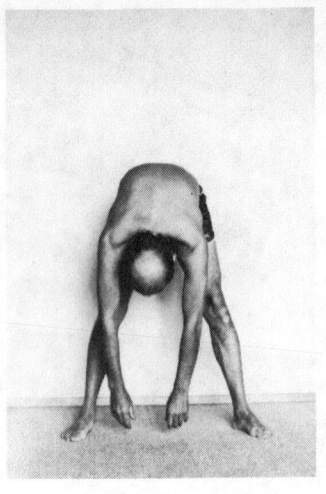

4. Rumpfkreisen
Die Knie durchdrücken, der Kopf bleibt zwischen den Armen, abwechselnd nach links und rechts kreisen.

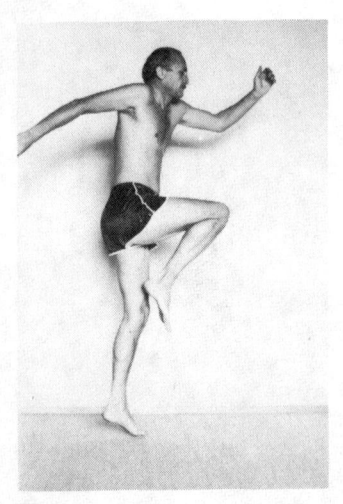

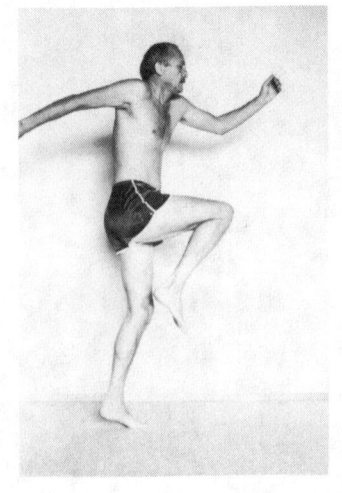

5. Hopserlauf auf der Stelle
Die Arme schwingen dabei mit, linker Arm – rechtes Knie und umgekehrt.

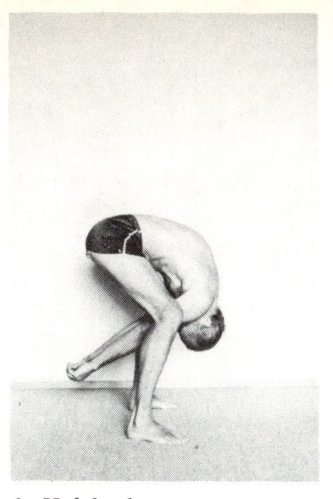

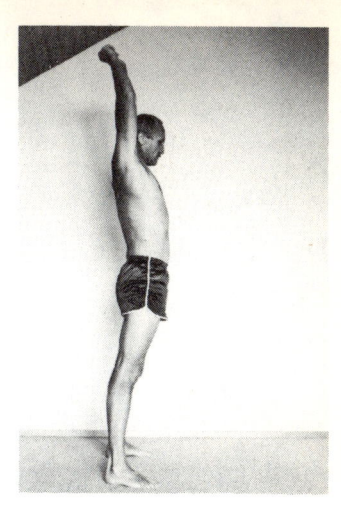

6. *Holzhacken*
Beine grätschen, Knie durchdrücken, Arme strecken.

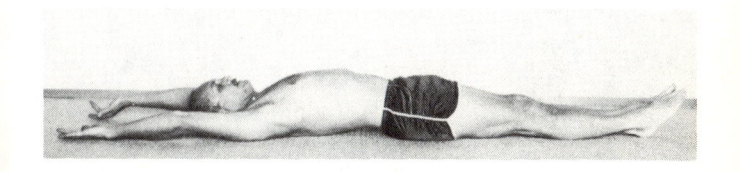

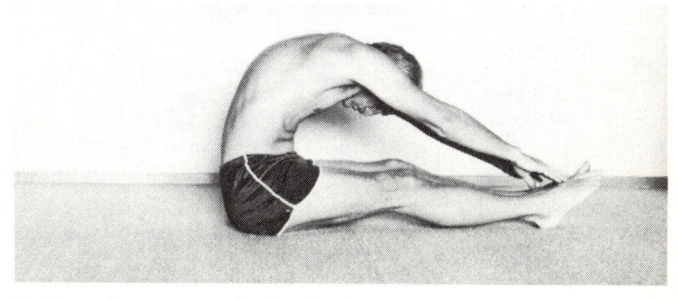

7. *Rumpfbeugen aus der Rückenlage*
Mit geschlossenen Beinen und durchgedrückten Knien den Rumpf beugen.

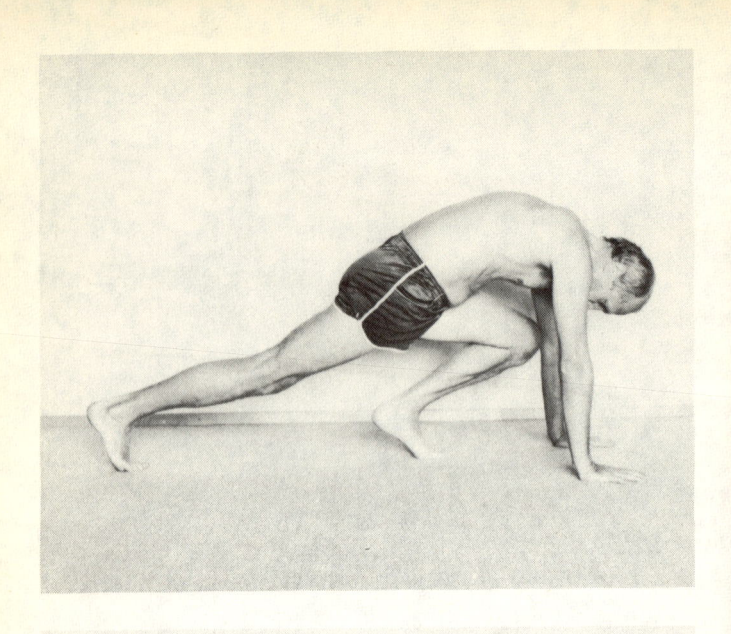

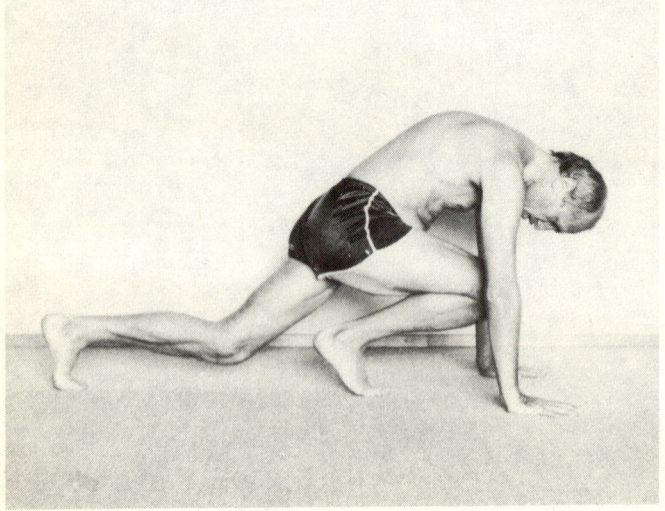

8. *Schritt – Hockwechselsprünge*
Abwechselnd vom rechten und linken Bein abspringen.

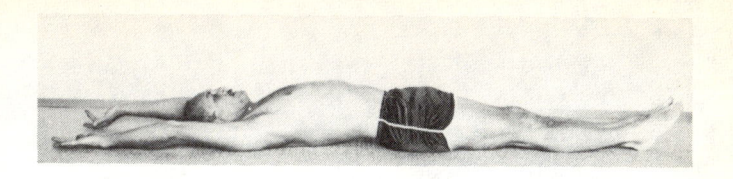

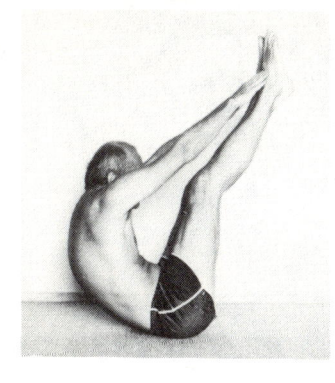

9. *Klappmesser*
Die Beine sind dabei geschlossen, die Knie durchgedrückt.

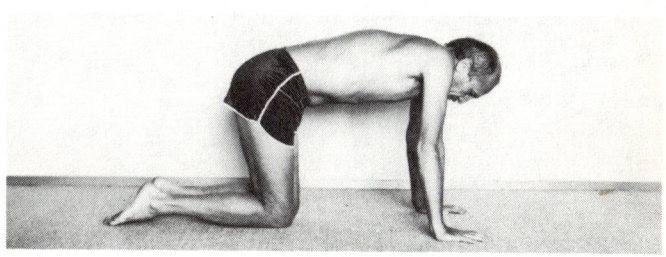

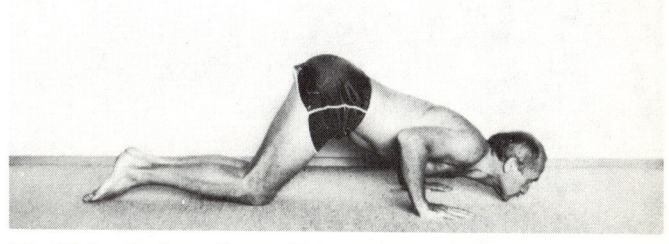

10. *Kleine Bodenwelle aus Kniestand*
Kreisförmige, fließende Bewegungen mit dem Rumpf, vorwärts und rückwärts.

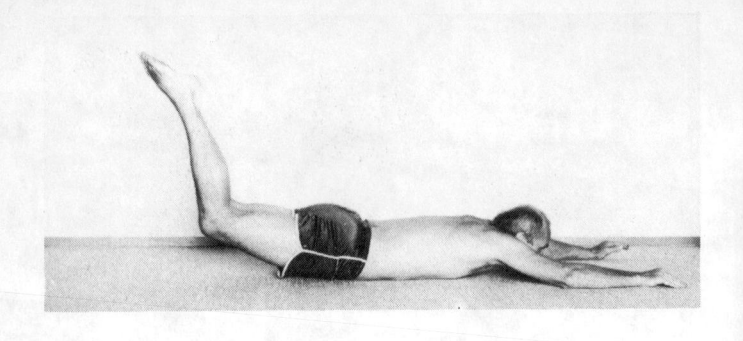

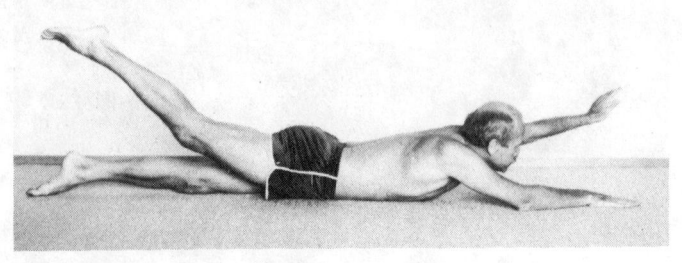

11. *Aufrichten in Bauchlage*
    Rechter Arm, linkes Bein und umgekehrt.

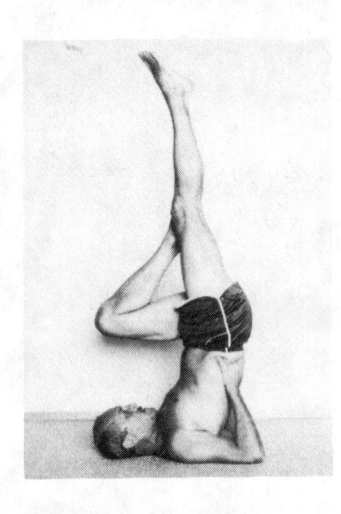

12. *Radfahren in der Kerze*
    Hände unterstützen den Nackenstand in der Hüfte.

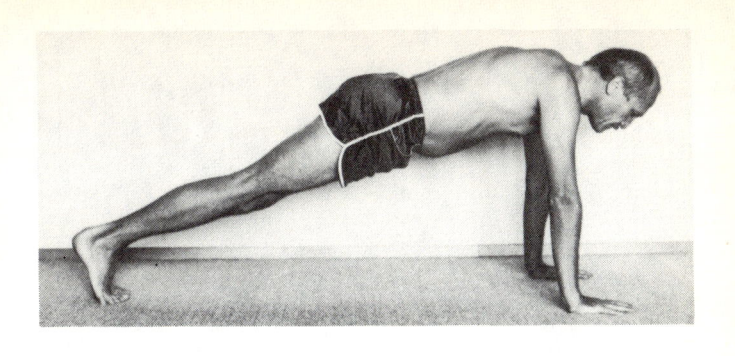

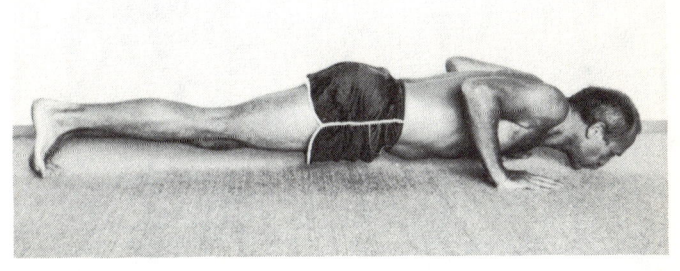

13. Liegestütze
Der Körper sollte möglichst gestreckt sein.

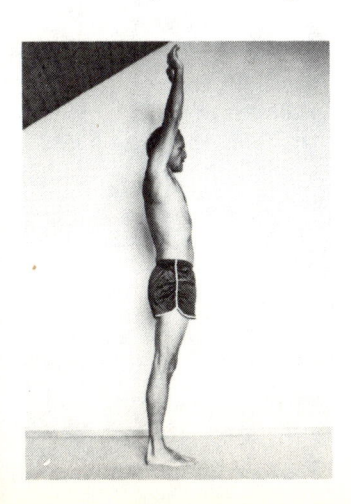

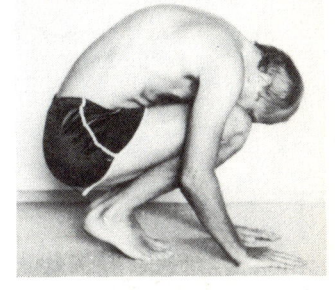

14. Hochhalte-Zusammenfallen
Strecken, anspannen, Spannung lösen, zusammenfallen, dabei ausatmen.

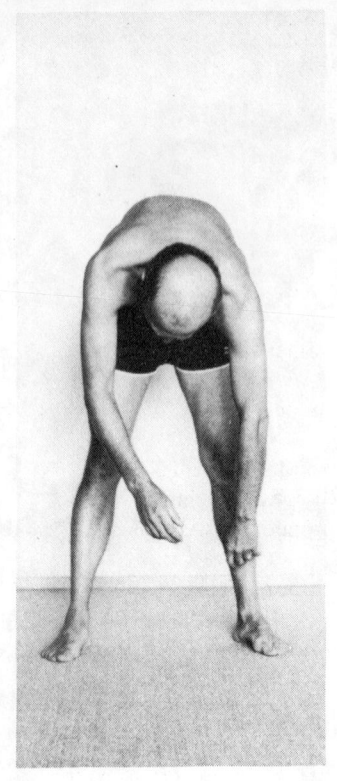

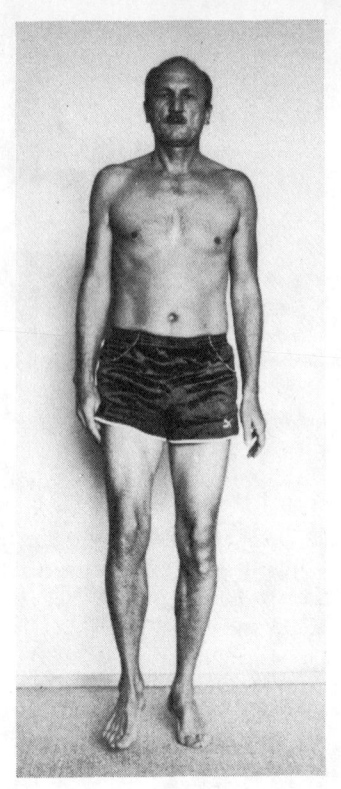

15. Arme und Beine ausschütteln
   Arme, Schultern und Beine ausschütteln.

Literaturverzeichnis

Cooper, K. H.: Dr. Coopers Gesundheitsprogramm, München 1984.
Frey, G.: Trainieren im Sport. In: Grupe, O., Sport, Schorndorf 1980.
Heyden, S.: Präventive Kardiologie, Mannheim 1981.
Heyden, S.: Infarkt-Prävention heute, Mannheim 1984.
Hollmann, W. / Hettinger, Th.: Sportmedizin – Arbeits- und Trainingsgrundlagen, Stuttgart 1980.
Lagerstrøm, D./Völker, K.: Freizeitsport, Erlangen 1983.
Mellerowicz, H./Meller, W.: Training, Berlin 1984.
Morris, J. N./Everitt, M. G./Pollard, R./ Chave, S.P.W./ Semmence, A. M.: Vigorous exercise in leisure-time: Protection against coronary heart disease. In: Lancet, Dec. 6, 8206: 1207–1210, 1980.
Patsch, J. R.: Referat auf der 55. Jahrestagung der American Heart Association, Dallas: Jogger haben mehr »gute« Cholesterine. In: Medical Tribune, Nr. 6, 1983.
Paffenbarger, R. S. Jr./Wing, A. L./Hyde, R. T.: Physical activity as an index of heart attack risk in college alumni. In: American J. Epidemiol., 108: 161–175, 1978.
Stemper, Th./Lagerstrøm, D.: Richtig laufen. In: Sport & Gesundheit, 2/1984.
Weber, A.: Ich fühle mich unglaublich wohl! Warum Läufer laufen? In: Psychologie heute, 8, 1981.
Weber, A.: Gesundheit und Wohlbefinden durch regelmäßiges Laufen, Paderborn 1984.
Weineck, J.: Optimales Training, Erlangen 1983.
Wilke, K.: Präventivmedizinisch orientiertes Schwimmtraining mit Senioren. In: Sport & Gesundheit, Sonderausgabe 1983.

Sachregister

Abfahrtshaltung 139, 148f.
Alltagsbewegung 16f., 23, 38
Anastomosen 43
Angina-pectoris-Anfall 111
Anpassung 30, 32f., 38, 95
Anpassungserscheinungen 46f., 57, 81, 103, 157
Anpassungsfähigkeit 31, 81
Anpassungsleistungen 31, 44f.
Anpassungsprozesse 62, 66
Anpassungsreaktionen 46, 54f.
Anpassungsvorgänge 30, 51
Anspannung 56, 187
Arbeitsbewegung 16f.
Aristoteles 102
Arterien 43
Arteriosklerose 42
Arthrose 76, 102
Åstrand 29
Atemfrequenz 45
Atemminutenvolumen 46f.
Atemsystem 45f., 53
Atemtiefe 45f.
Atmung 31, 45, 47, 51, 55, 60, 64, 79, 93, 102, 106, 110, 132, 166, 187
Aufbauphase 94, 96, 112f., 152
Ausdauer 39, 49, 51ff., 134, 136, 162

Ausdauerbelastung 31, 43
Ausdauerleistungen 31, 44
Ausdrucksbewegungen 17
Auskugelungen 75
Ausrüstung 78, 86f., 133, 138, 157ff.
–, Zusatzausrüstung 172

Balancieren 172, 174
Bänder 63, 76, 88, 95, 119
Bekleidung 78, 120, 133, 137ff., 158, 210
Belastbarkeit 11, 57
Belastung 30, 33f., 38ff., 45f., 54, 56, 61, 67, 69, 72, 80, 82, 85, 94ff., 99, 113, 115, 118, 134, 161ff., 165, 178, 186f.
Bergschuhe 158
Bewegungsapparat 11, 18, 21, 102, 132, 155, 161
Bewegungsfluß 24f., 124
Bewegungslehre 16, 26
Bewegungsmangelkrankheiten 50
Bewegungsreizschwelle 30ff.
Bewegungstherapie 24
Bindung-Schuh-System 135ff.
Blut 31, 37, 39, 41ff., 66f., 111
Blutdruck 44f., 54, 64, 111
Bluterguß 74

Blutfettwerte, erhöhte 11
Bluthochdruck 11, 44f., 73
Blutkörperchen, rote 66
Blutkreislauf 44
Blutzirkulation 43ff.
Blutzuckerwerte, erhöhte 11
BMX-Crossräder 121
Bogen- oder Rundschlag 176
Bogentreten 139, 149
Breitensport 8, 18
Brems- und Anhaltetechniken 150f.
Brustschwimmen 100, 102ff., 114, 116ff.
–, Armzug 105
–, Beinbewegung 105
Bund Deutscher Radfahrer 128

Cholesterin 42

Dauer 22, 35, 49, 55, 60ff., 80, 96, 98f., 103, 112, 116, 125, 153, 162, 165, 183, 186, 219
Dauermethode 112f.
Delphinschwimmen 100, 103
Deutscher Alpenverein 159
Deutscher Ruderverband 179
Deutscher Sportbund 56, 97
Deutscher Tennisbund 8
Diagonalschritt 139-145, 152, 154
–, Abstoßbein 142
–, Gleitbein 142
–, Schwungbein 142f.
Diät 28
Doppelstockschub 139, 143f., 149
Durchblutung 41, 43f., 54, 77, 79

Elastizität 21f., 26, 63
Elektrolyte 69
Energie 24, 32, 44, 102
Energiestoffwechsel 53
Energieverbrauch 101, 132
Entspannung 22ff., 53, 56, 73, 85, 156, 177, 187, 194, 202, 218
Erholung 32ff., 36
Erkältungskrankheiten 101

Faltboote 170
Familiensport 119, 131, 185
Fehlhaltungen 102, 186, 210
Freizeitsport 9f., 18, 76, 122, 133, 167

Gaulhofer, Karl 19
Gelenke 11, 22, 75, 77, 86, 88f., 95, 119, 132, 161
Gelenkverschleiß 76
Gesundheit 9, 13f., 22, 28, 34, 66, 81f., 85, 127, 134, 162, 166, 185
Gig 177, 179
–, Doppelvierer 179
Grätenschritt 139, 145
Greif- und Gehbewegungen von Kleinkindern 23
Grundausstattung des Boots 171

Hämatom 74
Hämoglobin 66
Harmonie 19, 25ff., 89
Häufigkeit 35, 49, 60ff., 80, 98, 113, 115f., 118, 125, 127, 153f., 162ff., 183f., 186, 219
Herz 31, 37-44, 51, 55, 60, 86, 102f., 111, 119, 132, 178
Herzattacke 43

Herzbeschwerden 111
Herzfrequenz 39f., 57, 59, 113
Herzfrequenzregulierungen 41
Herzinfarkt 11, 37, 42f.
Herzkranzarterie 43
Herzkranzgefäße 41ff., 54
Herz-Kreislauf-Beschwerden 67f.
Herz-Kreislauf-Funktion 31, 51, 157
Herz-Kreislauf-Krankheiten 50, 52, 86
Herz-Kreislauf-Probleme 11
Herz-Kreislauf-Störungen 38
Herz-Kreislauf-System 29, 32, 37f., 45, 47, 51, 53, 56, 59, 63, 78, 86, 95, 99, 113, 134, 157, 186
Herzminutenvolumen 39
Herzschlag 39, 41f., 58
Herzschlagzahl 40f.
Herzstoffwechsel 41
Hochleistungssport 8, 18, 76, 169

Infarkt 41
Inkas 84
Intensität 22, 49, 54, 56, 60f., 76, 98, 115f., 118, 127, 153f., 162ff., 166, 178, 184, 186, 219
Intervallmethode 112f.

Jogging-Anzüge 87
Juvenal 14

Kalokagathie 14
Kanadier 167–171, 176f.
–, Wanderkanadier 169
Kanu 167
Kanutypen 169
Kanuverein 171

Kajak 167ff., 171f., 176f.
–, Einer 168ff.
–, Kunststoffkajaks 170
–, Viererkajak 168
–, Zweier 168ff., 174
Kapillaren 43f.
Kentern 174, 176
Kenterschläuche 171, 176
Klapprad 121
Klopstock, Friedrich Gottlieb 84
Kollateralen 43
Kondition 11, 156, 160, 165, 186
Koronararterien 41ff.
Körpergewicht 30, 77, 90, 102, 119f., 124, 134, 142, 150
Körperhaltung 92
Körperschwerpunkt 162, 174
Krafteinsatz 23ff.
Kraul 100
Kraulschwimmen 103, 106ff.
–, Armzug 108
–, Beinschlag 106
–, Doppelarmbewegung 106
–, Doppel(zug)atmung 106
–, Doppelbeinbewegung 106
Krebs 48
Kreislauf 31, 37, 39ff., 51, 55, 60, 79, 102, 119, 132, 166, 178, 187, 220
Kreislaufstörungen 67
Kreislaufprobleme 102

Langlaufschuh 137
Laufschuh 18, 86, 88f.
Laufstil 89–93
–, Armarbeit 92
–, Fuß- und Beineinsatz 90f.
Lauftempo, optimales 96

Lauftreffs 97, 128
Leistung 8f., 101
Leistungsbereitschaft 63f.
Leistungsentwicklung 36
Leistungsfähigkeit 14, 28, 30, 34f., 45, 51, 56, 62, 64, 81f., 127, 129, 152, 157
Leistungsfähigkeit, maximale 30, 56, 59, 61, 81
Leistungssport 8, 19, 27, 66, 69, 72, 75f., 133
Leistungssteigerung 22, 30, 33f., 59, 66, 115
Leistungsverbesserungen 62
Leistungsvermögen 22, 34, 99, 112, 118, 127, 134, 154, 165, 184
Lifetime-Sportart 86, 132, 156
Loipe 130–134, 136, 139, 149f., 152

Milchsäure 44, 69, 71
Mittelalter 14
Motivation 63
Motorik 16
Münchner Institut für Freizeitwirtschaft 10
Muskelan- oder -durchrisse 75
Muskelkrämpfe 75, 111
Muskeln 11, 31, 40, 43f., 63, 65, 71f., 74ff., 79, 87ff., 119, 161, 176
Muskulatur 21ff., 25, 31, 43f., 46, 51, 63, 71, 86, 99, 152, 166, 186, 210

Nährstoffe 37, 41, 43, 89
Natursportarten 20
Neopren-Kälteschutzanzug 172

Nervensystem 22, 29, 51, 54, 70, 80
Notsturz 150
Nowaxski 134f.

Olympische Spiele 14, 18

Paddel 171–177, 194
–, Doppelpaddel 168
–, Stechpaddel 169, 176
Paddelbrücke 173f.
Paddelhaltung 172
Paddelschläge 175
Paddelstütze 176
Paddeltechnik 175
Pause 36, 71, 81, 97, 113–118, 128, 155, 165, 187, 202, 210, 215, 220
Perikles 14
Pflugbogen 139, 150f.
Plessner 15
Prellungen 74
Puls 38ff., 58f., 81, 96, 113f., 126f., 131, 157
Pulsfrequenz 59, 61, 95, 113, 127, 152, 163
Pulsschläge 39, 58f., 80, 113f.
Pulsschlagzahl 40, 96
Pulszahl 30, 58ff., 62, 96, 113

Radfahrtreffs 128f.
Rehabilitationssportarten 132
Reizschwelle 30f.
Reizschwellenregel 30
Rennboot 177, 179
Rennrad 121f.
–, Halbrenner 121f.
Rennskier 134
Revolution, industrielle 15
Rhythmus 19, 22ff., 108

233

Riemenrudern 178
Rollsitz 179
Rousseau, Jean-Jacques 16
Rückenkraulen 108, 110, 114
–, Armzüge 110
–, Beinschlag 110
–, Doppelarmzug 110
–, Doppelbeinschläge 110
Rückenschwimmen 100, 102 f., 108 ff., 114, 116 ff.
–, Armzug 108
–, Beingrätsche 108
Rucksack 159
Rückwärtsrudern 181
Ruderboot 177 ff.
–, Achter 177 f.
–, Einer 177 f.
–, Doppelvierer 177 f.
–, Doppelzweier 177 f.
–, Vierer 177 f.
–, Zweier 177
Rudertechnik 179 ff.
Rudervereine 181
Ruhepuls 37, 62, 96, 114
Ruhe-Pulsfrequenz 60, 95, 114 f., 128, 153, 163, 182, 219
Ruhepulszahl 39, 95

Sauerstoff 37, 40 f., 43–48, 53, 68, 70, 89, 103
Sauerstoffaufnahme 47, 53, 57
Sauerstoffaufnahmevermögen 35
Sauerstoffbedarf 40, 67, 103, 111
Sauerstoffkapazität 35
Sauerstoffmenge 39
Sauerstoffverbrauch 44, 53
Sauerstoffversorgung 46 f., 71, 86

Schulz, Arndt 30
Schwangerschaft 82
Schweißband 87
Sehnen 63, 73 ff., 79, 88, 95, 119, 132, 161
Sehnenabrisse 75
Sehnenrisse 78
Sehnenzerrungen 73, 75
Skibreite 133 f.
Skilänge 133 f.
Skilanglauftechnik 139–151
–, Anfängerfehler 142
Skispannung 133 f.
Skoliose 77
Skull 178, 180
Skullen 178
Sophokles 14
Spannung 22 ff., 53, 56, 73, 227
Spitzensport 8, 18, 72
Sportartikelindustrie 87
Sportbekleidungsindustrie 18
Sportgeräteindustrie 18
Sportkultur, moderne 15
Sportphysiologie 29
Spritzdecke 171, 174, 176
Spurwechsel 139, 145
Stoffwechsel 51, 55, 60, 79, 99, 101, 113, 132
Stoffwechsel, anaerober 44
–, Glykogenstoffwechsel 44
–, Zellstoffwechsel 47
Stoffwechselprodukte 42, 71
Stoffwechselprozesse 54, 79, 101
Stoffwechselsystem 51, 186
Stoffwechselvorgänge 63
Stoppen 181
Stoppschlag 176
Streicher, Margarete 19

Streß, 11, 80
Stützphase 161

Taoismus 14
Tennis 8, 10
Tourenrad, 121 ff.
–, Bremsen 123
–, Gangschaltung 122
–, Lenker 122
–, Rahmenhöhe 122
–, Reifen 123
–, Sattel 122, 124
–, Sportrad 122
Trainingspuls 116, 154, 220
Trainingspulsfrequenz 95 f., 113 ff., 128, 153, 163, 165, 182, 219 f.
Treppenschritt 139, 145 f.
–, Halbtreppenschritt 146
Trimmy 178 f., 181
Turnen, natürliches 15, 19

Übergewicht 11, 102
Überkompensation 33 f.
Über- oder Superkompensation, Prinzip der 32 f.
Unfälle 67, 81
Unfallgefahr 86, 125
Unfallquote 132

Verletzungen 21, 67, 72, 74 ff., 111, 150

Verletzungsgefahr 63, 65, 73, 86
Verletzungsquote 132
Verrenkungen 75
Verschleißerscheinungen 76 f.
Verstauchungen 75 f.
Vitalkapazität 45 f.
Vitaminpräparate 69
Vorwärtsrudern, beidseitiges 180
Vorwärtsrudern, einseitiges 180

Wachsski 134 f.
Wadenkrämpfe 111
Wanderführer 159
Wanderschuh 158 f.
Wanderskier 134
Wandertechnik 161 f.
–, Fußstellung 162
–, Standbein 162
Weltgesundheitsorganisation (WHO) 9, 13
Wende 181
Wettkampf 8 f., 28, 131, 133, 169
Wiegetritt 124
Wirbelsäule 11, 77, 132, 162
Wirbelsäulengymnastik 132
Wundstarrkrampf (Tetanus) 74

Zerrungen 74 f., 87, 102

ETB-GESAMTVERZEICHNIS ECON RATGEBER

Gesundheit

Maximilian Alexander
Die (un)heimlichen Krankmacher
Vorbeugen, erkennen, heilen
ECON Ratgeber
ETB 20039 — DM 9,80
Originalausgabe, 144 Seiten

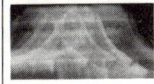

Wolf Ulrich
Allergien sind heilbar
Hilfe bei Heuschnupfen und anderen allergischen Krankheiten
ECON Ratgeber
ETB 20023 — DM 8,80
159 Seiten, 14 Zeichnungen

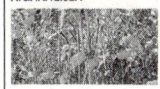

Maximilian Alexander
Rheuma ist heilbar
Neueste Naturheilmethoden
ECON Ratgeber
ETB 20017 — DM 7,80
142 Seiten

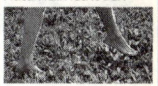

Bernard A. Bäker
Gelenkerkrankungen 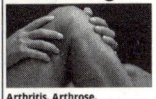
Arthritis, Arthrose, Gelenkrheuma
ECON Ratgeber
ETB 20080 — DM 8,80
141 Seiten, 57 Zeichnungen, 12 Fotos

Gerhard Leibold
Das Kreuz mit dem Kreuz 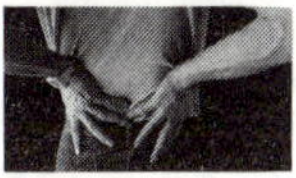
Bandscheibenschäden vorbeugen und heilen
ECON Ratgeber
ETB 20133 — DM 7,80
Originalausgabe, ca. 144 Seiten, 15 Zeichnungen

Bernard A. Bäker
Migräne und Kopfschmerzen sind heilbar 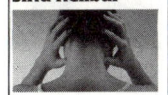
ECON Ratgeber
ETB 20063 — DM 7,80
115 Seiten, 6 Zeichnungen

Werner Zenker
Mit Asthma leben lernen
ECON Ratgeber
ETB 20049 — DM 7,80
Originalausgabe, 173 Seiten

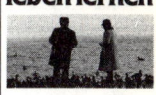

Werner Zenker
Mein Kind hat Asthma
ECON Ratgeber
ETB 20037 — DM 9,80
Originalausgabe, 102 Seiten

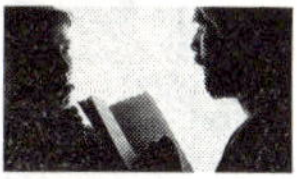

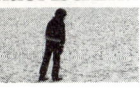

Martin Schwartz
Stottern ist heilbar
Erfolgreiche Behandlungsmethoden
ECON Ratgeber
ETB 20057 — DM 7,80
176 Seiten

Gerhard Leibold
Die Schilddrüse 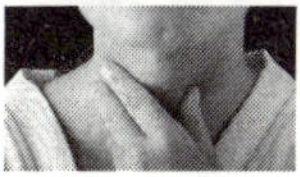
Krankheiten vorbeugen und behandeln
ECON Ratgeber
ETB 20106 — DM 7,80
Originalausgabe, ca. 128 Seiten, 4 Zeichnungen

Bernard A. Bäker
Brustkrebs 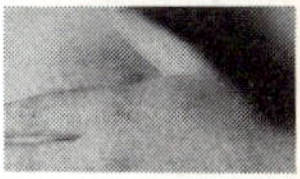
Vorbeugen, erkennen, handeln
ECON Ratgeber
ETB 20107 — DM 8,80
Originalausgabe, ca. 176 Seiten, Zeichnungen

Gerhard Leibold
Risikofaktor Cholesterin
Erkennen und vorbeugen
ECON Ratgeber
ETB 20083 — DM 7,80
Originalausgabe, 128 Seiten, 5 Zeichnungen

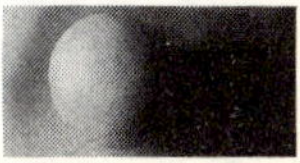

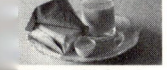

Michael Eisenberg
Magenkrank?
Behandlung und Heilung
ECON Ratgeber
ETB 20068 — DM 8,80
159 Seiten, 14 Zeichnungen

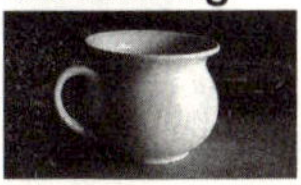

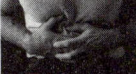

Angela Kilmartin
Blasenentzündung
Vorbeugen und selbst behandeln
ECON Ratgeber
ETB 20072 — DM 8,80
164 Seiten, 18 Zeichnungen

Wolf Ulrich
Zellulitis ist heilbar
Orangenhaut – vorbeugen und selbst behandeln
ECON Ratgeber
ETB 20012 — DM 6,80
128 Seiten, 51 Fotos

P. van Keep/L. Jaszmann
Die Wechseljahre der Frau

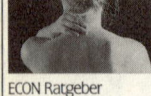

ECON Ratgeber

ETB 20013 — DM 6,80
139 Seiten,
6 Zeichnungen

Karl Heinz Reger / Sibylle Reger-Nowy
Herpes

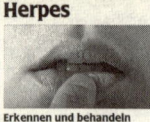

Erkennen und behandeln

ECON Ratgeber

ETB 20096 — DM 8,80
Aktualisierte und erweiterte
Neuausgabe,
160 S., 16 Zeichnungen, 8 Fotos

Karl Heinz Reger / Petra Haimhausen
AIDS

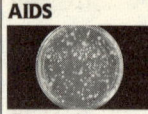

Die neue Seuche des 20. Jahrhunderts

ECON Ratgeber

ETB 20084 — DM 8,80
Aktualisierte und erweiterte
Neuausgabe,
134 Seiten

Rainer Haun
Der mündige Patient

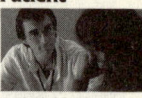

Vom kritischen Umgang mit Ärzten

ECON Ratgeber

ETB 20078 — DM 9,80
222 Seiten

Donald Vickery / James F. Fries
Zum Arzt – oder nicht?

Krankheiten erkennen und das Richtige tun

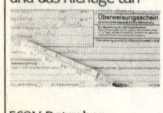

ECON Ratgeber

ETB 20007 — DM 12,80
304 Seiten,
67 Graphiken

Diagram
Soforthilfe für mein Kind

Bei Unfällen und Krankheiten

ECON Ratgeber

ETB 20115 — DM 7,80
Deutsche Erstausgabe,
128 Seiten,
200 Zeichnungen

Maximilian Alexander / Eugen Zoubek
Schmerzfrei durch Biomedizin

Neue Naturheilmethoden

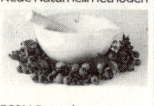

ECON Ratgeber

ETB 20000 — DM 6,80
143 Seiten

Gerhard Jäger
Die beste Medizin

Möglichkeiten der Naturheilmittel

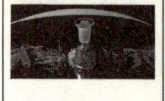

ECON Ratgeber

ETB 20027 — DM 7,80
142 Seiten,
9 Zeichnungen

Ulrich Rückert
Gesund ohne Pillen

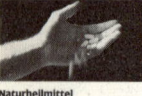

Naturheilmittel für jedermann

ECON Ratgeber

ETB 20071 — DM 9,80
Originalausgabe,
207 Seiten,
23 Zeichnungen

Anton Stangl
Heilen aus geistiger Kraft

Zur Aktivierung innerer Energien

ECON Ratgeber

ETB 20029 — DM 6,80
143 Seiten

Marie-Luise und Anton Stangl
Hoffnung auf Heilung

Seelisches Gleichgewicht bei schwerer Krankheit

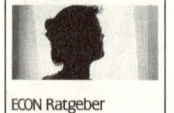

ECON Ratgeber

ETB 20035 — DM 9,80
Originalausgabe,
234 Seiten

Natalie Rogers
Schluß mit der Erschöpfung

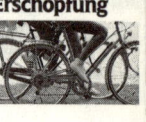

ECON Ratgeber

ETB 20058 — DM 7,80
Deutsche Erstausgabe,
141 Seiten

Gerhard Leibold
Gesund und fit durch Ballaststoffe

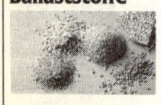

ECON Ratgeber

ETB 20082 — DM 7,80
Originalausgabe,
140 Seiten,
5 Zeichnungen

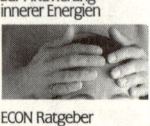

Hans A. Bloss
Bewegung tut not

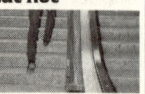

Ein Programm für Sportmuffel

ECON Ratgeber

ETB 20145 — DM 9,80
Originalausgabe,
ca. 160 Seiten,
20 Zeichnungen

Ute Busch / Karl-Gustav Gies / Nils Waegner
Heilschwimmen

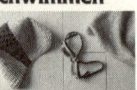

Gesundheitstraining für Jung und alt

ECON Ratgeber

ETB 20097 — DM 9,80
Originalausgabe,
ca. 208 Seiten

Gerhard Jäger
Wasser wirkt Wunder

Natürliche Heilmethoden

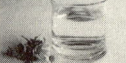

ECON Ratgeber

ETB 20006 — DM 6,8
159 Seiten,
26 Fotos

A. Werner
Wege weg vom Alkohol

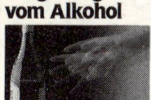

ECON Ratgeber

ETB 20075 — DM 9,80
Originalausgabe,
215 Seiten

Hans Ewald
Akupressur für Jeden

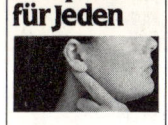

ECON Ratgeber

ETB 20020 — DM 6,80
111 Seiten,
41 Zeichnungen,
55 Fotos

Hans Ewald
Akupunktur für Jeden
Eine Anleitung in Bildern

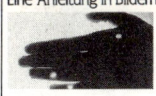

ECON Ratgeber

ETB 20005 — DM 6,80
112 Seiten,
35 Zeichnungen,
43 Fotos

Alfred Bierach
Reflexzonentherapie
Krankheiten erkennen und selbst behandeln

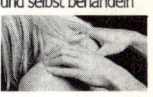

ECON Ratgeber

ETB 20002 — DM 6,80
123 Seiten,
89 Zeichnungen,
46 Fotos

Chris Stadtlaender
Selbstmassage
Gesund und schön durch eigene Kraft

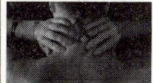

ECON Ratgeber

ETB 20067 — DM 8,80
Originalausgabe,
160 Seiten,
29 Zeichnungen

Yukiko Irwin
Shiatzu
Mit 10 Fingern gegen 1000 Krankheiten

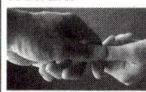

ECON Ratgeber

ETB 20140 — DM 9,80
160 Seiten,
177 Zeichnungen

Hartmut Weiss
Yoga Meditation
Schulung zur Selbstverwirklichung

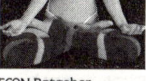

ECON Ratgeber

ETB 20030 — DM 5,80
126 Seiten,
36 Zeichnungen

Stella Weller
Natürliche Geburt durch Yoga

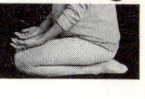

ECON Ratgeber

ETB 20014 — DM 7,80
160 Seiten,
64 Fotos

Gisela Eberlein
Gesund durch Autogenes Training

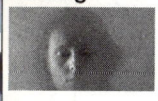

ECON Ratgeber

ETB 20141 — DM 7,80
132 Seiten,
3 Zeichnungen

Gisela Eberlein
Autogenes Training mit Kindern

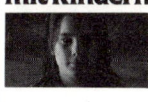

ECON Ratgeber

ETB 20004 — DM 6,80
112 Seiten

Gisela Eberlein
Autogenes Training mit Jugendlichen
Ziel, Sinn, Praxis

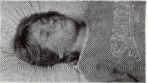

ECON Ratgeber

ETB 20061 — DM 7,80
126 Seiten

Gisela Eberlein
Autogenes Training für Fortgeschrittene

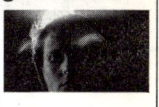

ECON Ratgeber

ETB 20098 — DM 7,80
120 Seiten

Cornelia Dunkel / H. Schulz
Boxgymnastik für Frauen
Das neue Fitneßprogramm für den ganzen Körper

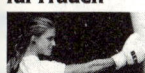

ECON Ratgeber

ETB 20149 — DM 8,80
Originalausgabe,
112 Seiten,
102 Fotos

Frieder Anders
Tai Chi Chuan
Meditation in Bewegung zur Steigerung des Körpergefühls und zur Festigung der Gesundheit

ECON Ratgeber

ETB 20065 — DM 9,80
155 Seiten,
217 Fotos,
5 Zeichnungen

Chris Stadtlaender
Natürlich schön durch Bio-Kosmetik

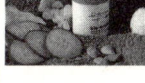

ECON Ratgeber

ETB 20025 — DM 9,80
174 Seiten, 16 Zeichnungen,
5 Farbfotos,
253 Rezepte

Essen und Trinken

Ilse Sibylle Dörner — Das grüne Kochbuch
Handbuch der naturbelassenen Küche

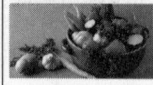

ECON Ratgeber
ETB 20026 — DM 12,80
270 Seiten, 20 Zeichnungen, 382 Rezepte

Helma Danner — Biologisch kochen und backen
Das Rezeptbuch der natürlichen Ernährung

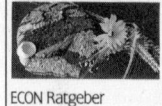

ECON Ratgeber
ETB 20003 — DM 14,80
288 Seiten, 8 Farbtafeln, 425 Rezepte

Ilse Sibylle Dörner — Diät mit Bio-Kost
Schlank, gesund und fit

ECON Ratgeber
ETB 20019 — DM 9,80
Originalausgabe, 189 Seiten, 16 Zeichnungen, 232 Rezepte

Helma Danner — Bio-Kost für mein Kind

ECON Ratgeber
ETB 20050 — DM 8,80
160 Seiten, 20 Zeichnungen

Anneliese und Gerhard Eckert — Selbst räuchern
Fische, Fleisch und Wurst ... Rezepte

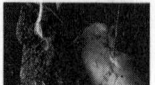

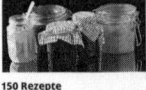

ECON Ratgeber
ETB 20087 — DM 9,80
Originalausgabe, 144 Seiten, Zeichnungen

Veronika Müller — Käse und Joghurt selbst herstellen
Mit 100 Rezepten zum Kochen
Originalausgabe

ECON Ratgeber
ETB 20136 — DM 8,80
Originalausgabe, ca. 128 Seiten, 20 Zeichnungen

Heidemarie Freund — Marmeladen, Konfitüren und Gelees
150 Rezepte
Originalausgabe

ECON Ratgeber
ETB 20144 — DM 9,80
Originalausgabe, ca. 128 Seiten, Zeichnungen

Ilse Sibylle Dörner — Kochen und heilen mit Honig

ECON Ratgeber
ETB 20070 — DM 9,80
221 Seiten, 15 Zeichnungen, 516 Rezepte

Peter Espe — Tips für den Weinkauf
Band 1: Das Grundwissen

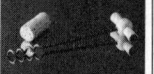

ECON Ratgeber
ETB 20148 — DM 8,80
168 Seiten, 20 Zeichnungen

Katharina Buss — Leib- und Magenelixiere
Selbstgemachte Liköre und Schnäpse

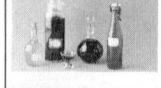

ECON Ratgeber
ETB 20018 — DM 8,80
Originalausgabe, 144 Seiten, 4 Farbtafeln, 167 Rezepte

Peter C. Hubschmid — Tee – für Kenner und Genießer
Ein Brevier mit 40 Teerezepten

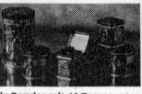

ECON Ratgeber
ETB 20073 — DM 8,80
Originalausgabe, 144 Seiten, 20 Zeichnungen

Gini Rock — Aus der Bohne wird Kaffee
80 Rezepte zur Zubereitung eines klassischen Getränks

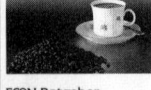

ECON Ratgeber
ETB 20048 — DM 8,80
Originalausgabe, 168 Seiten, 37 Abbildungen

Natur

Heidrun und Friedrich Jantzen — Das Gartenjahr im Gemüsegarten

ECON Ratgeber
ETB 20108 — DM 9,80
Originalausgabe, ca. 128 Seiten, ca. 100 Zeichnungen und Fotos

Ina Jung — Biologisch düngen
Gesunder Boden, weniger Schadstoffbelastung, mehr Ertrag

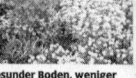

ECON Ratgeber
ETB 20134 — DM 9,80
Originalausgabe, ca. 128 Seiten, ca. 50 Zeichnungen

Ina Jung
Der ökologische Wassergarten

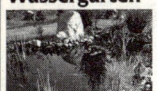

Ein Biotop im Garten

ECON Ratgeber

ETB 20142 — DM 9,80
Originalausgabe,
ca. 144 Seiten,
ca. 50 Zeichnungen

Ina Jung
Der Ökogarten für Kinder

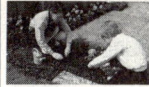

Natur verstehen auf kleinstem Raum

ECON Ratgeber

ETB 20099 — DM 9,80
Originalausgabe,
128 Seiten,
50 Zeichnungen

Gustav Schoser
Pflanzen überwintern

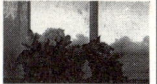

Immergrüne und laubabwerfende Gehölze, krautige Pflanzen

Originalausgabe

ECON Ratgeber

ETB 20085 — DM 9,80
Originalausgabe,
ca. 144 Seiten,
ca. 50 Zeichnungen

Gustav Schoser
Zimmerpflanzen unter Kunstlicht

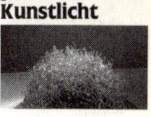

ECON Ratgeber

ETB 20116 — DM 9,80
Originalausgabe,
ca. 144 Seiten, 4 Farbtafeln,
30 Fotos und Zeichnungen

Katharina Buss
Der Nutzgarten im Blumentopf

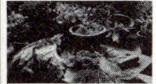

Kräuter und Gemüse statt Zierpflanzen

ECON Ratgeber

ETB 20069 — DM 9,80
205 Seiten,
66 Zeichnungen

Brigitte Eilert-Overbeck
Meine Katze

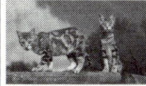

Verhalten, Ernährung, Pflege

Begleitbuch zur ZDF-Serie »Mit Tieren leben«

ECON Ratgeber

ETB 20151 — DM 8,80
Originalausgabe,
140 Seiten,
24 Zeichnungen

Arnt-Günter Nimz
Mein Hund

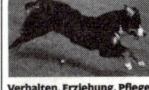

Verhalten, Erziehung, Pflege

Begleitbuch zur ZDF-Serie »Mit Tieren leben«

ECON Ratgeber

ETB 20150 — DM 8,80
Originalausgabe,
128 Seiten,
ca. 30 Zeichnungen

Udo B. Brumpreiksz
Mein Dackel

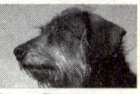

Pflege, Ernährung, Krankheiten

ECON Ratgeber

ETB 20086 — DM 8,80
Originalausgabe,
ca. 144 Seiten,
ca. 30 Abbildungen

Rolf Spangenberg
Klassehunde ohne Rasse

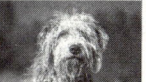

Freundschaft, die nie enttäuscht

ECON Ratgeber

ETB 20109 — DM 9,80
24 Seiten,
0 Fotos

Horst Schall
Mein Kaninchen

Herkunft, Verhalten, Pflege

Begleitbuch zur ZDF-Serie »Mit Tieren leben« *Originalausgabe*

ECON Ratgeber

ETB 20135 — DM 8,80
Originalausgabe,
ca. 160 Seiten,
30 Fotos und Zeichnungen

Hans J. Mayland
Aquarium für Anfänger

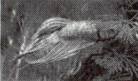

Beckenarten, Aquarientechnik, Bepflanzung, Fische

ECON Ratgeber

ETB 20100 — DM 9,80
Originalausgabe,
144 Seiten,
30 Farbfotos, 60 Zeichnungen

Gaby Karmann / Detlef Ost
Naturheilkunde für Katzen

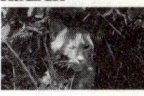

ECON Ratgeber

ETB 20077 — DM 7,80
Originalausgabe,
96 Seiten,
21 Zeichnungen

I. Ghosh
Naturheilkunde für Hunde

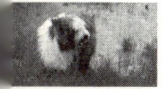

ECON Ratgeber

ETB 20076 — DM 7,80
Originalausgabe,
0 Seiten,
Zeichnungen

Walter Salomon
Naturheilkunde für Pferde

ECON Ratgeber

ETB 20117 — DM 9,80
Originalausgabe,
ca. 208 Seiten,
40 Fotos und Zeichnungen

Marga Drossard / Ursula Letschert
Naturheilkunde für Kleintiere

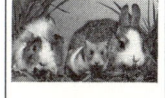

ECON Ratgeber

ETB 20118 — DM 9,80
Originalausgabe,
ca. 160 Seiten,
ca. 40 Zeichnungen

Hobby

Heidemarie Freund
Schöne Geschenke selbst gebastelt
Originalausgabe
ECON Ratgeber
ETB 20088 — DM 8,80
Originalausgabe,
112 Seiten,
ca. 70 Zeichnungen

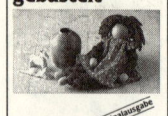

Heidemarie Freund
Basteln mit Kindern
Zauberhafte Ideen für 4- bis 10jährige
Originalausgabe
ECON Ratgeber
ETB 20101 — DM 8,80
Originalausgabe,
112 Seiten,
ca. 70 Zeichnungen

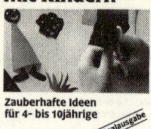

Christel Keller
Seidenmalerei
ECON Ratgeber
ETB 20137 — DM 14,80
Originalausgabe,
ca. 30 Fotos, 16 Farbtafeln

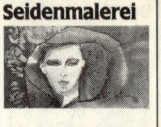

Eva Gabisch
Chinesische Malerei
Anleitung für ein schöpferisches Hobby
ECON Ratgeber
ETB 20011 — DM 5,80
95 Seiten,
3 Farbtafeln,
70 Zeichnungen

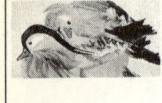

Annette Arnold
Kerzen und Figuren aus Bienenwachs
Anleitung zum Selbermachen
ECON Ratgeber
ETB 20110 — DM 9,80
Originalausgabe,
128 Seiten,
ca. 50 Fotos und Zeichnungen

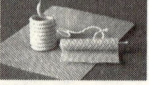

Edda Biesterfeld
Kleine Kunst auf weißem Gold
Ein Kurs zum Erlernen der Porzellanmalerei 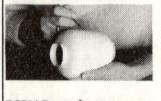
ECON Ratgeber
ETB 20009 — DM 8,80
157 Seiten,
16 Farbfotos,
80 Zeichnungen

Dieter Heitmann
Holz – das natürlichste Spielzeug der Welt
Ideen zum Selbermachen
ECON Ratgeber
ETB 20034 — DM 12,80
68 Seiten, 13 Farbfotos,
100 Zeichnungen

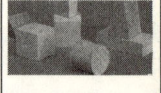

Klaus Oberbeil
Kaufen und verkaufen auf dem Flohmarkt
ECON Ratgeber
ETB 20079 — DM 8,80
Originalausgabe,
160 Seiten

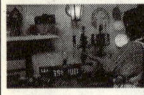

Heiner Vogelsang
Trödel sammeln und restaurieren
1000 Tips für den Umgang mit alten Stücken
ECON Ratgeber
ETB 20042 — DM 12,80
Originalausgabe,
174 Seiten, 8 Farbtafeln,
36 Zeichnungen

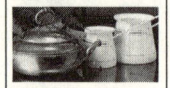

Helmut-Maria Glogger
Kunst und Antiquitäten sachkundig kaufen
ECON Ratgeber
ETB 20089 — DM 14,80
Originalausgabe,
ca. 180 Seiten,
ca. 40 Zeichnungen

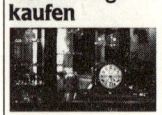

Siegfried Sterner
Hausmusik
Vergnügen in Dur und Moll
ECON Ratgeber
ETB 20036 — DM 9,80
187 Seiten,
31 Zeichnungen

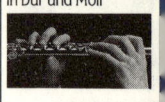

Spiele und Unterhaltung

H. Otake / S. Futakuchi
Go
Das Einführungsbuch des Deutschen Go-Bundes
ECON Ratgeber
ETB 20103 — DM 9,80
Deutsche Erstausgabe,
200 Seiten,
250 Diagramme

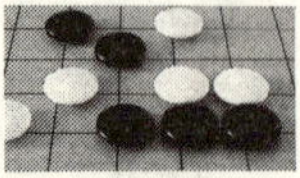

Alfred Schwarz
Backgammon
Das offizielle Regelbuch des Deutschen Backgammon-Bundes
ECON Ratgeber
ETB 20112 — DM 9,80
Originalausgabe,
ca. 128 Seiten,
116 Zeichnungen

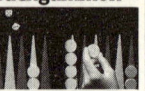

Ruth Dirx
Kinderspiele von Januar bis Dezember
Unterhaltung für Mädchen, Jungen und Eltern
ECON Ratgeber
ETB 20032 — DM 7,
175 Seiten,
55 Zeichnungen,
198 Spielideen

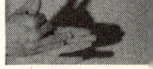

Isolde Kiskalt
Wir feiern eine Kinderparty
Spiele, Rezepte, Zaubereien für 4- bis 10jährige

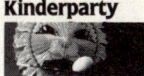

ECON Ratgeber

ETB 20102 — DM 7,80
Originalausgabe,
128 Seiten,
86 Zeichnungen

Martin Weghorn
1000 Fragen zur Umwelt
Ein Quizbuch für Wissen und Unterhaltung

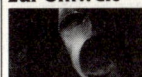

ECON Ratgeber

ETB 20090 — DM 7,80
Originalausgabe,
128 Seiten,
ca. 100 Zeichnungen

Martin Weghorn
1000 Fragen zur Geographie
Ein Quizbuch für Wissen und Unterhaltung

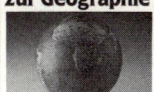

ECON Ratgeber

ETB 20111 — DM 7,80
Originalausgabe,
ca. 128 Seiten,
ca. 10 Zeichnungen

Martin Weghorn
1000 Fragen zur Geschichte
Ein Quizbuch für Wissen und Unterhaltung

ECON Ratgeber

ETB 20138 — DM 7,80
Originalausgabe,
ca. 128 Seiten

Reden, Briefe, deutsche Sprache

Edith Hallwass
Gutes Deutsch in allen Lebenslagen

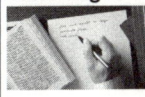

ECON Ratgeber

ETB 20139 — DM 14,80
530 Seiten

Heidemarie Müller
Die schönsten Poesiealbumverse

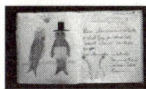

ECON Ratgeber

ETB 20092 — DM 6,80
Originalausgabe,
111 Seiten

Frank Hercher
Ansprachen, Reden, Toasts
Für alle Gelegenheiten

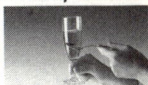

ECON Ratgeber

ETB 20093 — DM 9,80
224 Seiten

Franz Bludau
Liebesbriefe
Musterbriefe für Verliebte

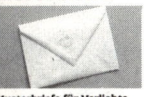

ECON Ratgeber

ETB 20105 — DM 7,80
Originalausgabe,
ca. 128 Seiten

Brigitte Otto
Vornamen
Herkunft und Bedeutung
Von Abigail bis Zygmunt

originalausgabe

ECON Ratgeber

ETB 20113 — DM 7,80
Originalausgabe,
ca. 160 Seiten

Lebenshilfe

Peter Lauster
Lassen Sie sich nichts gefallen
Die Kunst, sich durchzusetzen
Mut zum Ich

ECON

ETB 20081 — DM 12,80
285 Seiten,
33 Zeichnungen

Anton und Marie-Luise Stangl
Lebenskraft
Selbstverwirklichung durch Eutonie und Zen

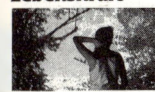

ECON Ratgeber

ETB 20094 — DM 12,80
96 Seiten

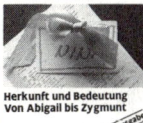

Marie-Luise Stangl
Jede Minute sinnvoll leben
Vertrauen zu sich selbst gewinnen

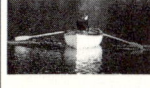

ECON Ratgeber

ETB 20015 — DM 5,80
123 Seiten

Marie-Luise Stangl
Die Welt der Chakren
Praktische Übungen zur Seins-Erfahrung

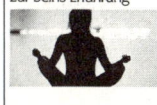

ECON Ratgeber

ETB 20022 — DM 5,80
Originalausgabe,
107 Seiten,
49 Zeichnungen

Joseph Wolpe
Unsere sinnlosen Ängste
Wege zu ihrer Überwindung

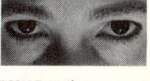

ECON Ratgeber

ETB 20031 — DM 8,80
204 Seiten

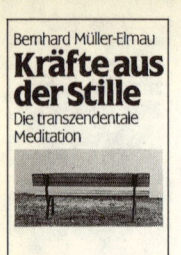

Bernhard Müller-Elmau
Kräfte aus der Stille
Die transzendentale Meditation

ECON Ratgeber

ETB 20021 — DM 7,80
191 Seiten

Gerhard Leibold
Körpertherapie
Einklang von Körper, Geist und Psyche

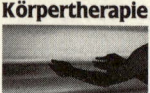

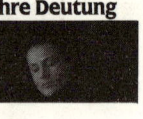

ECON Ratgeber

ETB 20114 — DM 7,80
Originalausgabe,
ca. 160 Seiten,
15 Zeichnungen

Marianne Schneider-Düker
Gruppenpsychotherapie
Methoden, Probleme, Erfolge

ECON Ratgeber

ETB 20055 — DM 7,80
135 Seiten,
6 Abbildungen

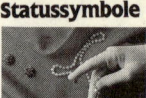

Peter Lauster
Statussymbole
Wie jeder jeden beeindrucken will

ECON

ETB 20104 — DM 9,80
204 Seiten,
25 Zeichnungen

Maximilian Alexander
Schein und Wirklichkeit der Sekten

ECON Ratgeber

ETB 20069 — DM 9,80
Originalausgabe,
ca. 192 Seiten

Alfred Bierach
Schlank im Schlaf durch vertiefte Entspannung
Die SIS-Methode

ECON Ratgeber

ETB 20008 — DM 6,80
144 Seiten,
1 Graphik

Waltraud Simon
Praxis der Eheinstitute

ECON Ratgeber

ETB 20062 — DM 8,80
Originalausgabe,
139 Seiten

Mavis Klein
Ein Partner für mich
Wege zu Freundschaft und Liebe

ECON Ratgeber

ETB 20028 — DM 7,80
156 Seiten,
21 Graphiken

Debora Phillips / Robert Judd
Das Ende einer Zweierbeziehung
Auf dem Weg zum neuen Ich

ECON Ratgeber

ETB 20066 — DM 8,80
Deutsche Erstausgabe,
143 Seiten

Stephen M. Johnson
Nach der Trennung wieder glücklich

ECON Ratgeber

ETB 20041 — DM 9,80
287 Seiten

Roland Kopping
Träume und ihre Deutung

ECON Ratgeber

ETB 20120 — DM 9,80
Originalausgabe,
ca. 200 Seiten

Georg Götte
Ahnenforschung
So erstellt man seinen Stammbaum

ECON Ratgeber

ETB 20119 — DM 8,80
Originalausgabe,
ca. 144 Seiten,
10 Zeichnungen

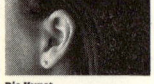

Manfred Lucas
Hören, um gehört zu werden
Die Kunst des richtigen Zuhörens

ECON Ratgeber

ETB 20146 — DM 8,80
Originalausgabe,
ca. 128 Seiten

Bernd Kirchner
Die trügerische Sicherheit
Tips für den Umgang mit Versicherungen

ECON Ratgeber

ETB 20053 — DM 9,80
205 Seiten

Kinder- und Schülerhilfen

W. Zeise / J. A. Stöhr
Kinder-Medizin, Pädagogik, Psychologie
Ein Lexikon

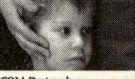

ECON Ratgeber

ETB 20043 — DM 16,8
Aktualisierte Neuausgabe,
534 Seiten,
111 Zeichnungen

Emil und Octavia Wieczorek **So fördere ich mein Kind** 100 psychopädagogisch erprobte Spiele ECON Ratgeber ETB 20054 — DM 8,80 Originalausgabe, 182 Seiten	**Hannes Lachenmair** **Eltern-initiativen** Wir organisieren einen Kindergarten ECON Ratgeber ETB 20046 — DM 9,80 Originalausgabe, 204 Seiten	**Fitzhugh Dodson** **Väter sind die besten Mütter** Kinder brauchen ihre Väter ECON Ratgeber ETB 20056 — DM 9,80 280 Seiten	**Günther Beyer** **So lernen Schüler leichter** Gedächtnis- und Konzentrationstraining ECON Ratgeber ETB 20001 — DM 6,80 128 Seiten, 92 Zeichnungen, 49 Übungen
Arnold Grömminger **Kinder wollen lesen** Über die sinnvolle Auswahl von Büchern ECON Ratgeber ETB 20033 — DM 7,80 112 Seiten	**Uwe-Jörg Jopt** **Schlechte Schüler – faule Schüler?** Wie Eltern helfen können ECON Ratgeber ETB 20045 — DM 7,80 143 Seiten	**Rudolf Meinert** **Mein Kind in der Pubertät** ECON Ratgeber ETB 20047 — DM 7,80 136 Seiten	**Gisela Eberlein** **Ängste gesunder Kinder** Praktische Hilfe bei Lernstörungen ECON Ratgeber ETB 20010 — DM 7,80 158 Seiten
Joan Freeman **Erziehung und Intelligenz** Natürliche Anlagen erkennen und fördern ECON Ratgeber ETB 20044 — DM 9,80 91 Seiten	**Jerry Jacobs** **Ich weiß keinen Ausweg mehr** Hilfe für selbstmord-gefährdete Jugendliche ECON Ratgeber ETB 20040 — DM 9,80 176 Seiten	**Astrologie**	**Hanns-Manfred Heuer** **Mein Kind ist Widder** Vom 21. März bis 20. April ECON Ratgeber ETB 20121 — DM 6,80 112 Seiten, 10 Zeichnungen
Hanns-Manfred Heuer **Mein Kind ist Stier** Vom 21. April bis 20. Mai ECON Ratgeber ETB 20122 — DM 6,80 112 Seiten, 10 Zeichnungen	**Hanns-Manfred Heuer** **Mein Kind ist Zwilling** Vom 21. Mai bis 21. Juni ECON Ratgeber ETB 20123 — DM 6,80 112 Seiten, 10 Zeichnungen	**Hanns-Manfred Heuer** **Mein Kind ist Krebs** Vom 22. Juni bis 22. Juli ECON Ratgeber ETB 20124 — DM 6,80 112 Seiten, 10 Zeichnungen	**Hanns-Manfred Heuer** **Mein Kind ist Löwe** Vom 23. Juli bis 23. August ECON Ratgeber ETB 20125 — DM 6,80 112 Seiten, 10 Zeichnungen

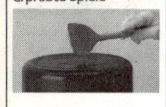

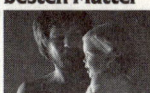

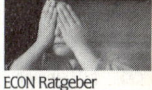

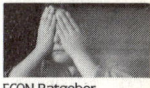

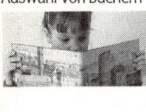

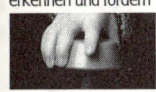

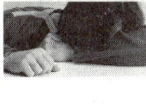

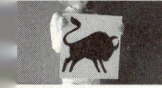

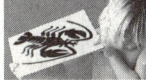

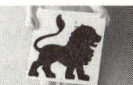

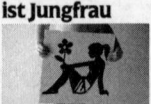

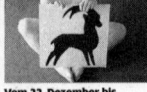

Hanns-Manfred Heuer **Mein Kind ist Jungfrau**	Hanns-Manfred Heuer **Mein Kind ist Waage**	Hanns-Manfred Heuer **Mein Kind ist Skorpion**	Hanns-Manfred Heuer **Mein Kind ist Schütze**
Vom 24. August bis 23. September	Vom 24. September bis 23. Oktober	Vom 24. Oktober bis 22. November	Vom 23. November bis 21. Dezember
ECON Ratgeber	ECON Ratgeber	ECON Ratgeber	ECON Ratgeber
ETB 20126 DM 6,80 112 Seiten, 10 Zeichnungen	ETB 20127 DM 6,80 112 Seiten, 10 Zeichnungen	ETB 20128 DM 6,80 112 Seiten, 10 Zeichnungen	ETB 20129 DM 6,80 112 Seiten, 10 Zeichnungen
Hanns-Manfred Heuer **Mein Kind ist Steinbock**	Hanns-Manfred Heuer **Mein Kind ist Wassermann**	Hanns-Manfred Heuer **Mein Kind ist Fisch**	
Vom 22. Dezember bis 20. Januar	Vom 21. Januar bis 19. Februar	Vom 20. Februar bis 20. März	
ECON Ratgeber	ECON Ratgeber	ECON Ratgeber	
ETB 20130 DM 6,80 112 Seiten, 10 Zeichnungen	ETB 20131 DM 6,80 112 Seiten, 10 Zeichnungen	ETB 20132 DM 6,80 112 Seiten, 10 Zeichnungen	
Umwelt, Ökologie	Sabine Bahnemann **Alltagsökologie** Global denken – lokal handeln ECON Ratgeber ETB 20064 DM 9,80 Originalausgabe, 222 Seiten, über 100 Zeichnungen	Robert Müller **Giftige Stoffe im Haushalt** Verhaltensempfehlungen und Richtlinien Originalausgabe ECON Ratgeber ETB 20095 DM 8,80 Originalausgabe, 160 Seiten, ca. 10 Abbildungen	E. Dölle/W. Koch **Selbstversorgung – aber wie** Unabhängigkeit für Stadt- und Landbewohner ECON Ratgeber ETB 20051 DM 9,80 Originalausgabe, 191 Seiten, 68 Zeichnungen
Praxis	Edgar Forster **Sich selbständig machen – gewußt wie** ECON Praxis ETB 21001 DM 9,80 Originalausgabe, 192 Seiten	Heiner Kurt Wülfrath **Sich erfolgreich bewerben und vorstellen** Ein praktischer Ratgeber für Stellensuchende ECON Praxis ETB 21004 DM 5,80 Originalausgabe, 90 Seiten	Manfred Lucas **Bewerbungsgespräche erfolgreich führen** ETB 21020 DM 8,8 Originalausgabe, ca. 128 Seiten

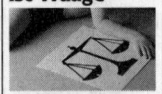

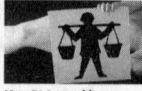

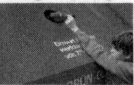

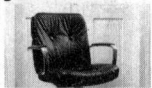

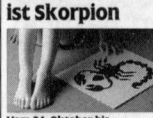

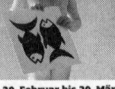

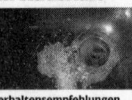

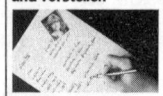

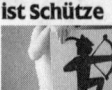

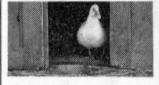

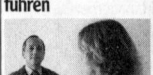

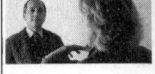

Manfred Lucas
Arbeitszeugnisse richtig deuten

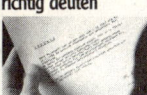

ECON Praxis

ETB 21016 — DM 8,80
Originalausgabe,
ca. 128 Seiten

Manfred Bosse
Was tun bei Kündigung?

Rechte und Möglichkeiten des Arbeitnehmers

ECON Praxis

ETB 21014 — DM 9,80
Originalausgabe,
298 Seiten

Axel Winterstein
Vorankommen durch Weiterbildung

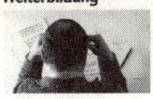

ECON Praxis

ETB 21015 — DM 9,80
Originalausgabe,
ca. 160 Seiten

Axel Winterstein
Abitur – was dann?

Berufschancen mit und ohne Studium

Mit Eignungstest

ECON Praxis

ETB 21018 — DM 9,80
Originalausgabe,
ca. 176 Seiten

C. V. Rock
Berufsalternativen für arbeitslose Lehrerinnen und Lehrer

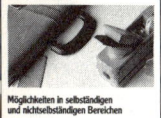

Möglichkeiten in selbständigen und nichtselbständigen Bereichen

ECON Praxis

ETB 21006 — DM 9,80
Originalausgabe,
191 Seiten

Renate Gorges
Job-Sharing

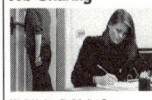

Möglichkeiten für Arbeitsteilung und Arbeitszeitorganisation

ECON Praxis

ETB 21002 — DM 9,80
Originalausgabe,
170 Seiten

Harry Holzheu
Gesprächspartner bewußt für sich gewinnen

Psychologie und Technik des partnerorientierten Verhaltens

ECON Praxis

ETB 21003 — DM 8,80
Originalausgabe,
192 Seiten

Anton Stangl
Das Buch der Verhandlungskunst

Psychologisch richtig verkaufen

ECON Praxis

ETB 21008 — DM 12,80
376 Seiten

Gerd Ammelburg
Die Rednerschule

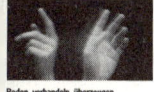

Reden, verhandeln, überzeugen

ECON Praxis

ETB 21010 — DM 12,80
192 Seiten,
Fotos,
3 Zeichnungen

Wolfgang Zielke
Informiert sein ist alles

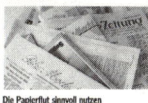

Die Papierflut sinnvoll nutzen

ECON Praxis

ETB 21007 — DM 8,80
185 Seiten

Ullrich Sievert
Mehr Zeit für das Wichtige

Prinzipien, Methoden, Techniken

ECON Praxis

ETB 21013 — DM 9,80
154 Seiten

Rolf W. Schirm
Kürzer, knapper, präziser

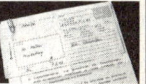

Erfolgreiche Kommunikation im Büro

ECON Praxis

ETB 21023 — DM 8,80
112 Seiten

Jürgen Bleis / Hellmut W. Hofmann
Schach und Management

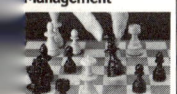

Wie man zum Zuge kommt

ECON Praxis

ETB 21009 — DM 14,80
248 Seiten,
Diagramme

Antony Jay
Management und Machiavelli

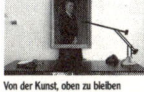

Von der Kunst, oben zu bleiben

ECON Praxis

ETB 21017 — DM 9,80
264 Seiten

Anton Stangl
Verkaufen muß man können

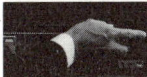

Eine praktische Verkaufs- und Verhandlungsstrategie

ECON Praxis

ETB 21012 — DM 8,80
127 Seiten

Klaus Oberbeil
Verkaufen mit Video

Möglichkeiten, Erfahrungen, Zukunftschancen

ECON Praxis

ETB 21005 — DM 12,80
Originalausgabe,
171 Seiten

Kurt H. Setz
Für ein paar Jahre ins Ausland

Erfahrungen und Tips

ECON Praxis

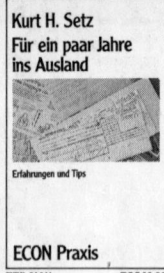

ETB 21011 **DM 12,80**
Originalausgabe,
205 Seiten

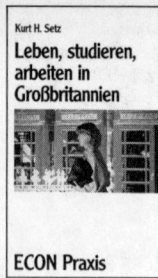

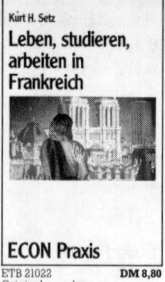

Kurt H. Setz
Leben, studieren, arbeiten in Großbritannien

ECON Praxis

ETB 21021 **DM 8,80**
Originalausgabe,
ca. 128 Seiten

Kurt H. Setz
Leben, studieren, arbeiten in Frankreich

ECON Praxis

ETB 21022 **DM 8,80**
Originalausgabe,
ca. 128 Seiten

Bestellschein ETB

Ich bestelle hiermit aus dem ECON Taschenbuch Verlag, Postfach 9229, 4000 Düsseldorf 1, durch die Buchhandlung:

Buchhandlung:

Ex.	Ex.
Ex.	Ex.
Ex.	Ex.
Ex.	Ex.
Ex.	Ex.

Name:

Straße: Ort:

Datum: Unterschrift:

Preisänderungen und Irrtum vorbehalten. Stand 1. 8. 1985